Susanne Geyer / Arthur Grabner

Die Tierarzthelferin in der Prüfung

Susanne Geyer / Arthur Grabner

Die Tierarzthelferin
in der Prüfung

2., aktualisierte und stark erweiterte Auflage

unter Mitarbeit von
Dörthe Pittermann und Waltraud Quandel-Grützmacher

schlütersche

Bibliografische Information der Deutschen Bibliothek
Die Deutsche Bibliothek verzeichnet diese Publikation in der Deutschen Nationalbibliografie; detaillierte bibliografische Daten sind im Internet über http://dnb.ddb.de abrufbar.

ISBN 3-87706-865-0

Dr. med. vet. Susanne Geyer
Gräfelfing

Univ.-Professor Dr. med. vet. Arthur Grabner
Klinik für Pferde, Allgemeine Chirurgie und Radiologie
Freie Universität Berlin

Unter Mitarbeit von
Dr. med. vet Dörthe Pittermann
Tierärztin Waltraud Quandel-Grützmacher
Fachkundelehrerinnen am Berufskolleg Weingartstraße, Neuss

© 2004, Schlütersche Verlagsgesellschaft mbH & Co. KG, Hans-Böckler-Allee 7,
  30173 Hannover

Alle Rechte vorbehalten.
Das Werk ist urheberrechtlich geschützt. Jede Verwertung außerhalb der gesetzlich geregelten Fälle muss vom Verlag schriftlich genehmigt werden.

Eine Markenbezeichnung kann warenzeichenrechtlich geschützt sein, ohne dass diese gesondert gekennzeichnet wurde. Die beschriebenen Eigenschaften und Wirkungsweisen der genannten pharmakologischen Präparate basieren auf den Erfahrungen der Autoren, die größte Sorgfalt darauf verwendet haben, dass alle therapeutischen Angaben dem derzeitigen Wissens- und Forschungsstand entsprechen. Darüber hinaus sind die den Produkten beigefügten Informationen in jedem Fall zu beachten.
Der Verlag und die Autoren übernehmen keine Haftung für Produkteigenschaften, Lieferhindernisse, fehlerhafte Anwendung oder bei eventuell auftretenden Unfällen und Schadensfällen. Die den Produkten beigepackten Informationen sind unbedingt zu beachten. Jeder Benutzer ist zur sorgfältigen Prüfung der durchzuführenden Medikation verpflichtet. Jede Dosierung oder Applikation erfolgt auf eigene Gefahr.

Gestaltung: Schlütersche Verlagsgesellschaft mbH & Co. KG, Hannover
Satz: PER Medien+Marketing GmbH, Braunschweig
Druck und Bindung: Druckhaus »Thomas Müntzer« GmbH, Bad Langensalza

Inhalt

Teil I:
Fragen und Antworten für die Prüfungsvorbereitung 1

A Ausbildung und Beruf 2
1 Gesundheits- und Veterinärwesen 2
2 Der tierärztliche Beruf. 4
3 Ausbildung der Tierarzthelferin. 4
4 Arbeitsbereiche der Tierarzthelferin. 6
5 Praxispflege und Hygiene 8
6 Desinfektion und Sterilisation. 10
7 Arbeitsschutz und Unfallverhütung. 12
8 Abfall- und Tierkörperbeseitigung. 14
9 Tierschutz 16
10 Umgang mit Tierbesitzer und Patient 16

B Medizin. 20
I. Anatomie und Physiologie. 20
11 Einteilung des Tierkörpers und Körperregionen 20
12 Zell- und Gewebelehre 22
13 Bewegungsapparat. 26
14 Äußere Haut. 32
15 Schleimhaut und Körperhöhlen 34
16 Verdauungsorgane. 38
17 Leber und Pankreas. 44
18 Ernährung und Stoffwechsel 46
19 Atmungsorgane. 50
20 Kreislaufsystem. 52
21 Blut. 58
22 Lymphsystem und Milz. 62
23 Harnorgane. 64
24 Geschlechtsorgane. 66
25 Endokrines System. 70
26 Nervensystem. 72
27 Sinnesorgane. 76

II. Krankheitslehre 80
28 Allgemeine Krankheitslehre. 80
29 Infektionskrankheiten 86
30 Viren und Viruskrankheiten 88
31 Bakterien und bakterielle Infektionskrankheiten 90
32 Pilze und Pilzkrankheiten (Mykosen) 90
33 Parasiten und parasitäre Erkrankungen 92
34 Zoonosen 94
35 Tierseuchengesetz 96

III. Diagnostik und Therapie, Arzneimittel ... 96
36 Klinische Untersuchungsmethoden ... 96
37 Röntgen ... 100
38 Elektrokardiographie ... 104
39 Endoskopie und Ultraschall ... 106
40 Verabreichung von Arzneimitteln ... 108
41 Physikalische Behandlungsmethoden ... 108
42 Anästhesie ... 110
43 Operative Eingriffe ... 112
44 Verbandlehre ... 116
45 Notfallpatient ... 116
46 Instrumente ... 118
47 Arzneimittel und Betäubungsmittel ... 126

IV. Laboruntersuchungen ... 132
48 Mikroskopie ... 132
49 Probengewinnung und Aufbereitung ... 132
50 Laborgegenstände und Laborgeräte ... 136
51 Qualitätssicherung ... 138
52 Blutuntersuchungen ... 140
53 Harnuntersuchungen ... 144
54 Kotuntersuchungen ... 146
55 Hautuntersuchungen ... 148
56 Spezielle Laboruntersuchungen ... 150
57 Einsendung von Untersuchungsmaterial ... 152

Teil II:
Kleines medizinisches Wörterbuch für Tierarzthelfer/innen ... 155

Teil III: Prüfungsbögen ... 209

Zwischenprüfung, Fragen ... 210
Abschlussprüfung, Fragen ... 222
Zwischenprüfung, Antworten ... 242
Abschlussprüfung, Antworten ... 247

Teil IV: Anhang ... 253

Literatur ... 256

Vorwort zur 2. Auflage

Seit langem bestand von Seiten der Auszubildenden der Wunsch, zur Erleichterung der Prüfungsvorbereitung der bewährten Fragensammlung »Die Tierarzthelferin in der Prüfung« einen Lösungsteil zuzufügen. Diesem Anliegen sind der Verlag und die Autoren jetzt nachgekommen.

Die Fragensammlung konzentriert sich bewusst auf die Fachkundeprüfung und liefert den Helferinnen einen soliden Wissensfundus zur Prüfungsvorbereitung, auch in der bestehenden Übergangszeit bis zum Inkraftteten einer neuen Ausbildungsordnung bzw. dem dazugehörigen Rahmenlehrplan. Wiederum beziehen sich die Fragen auf das Lehrbuch »Die Tierarzthelferin«, entsprechende Kapitelverweise bei den Fragen werden in den Fällen angegeben, in denen die Kapitelzuordnung nicht direkt aus den Schlagworten zu entnehmen ist.

Zusätzlich bietet das Buch jeweils eine simulierte Zwischen- und Abschlussprüfung mit 75 bzw. 115 Fragen, wie sie üblicherweise im Rahmen dieser Prüfungen gestellt werden können.

Zum schnellen Nachschlagen eignet sich das bekannte kleine medizinische Wörterbuch und eine Zusammenstellung der wichtigsten Vor- und Nachsilben.

Wir hoffen, mit diesem Buch für Tierarzthelferinnen einen Beitrag zur besseren Erarbeitung des Lehrstoffes und zur allgemeinen Prüfungsvorbereitung zur Verfügung gestellt zu haben.

Neuss, im Juni 2004   Die Autoren

Vorwort zur 1. Auflage

Durch die Neuordnung der Berufsausbildung in der Fachrichtung »Tierarzthelfer/in« sind auch die Prüfungsbestimmungen der Ausbildungsordnung neu festgelegt worden. Das Prüfungsgebiet aus Theorie und Praxis ist so umfangreich, dass es notwendig erscheint, den Auszubildenden sowohl für die Zwischenprüfung als auch für die Abschlussprüfung eine ausreichende Anzahl von Fragen und Aufgaben zur Verfügung zu stellen.

Die Zusammenstellung der Fragen wurde so gewählt, dass die lernenden Tierarzthelfer/innen bei eigener Kontrolle des Wissensstandes einen guten Überblick über die gesamte Fachkunde bekommen können.

Der erste Teil des Buches umfasst mehr als 1300 Fragen und Aufgaben, die über 61 Lerngebiete verteilt sind. Die Themen entsprechen weitgehend den Kapiteln des Lehrbuches »Die Tierarzthelferin«, so dass eine Zuordnung zum jeweiligen Lerngebiet leichter möglich ist. Die Fragen lassen eine kurze oder längere Antwort zu; meistens jedoch ist eine Beantwortung in Textform notwendig.

Wir sind der Überzeugung, dass diese Art der offenen Fragestellung leichter zum Beherrschen des Stoffes und zum Verständnis der Zusammenhänge innerhalb der einzelnen Gebiete der Fachkunde führt. Deshalb wird von uns dieser Art der Prüfungsvorbereitung in der tiermedizinischen Fachkunde der Vorzug vor den programmierten Fragen und Aufgaben gegeben.

Im zweiten Teil des Buches wird dem/der Tierarzthelfer/in mit über 2600 Fachausdrücken ein kleines medizinisches Wörterbuch angeboten, das häufig verwendete Begriffe in Schule und Praxis beinhaltet und zum Verständnis der medizinischen Fachsprache beitragen soll.

Im Anhang des Buches wird eine Übersicht über wichtige Vor- und Nachsilben medizinischer Begriffe auf der Grundlage der lateinischen und griechischen Sprache gegeben.

Wir hoffen, dass die vorliegende Sammlung von Fragen und Aufgaben und das kleine medizinische Wörterbuch für die Auszubildenden bei der Erarbeitung der Fachkunde, zur Lernzielkontrolle und für die Prüfungsvorbereitung hilfreich sind.

München, im Juli 1989

Susanne Geyer
Arthur Grabner

Teil I:

Fragen und Antworten für die Prüfungsvorbereitung

A Ausbildung und Beruf

1 Gesundheits- und Veterinärwesen

1. Nennen Sie die Aufgabenbereiche des staatlichen Gesundheitswesens.

2. Welche Aufgaben erfüllen die Gesundheitsämter?

3. Welche Berufe im Gesundheitswesen kennen Sie?

4. Was sind Heilhilfsberufe?

5. Was verstehen Sie unter dem Begriff öffentliches Veterinärwesen?

6. Nennen Sie Aufgaben, die von Amtstierärzten zu erfüllen sind.

7. Ist der Beruf des Tierheilpraktikers ein staatlich anerkannter Beruf?

8. In welchen Berufszweigen der Tiermedizin gibt es Veterinärhilfsberufe?

9. Welche tierärztlichen Belange werden mit dem Begriff Veterinärwesen zusammengefasst?

10. Welche Aufgaben hat das öffentliche Veterinärwesen?

11. Zählen Sie einige Aufgaben der Veterinärämter in Landkreisen auf.

12. Beschreiben Sie die Bedeutung der tierärztlichen Praxis für die öffentliche Gesundheit.

13. Welche Aufgaben nehmen die staatlichen Veterinäruntersuchungsämter wahr?

? Fragen

1 Gesundheits- und Veterinärwesen

1. Gesundheitsschutz: z. B. Maßnahmen der allgemeinen und Sozialhygiene, Strahlenschutz, Unfallverhütung, Seuchenbekämpfung; Gesundheitspflege: z. B. Maßnahmen der Gesundheitsvorsorge (Prävention) und Gesundheitsfürsorge; kurative Medizin: ambulante und stationäre Versorgung der Patienten und gegebenenfalls ihre Rehabilitation.
2. Sie arbeiten auf kommunaler Ebene unter Leitung eines Amtsarztes. Aufgaben: Gesundheitserziehung; Aufsicht über Arztpraxen, Krankenhäuser, Apotheken; Gesundheitsvorsorge und Durchführung der Maßnahmen des Gesundheitsschutzes; Gesundheitsfürsorge für Kranke, Süchtige, Behinderte; Gutachtertätigkeit.
3. Heilberufe: Arzt, Tierarzt, Zahnarzt, Apotheker; Heilhilfsberufe: z. B. Helfer/innen in den Heilberufen; Veterinärhilfsberufe: z. B. VMTA, Tierpfleger, Fleischkontrolleur.
4. Helfer-, Assistenz-, Krankenpflegeberufe in den Bereichen Gesundheitswesen, Forschung, Ausbildung.
5. Veterinärverwaltung mit ihren verschiedenen Institutionen auf Bundes-, Landes- und Kommunalebene; enge Verknüpfung mit dem öffentlichen Gesundheitsdienst.
6. Durchführung der gesetzlichen Bestimmungen auf unterer Verwaltungsebene, z. B. bei der Tierseuchenbekämpfung, im Tierschutz, bei der Tierkörperbeseitigung.
7. Nein. Der Tierheilpraktiker gehört dem Heilgewerbe an. Es gibt aber keine gesetzliche Anerkennung dieser Berufsbezeichnung.
8. Praxis, Klinik, Ausbildung, Forschung, Tierzucht, Lebensmittelüberwachung und Schlachthof, Tiergesundheitsdienst und Untersuchungsämter.
9. Alle amtlichen Tätigkeiten im tierärztlichen Bereich (Amtstierarzt) verbunden mit gesetzlich übertragenen Aufgaben zum Schutz des Menschen vor gesundheitlichen Gefahren.
10. Aufgaben in den Gebieten: Tierhaltung (Tierzucht, Tierschutz, Tierseuchenbekämpfung), Verbraucherschutz (Lebensmittelüberwachung, Schlachttier- und Fleischuntersuchung), Umwelthygiene (Tierhaltung, Tierkörperbeseitigung).
11. Aufgaben nach Landesrecht: Überwachung und Mitwirkung in den Bereichen Tiergesundheit, Tierschutz, Tierzucht, Lebensmittelgewinnung, Tierkörperbeseitigung.
12. Erkennen von Zoonosen, Hygieneverhalten beim Umgang mit Tieren, Prophylaxe (Impfung gegen Zoonosen).
13. Laboruntersuchungen, Sektionen von Tieren und Erstellung von Gutachten.

2 Der tierärztliche Beruf

1. Welche Bedeutung haben die Begriffe Approbation und Promotion?
2. Auf welche Weise erwirbt der Tierarzt eine Fachtierarztanerkennung?
3. Welche Möglichkeiten der Berufsausübung bestehen für den Tierarzt? Geben Sie fünf Beispiele an.
4. Wie heißt die Dachorganisation aller tierärztlichen Kammern und Berufsverbände?
5. Was ist eine Tierärztekammer?
6. Welche Aufgaben haben die Tierärztekammern?
7. Wer ist Mitglied einer Tierärztekammer?
8. Nennen Sie drei Schwerpunkte der tierärztlichen Berufsaufgaben.
9. Was sind tierärztliche Bezirksverbände?
10. Was wissen Sie über die Berufsorganisation der Tierärzte?
11. Was sind freie Berufsverbände der Tierärzteschaft?
12. Wer ist Mitglied eines freien Berufsverbandes der Tierärzte?

3 Ausbildung der Tierarzthelferin

1. Welche Voraussetzungen sind für die Ausbildung zur Tierarzthelferin notwendig?
2. Was gehört zum Tarifvertragswerk Tierarzthelferin?
3. Gilt der Manteltarifvertrag auch für die ausgebildete Tierarzthelferin?
4. Kann ein Tarifvertrag, abgeschlossen zwischen Praxisinhaber und Tierarzthelferin, geändert werden?
5. Wie heißt das Dokument einer erfolgreich abgeschlossenen Berufsausbildung der Tierarzthelferin?
6. Wem ist der Ausbildungsvertrag zur Tierarzthelferin zum Abschluss vorzulegen?
7. Ist der Beruf der Tierarzthelferin staatlich anerkannt?

? Fragen

2 Der tierärztliche Beruf

1. Approbation: staatliche Zulassung zur Berufsausübung; Promotion: Erlangung der Doktorwürde.
2. Abgeschlossene Weiterbildung in einem bestimmten Fach und Prüfung vor einem Ausschuss; Anerkennung durch die zuständige Landestierärztekammer.
3. Berufsausübung in Praxis, Klinik, Industrie, Verwaltung, Forschungsanstalt, Universität, Bundeswehr, Entwicklungshilfe, zoologischem Garten.
4. Bundestierärztekammer e. V. (BTK). Sie ist ein Zusammenschluss aller Tierärztekammern und freien Berufsverbände der Tierärzte.
5. Sie ist die Berufsvertretung der Tierärzte in einem Bundesland und Körperschaft des öffentlichen Rechts.
6. Förderung und Schutz des tierärztlichen Berufes: Berufsausübung, Fort- und Weiterbildung, Berufsaufsicht, Mitarbeit in der öffentlichen Gesundheitspflege, Erstellung von Gutachten, Schlichtung bei Streitigkeiten unter Tierärzten, Überwachung der Ausbildung von Tierarzthelferinnen.
7. Alle Tierärzte an ihrem Wohnort; Pflichtmitgliedschaft.
8. Tiererhaltung, Tiervermehrung, Tierverwertung.
9. Berufsvertretungen der Tierärzte in den Regierungsbezirken, unterstehen der Kammer und der Regierung des jeweiligen Bundeslandes; Körperschaften des öffentlichen Rechts.
10. Es gibt: Tierärztekammern, Bezirksverbände und freie Berufsverbände (z. B. Bundesverband praktischer Tierärzte, Deutsche Veterinärmedizinische Gesellschaft).
11. Gemeinschaften, Vereinigungen oder Verbände der Tierärzte verschiedener Berufszweige.
12. Freiwillige Mitgliedschaft der Tierärzte.

3 Ausbildung der Tierarzthelferin

1. Hauptschulabschluss, Mindestalter von 16 Jahren; außerdem z. B. Zuverlässigkeit, Einfühlungsvermögen, gute Umgangsformen; vor Einstellung: ärztliche Untersuchung.
2. Manteltarifvertrag und Gehaltstarifvertrag.
3. Ja.
4. Nein, im Gegensatz zum Vergütungstarifvertrag, der jährlich geändert werden kann.
5. Helfer/innen-Brief, ausgestellt von der jeweiligen Landestierärztekammer.
6. Vorlage zur Unterschrift beim zuständigen Bezirksverband bzw. der Tierärztekammer.
7. Ja.

! Antworten

8. Welche wichtigen Bestimmungen umfasst der Manteltarifvertrag?

9. Es gibt drei grundlegende Pflichten für die auszubildende Tierarzthelferin. Sind diese Pflichten bei der späteren Berufsausübung ebenfalls gültig? (Antwort begründen!)

10. Nennen Sie die beruflichen Pflichten der Tierarzthelferin.

11. Was versteht man unter Sorgfaltspflicht?

12. Was ist mit eigenmächtigem Handeln einer Tierarzthelferin in der Praxis gemeint?

13. Was bedeutet die Haftpflicht für die Tierarzthelferin?

14. Wann würde die Tierarzthelferin die Verpflichtung zur Haftung eintreten? (Beispiel!)

15. Was bedeutet die Schweigepflicht für die Tierarzthelferin?

16. In welcher Weise trägt die Tierarzthelferin Mitverantwortung bei der Durchführung von Hygienemaßnahmen in der Praxis?

4 Arbeitsbereiche der Tierarzthelferin

1. Geben Sie die Hauptarbeitsbereiche der Tierarzthelferin an.
2. Welche Arbeiten der Tierarzthelferin gehören in den Bereich Labor?

3. Welche Arbeiten der Tierarzthelferin gehören in den Bereich Verwaltung?

4. Mit welchen Aufgaben ist die Helferin im Arbeitsbereich Patient und Tierbesitzer betraut?

5. Wer ist in einer Gemeinschaftspraxis der Praxisinhaber?
6. Was bedeutet die Weisungsgebundenheit für die Tierarzthelferin?

7. Was unterscheidet eine tierärztliche Praxis von einer tierärztlichen Klinik?

8. Manteltarifvertrag in gültiger Fassung: Arbeitsvertrag, Probezeit; regelmäßige Arbeitszeit, Überstunden und Arbeitszeiten an Sonn- und Feiertagen, bei Bereitschaftsdienst, Teilzeitarbeit, Urlaub, Gehalt, Kündigung, Zeugnis u. a.
9. Die Grundpflichten gelten auch für die ausgebildete Tierarzthelferin, da sie Voraussetzung für einen ordnungsgemäßen Praxisablauf sind.
10. Sorgfaltspflicht, Weisungsgebundenheit, Schweigepflicht, Haftungsübernahme (bei eigenem Verschulden).
11. Sorgfaltspflicht: Übertragene Arbeiten müssen sauber, ordentlich und gewissenhaft, nach Anweisung und bestem Wissen durchgeführt werden.
12. Eigenmächtiges Handeln: Nichtbeachtung oder Abwandlung der erteilten Weisungen.
13. Haftpflicht: Treten Schäden durch grob fahrlässiges Verhalten, Nichtbeachtung der erteilten Weisungen, mangelnde Sorgfalt oder Eigenmächtigkeit auf, kann die Tierarzthelferin zur Haftung verpflichtet werden.
14. Beispiele: Schäden nach unerlaubter Applikation oder Abgabe von Medikamenten, Nichtannahme eines Patienten (Notfall), versuchte Diagnosestellung, Weitergabe von Befunden, falsche Laborwerte durch mangelnde Pflege der Laborgeräte.
15. Über die Praxisvorgänge, Namen der Tierbesitzer, auch private Angelegenheiten des Praxisinhabers ist Stillschweigen zu bewahren.
16. Mangelnde Sauberkeit, unzureichende Desinfektion und Sterilisation können zur Übertragung von Infektionserregern (auch Infektionsgefahr für den Menschen) führen.

4 Arbeitsbereiche der Tierarzthelferin

1. Patient und Tierbesitzer, Labor, Praxis, Verwaltung.
2. Labor: Probengewinnung und -aufbereitung, Untersuchung oder Versand der Proben, Beseitigung von Untersuchungsmaterial, Pflege des Labors (Apparate und Gerätschaften).
3. Verwaltung: Telefondienst, Terminplanung und Patientenbestellung; Patientenkartei; Archivierung von Röntgenaufnahmen, EKGs, Ultraschall- und Endoskopiebildern; Einkauf oder Bestellung von Praxismaterial und Medikamenten; Schriftverkehr, Gebührenabrechnung, Zahlungsverkehr, Buchführung.
4. Patient und Tierbesitzer: Patientenannahme, Mithilfe bei Untersuchung und Behandlung, Assistenz bei Anästhesie und Operation, postoperative und Intensivpatienten-Betreuung, Versorgung stationärer Patienten, Anwendung medizinisch-technischer Geräte.
5. Die Tierärzte, deren Namen die Praxis trägt.
6. Weisungsgebundenheit: Die Tierarzthelferin darf nicht eigenmächtig handeln, sondern muss den vom Tierarzt erteilten Weisungen folgen.
7. Tierärztliche Klinik: Möglichkeit der stationären Aufnahme von Patienten, deren Betreuung über längere Zeiträume; größere Anzahl von Mitarbeitern, Dienstbereitschaft rund um die Uhr.

! Antworten

8. Für die Praxis wurde ein neues Laborgerät (z. B. Fotometer) angeschafft. Darf die Tierarzthelferin das Gerät sofort selbst in Betrieb setzen und daran arbeiten?

5 Praxispflege und Hygiene

1. Welche Grundprinzipien der Praxispflege müssen beachtet werden?

2. Für die Praxis ist die Aufstellung eines Hygieneplanes ratsam. Was verstehen Sie darunter?

3. Aus welchen Gründen dürfen nur technisch einwandfreie Geräte verwendet werden?

4. Was besagt die Medizingeräteverordnung?

5. Was ist mit dem Begriff Gebrauchsfertigkeit gemeint?

6. Warum und wie lange sollte die Gebrauchsanweisung eines Gerätes aufbewahrt werden?

7. Was ist ein energetisch betriebenes Gerät nach der Medizingeräteverordnung?

8. Weshalb empfiehlt sich ein Telefonverzeichnis der Hersteller- und Lieferfirmen aller in der Praxis verwendeten Geräte?

9. Was ist ein Wartungsvertrag für Geräte?

10. Wer nimmt die Wartung von Geräten vor?

11. Wozu dient ein Gerätebestandsverzeichnis?

12. Was ist bei der Vorratshaltung zu beachten?

13. Warum ist persönliche Körperhygiene für die in der Praxis arbeitende Tierarzthelferin notwendig?

14. Erläutern Sie kurz den Begriff Hygiene.

15. Durch welche so genannten leblosen Vermittler ist in der Praxis eine indirekte Übertragung von Krankheitskeimen möglich?

16. Welche großen Gruppen von Krankheitserregern kennen Sie?

8. Grundsätzlich wird ein neues Gerät nicht ohne Einweisung durch den Tierarzt und unter Beachtung der Gebrauchsanweisung des Gerätes in Betrieb genommen.

5 Praxispflege und Hygiene

1. Ordnung, Sauberkeit, Desinfektion und Sterilisation, Gebrauchsfertigkeit und Vorratshaltung.
2. Hygieneplan: Aufstellung, was, wann, womit desinfiziert, gereinigt, sterilisiert wird; gilt für Flächen (Räume, Mobiliar), Instrumente, Geräte, Hände, Haut.
3. Aus Gründen des Arbeitsschutzes und der Unfallverhütung, zur Gewährleistung der Ergebnisgenauigkeit (z. B. Laborgeräte), zur Erzielung des erforderlichen Ergebnisses (z. B. Röntgengerät, Therapiegerät).
4. Medizingeräteverordnung: Medizinisch-technische Geräte zur Untersuchung und Behandlung dürfen nur nach den Vorschriften dieser Verordnung, in technisch einwandfreiem Zustand in den Verkehr gebracht und betrieben werden. Es muss ein Gerätebuch und Bestandsverzeichnis geführt und beides mit den Gebrauchsanweisungen aufbewahrt werden.
5. Gebrauchsfertigkeit: Jedes Gerät und Instrument muss sofort für den entsprechenden Gebrauch einsatzbereit sein; deshalb regelmäßige Pflege und Wartung.
6. Die Gebrauchsanweisung muss für die gesamte Zeit der Betriebsfähigkeit des Gerätes aufbewahrt werden. Bei Personalwechsel oder Veräußerung des Gerätes muss die Gebrauchsanweisung auffindbar sein.
7. Ein mit Strom oder hydraulisch betriebenes Gerät.
8. Zur schnelleren Bestellung des Wartungs- und Reparaturdienstes.
9. Eine vertraglich zugesicherte, regelmäßige sicherheitstechnische Überprüfung des Gerätes.
10. Nur dafür ausgebildete und von den Herstellerfirmen nominierte Techniker.
11. Gerätebestandsverzeichnis: Vermerk des Gerätetyps, Herstellernamen, Anschaffungsjahr, Wartungs- und mögliche Reparaturdaten.
12. Vorratshaltung: stets ausreichende Vorräte. Schnelligkeit des Verbrauchs, häufigste Abgabe einer bestimmten Verpackungsgröße und Haltbarkeitsdauer bestimmen die Nachbestellung unter Berücksichtigung der Mengenrabatte und Staffelpreise.
13. Eigene Gesunderhaltung, gepflegter Eindruck, Vermeidung der Geruchsbelästigung anderer Personen.
14. Hygiene: Lehre von der Gesunderhaltung mittels verschiedener Verfahren.
15. Kontaminierte Gegenstände der Praxis, Futter- und Wassernäpfe, Stallgeräte, Putzzeug, Decken.
16. Mikroorganismen: Viren, Zwischenformen, Bakterien, Pilze, tierische Einzeller. Parasiten: Würmer, Gliederfüßer.

! Antworten

6 Desinfektion und Sterilisation

1. Erläutern Sie die Betriffe Asepsis und Antisepsis.
2. Geben Sie den Unterschied zwischen Desinfektion und Sterilisation an.
3. Wie heißen die drei Arbeitsgänge, mit denen Instrumentarium keimfrei gemacht wird?
4. Nennen Sie vier wirksame Bestandteile der Desinfektionsmittel.
5. Welche Bedingungen sind für den Erfolg der Desinfektion mit chemischen Mitteln maßgebend?
6. Welche Methoden der Desinfektion gibt es?
7. Wie viel Desinfektionsmittelkonzentrat benötigt man für die Herstellung von 10 Litern einer 1-prozentigen Gebrauchslösung?
8. Wie lange sollten Instrumente in einer Desinfektionslösung verbleiben?
9. Was versteht man unter einer hygienischen Händedesinfektion?
10. Nennen Sie einige Gegenstände der Praxisräume, die mittels Flächendesinfektion keimarm gemacht werden müssen.
11. Was ist eine chirurgische Händedesinfektion?
12. Was versteht man unter einer Hautdesinfektion?
13. Beschreiben Sie den Vorgang einer gründlichen Reinigung von Operationsbesteck.
14. Welche Methoden der Sterilisation gibt es, und für welche Gegenstände sind sie jeweils geeignet?
15. Wie wird die Sterilisation von Instrumenten des täglichen Praxisbedarfs durchgeführt?
16. Beschreiben Sie kurz ein Verfahren zur Sterilisation von Instrumenten.
17. Bei welcher Temperatur und wie lange werden Gummi- und Kunststoffgegenstände dampfsterilisiert?

? Fragen

6 Desinfektion und Sterilisation

1. Asepsis: Maßnahmen zur Erzielung von Keimfreiheit; Antisepsis: Maßnahmen zur Erzielung von Keimarmut.
2. Desinfektion: Beseitigung der krank machenden Erreger; Sterilisation: Vernichtung aller Mikroorganismen.
3. Das Desinfizieren, Reinigen, Sterilisieren.
4. Zum Beispiel Alkohol, Formaldehyd, Jod, Wasserstoffperoxid, Natronlauge, Farbstoffe.
5. Art des Mittels, Konzentration und Temperatur der Lösung, Einwirkzeit, Oberflächenbeschaffenheit des Gegenstandes.
6. Flächen-, Instrumenten-, Hände- und Hautdesinfektion.
7. 100,0 ml.
8. Etwa 30 Minuten.
9. Desinfektion der Hände nach jedem Patientenkontakt; Einwirkzeit ca. 1 Minute.
10. Fußböden, abwaschbare Wände, Türklinken, Behandlungs- und Operationstische, Tierboxen.
11. Zuerst gründliches Reinigen der Hände, damit das Desinfektionsmittel besser eindringen kann. Die Einwirkzeit eines alkoholischen Desinfektionsmittels muss mindestens 2 Minuten betragen.
12. Desinfektion der Haut vor Injektionen, Punktionen, Operationen, aber auch der bereits verletzten Haut.
13. Nach dem Desinfektionsbad werden alle Rillen und Scharniere der Instrumente mittels Bürste von Schmutzresten befreit, die Instrumente gespült und anschließend abgetrocknet.
14. Heißluftsterilisation: Instrumente aus Metall, Gegenstände aus Glas oder Porzellan; Dampfsterilisation: Gummi- und Kunststoffgegenstände, Wäsche, Gaze, Mulltupfer; Gassterilisation: empfindliche Geräte wie Ultraschallköpfe, Endoskope.
15. Instrumente des täglichen Gebrauchs werden meist erst nach der Sprechstunde dem Desinfektionsbad entnommen. Nach der Reinigung ist für die Sterilisation eine Sortierung notwendig: Instrumente aus Metall und Glas für den Heißluftsterilisator oder zusammen mit den Gegenständen aus Kunststoff oder Gummi für den Autoklaven. Ein Einschweißen wie beim Operationsbesteck ist nicht notwendig.
16. Nach Desinfektionsbad, gründlicher Reinigung und Trocknung wird das Operationsinstrumentarium in einem Metallkasten oder in Folie eingeschweißt in den Heißluftsterilisator gelegt. Einstellung des Sterilisators auf 180 °C, Sterilisierzeit 30 Minuten.
17. Mit einem Druck von 1 bar, bei 120 °C ca. 45 Minuten lang.

! Antworten

18. Ist die Heißluftsterilisation für Stoff- und Kunststoffartikel geeignet?
19. Sie haben ein Instrument, das aus Metall, Glas und Kunststoff besteht. Wie würden Sie es sterilisieren?
20. Lassen sich optische Geräte, z. B. Endoskope, sterilisieren?

7 Arbeitsschutz und Unfallverhütung

1. Was bedeutet der Begriff Arbeitsschutz?
2. Geben Sie fünf Maßnahmen zur Unfallverhütung in der Praxis an.
3. Wie schütze ich mich vor einem Angriff durch ein Tier? (Kap. 4.2.2.4)
4. Was versteht man unter Gefahrensymbolen?
5. Chemikalien in Praxis oder Labor sind mit Warnschildern versehen. Welche Farbe haben die Schilder, und wovor warnen sie?
6. Welches Gefahrensymbol muss eine Flasche mit Kalilauge tragen?
7. Welches Gefahrensymbol müssen Flaschen mit Alkohol, der in der Praxis oder im Labor verwendet wird, tragen?
8. Was ist mit Einwegartikel bzw. Verbrauchsmaterial gemeint?
9. Man unterscheidet Berufskleidung von Schutzkleidung. Was ist der Unterschied?
10. Welche Maßnahmen der Unfallverhütung sind beim Umgang mit Spritzen und Kanülen in der Praxis zu beachten?
11. Welche Vorsicht ist bei der Handhabung spitzer und scharfer Gegenstände notwendig?
12. Wie werden spitze und scharfe Gegenstände nach Gebrauch gefahrlos beseitigt?
13. Wie wird eine Ampulle gefahrlos geöffnet?
14. Wie vermeidet man Verwechslungen unter mehreren aufgezogenen Spritzen?
15. Was ist beim Umgang mit infektiösem Material zu beachten?

18. Nein, sie müssen autoklaviert werden.
19. Im Autoklaven. Bestehen Gegenstände aus verschiedenen Materialien, richtet sich die Art der Sterilisation immer nach dem hitzeempfindlichsten Material.
20. Ja, mittels der Gassterilisation, die aber in der Praxis kaum üblich ist.

7 Arbeitsschutz und Unfallverhütung

1. Schutz vor möglichen Schäden, die während der Arbeit auftreten können. Tragen von Schutzkitteln, Einweghandschuhen, Röntgenschürze und -handschuhen; evtl. Tragen von Gummistiefeln oder Sicherheitsschuhen in Großtierstallungen.
2. Kenntnisnahme der Allgemeinen Unfallverhütungsvorschriften, Erkennen der Gefahren, Belehrungen des Praxisinhabers befolgen, Beachtung der Arbeitsanleitungen für Geräte, vorsichtiger Umgang mit scharfen und spitzen Gegenständen, sorgfältiger Umgang mit Untersuchungsmaterial.
3. Vorsichtiger, ruhiger, geduldiger Umgang mit Tieren. Kenntnis der Abwehrreaktionen der verschiedenen Tierarten, notfalls Anwendung der entsprechenden Bändigungsmethoden.
4. Gefahrensymbole kennzeichnen die Gefährlichkeit von chemischen Stoffen.
5. Farbe Orange. Warnung vor Eigenschaften dieser Chemikalien. Vorsicht beim Hantieren mit diesen Stoffen.
6. Gefahrensymbol: Ätzend.
7. Gefahrensymbol: Leicht entzündlich.
8. Artikel, die nur zum einmaligen Gebrauch bestimmt sind.
9. Berufskleidung: berufsspezifische Arbeitskleidung (Standes- oder Dienstkleidung); Schutzkleidung: meist auch berufsbezogen, Kleidung als Schutz gegen Schmutz und körperschädigende Einwirkungen.
10. Zur Vermeidung der Verletzungs- und Infektionsgefahr: Einwegware verwenden; gefüllte Spritzen kenntlich machen, wenn sie nicht sofort verwendet werden; aufgesetzte Kanülen immer durch Schutzhüllen sichern; gebrauchte Kanülen nicht ungeschützt entsorgen.
11. Beim Assistieren: Skalpelle mit Griff voran und Kanülen mit Schützhülle reichen.
12. Nach Gebrauch Kanülen und Skalpelle nicht ungeschützt auf dem Tisch liegen lassen, am Besten in einen kleinen, gut verschließbaren Sonderbehälter werfen.
13. Entweder mit Hilfe eines so genannten Ampullenöffners oder die Ampulle wird kurz angesägt und im Schutz eines Tupfers aufgebrochen.
14. Entweder jede Spritze mit Namen des Inhalts kennzeichnen oder jeweils direkt neben die Entnahmeflasche oder Ampulle legen.
15. Einweghandschuhe und abschließend Händedesinfektionsmittel benutzen. Unnötige Verschmutzung der Praxiseinrichtung vermeiden.

16. Wie schützt man sich bei Verdacht einer Zoonose, bevor man den Patienten berührt?
17. Beschreiben Sie kurz die Vorbereitung infektiösen Materials vor der Entsorgung.
18. Nennen Sie fünf Gefahrenquellen für die Entstehung eines Brandes in der Praxis.
19. Was ist bei der Lagerung von brennbaren Flüssigkeiten zu beachten?
20. Welche Menge an Wundbenzin ist in der Praxis für den Handgebrauch erlaubt?
21. Wie würden Sie sich im Brandfall in der Praxis verhalten? Nennen Sie fünf wichtige Punkte.

8 Abfall- und Tierkörperbeseitigung

1. Welche Abfallarten der Praxis (nach den Richtlinien für die Erkennung, Verhütung und Bekämpfung von Krankenhausinfektionen) unterscheidet man?
2. Was ist beim Sammeln, Transportieren und Lagern von Müll besonders zu beachten?
3. Wie wird Röntgenmaterial entsorgt?
4. Auf welche Weise werden größere Flaschen (z. B. Infusionsflaschen) entsorgt?
5. Was machen Sie mit abgelaufenen oder sonst unbrauchbaren Arzneimitteln?
6. Was ist mit dem Sondermüll der Praxis gemeint?
7. Wie wird Sondermüll entsorgt?
8. Was ist bei der Beseitigung von toten Tieren oder Tierkörperteilen zu beachten?
9. Welche Möglichkeiten der Tierkörperbeseitigung gibt es in der Praxis?
10. Dürfen tote Kleintiere vom Tierbesitzer im eigenen Garten vergraben werden?

? Fragen

16. Verwendung von Einweghandschuhen und evtl. Einwegkittel.
17. Infektiöses Material muss vor der Entsorgung desinfiziert werden: Material in einer 5 %igen Desinfektionslösung 5 Stunden stehen lassen, anschließend geruchsdicht und undurchlässig verpacken oder flüssiges Material wegschütten.
18. Aufbewahren von flüchtigen Substanzen im Kühlschrank, Rauchen und Umgang mit brennbaren Flüssigkeiten, Heizstrahler in der Nähe von brennbarem Material, defekte elektrische Zuleitungen, Benutzung von Treibgas-Spraydosen in der Nähe von offenem Feuer oder Heizstrahlern.
19. Lagerung in Praxis und Labor: nur kleine Mengen (1–5 Liter) für den Handgebrauch; Lagerung in Vorratsräumen: größere Mengen (20 Liter) nur in unzerbrechlichen Behältern.
20. 1 Liter.
21. Ruhe bewahren, Brand melden, gefährdete Personen warnen, Tiere retten, Türen schließen, Löschversuch unternehmen.

8 Abfall- und Tierkörperbeseitigung

1. A-Abfälle: Hausmüll; B-Abfälle: medizinspezifischer Müll; C-Abfälle: Müll, der nach dem Infektionsschutzgesetz (ehemals Bundesseuchengesetz) gesondert zu behandeln ist.
2. Sammeln, Lagern und Transportieren des Praxismülls in gut verschließbaren, undurchlässigen, geruchsdichten, transportfesten Einwegbehältern. Scharfe und spitze Gegenstände sind in formbeständigen Behältern zu sammeln.
3. Fixierlösung und alte Röntgenfilme sind einer Firma der Silberscheideanstalten abzuliefern. Entwicklerlösung ist als Sondermüll zu entsorgen.
4. Alle leeren Medikamentenflaschen gehören in Glascontainer (aufgestellt in den Gemeinden). Vorher sollten Stöpsel und Metallbefestigungen entfernt werden.
5. Altarzneimittel werden gesammelt und einer Stadtapotheke oder der Sondermüllentsorgung übergeben.
6. Sondermüll sind alle Abfälle, die nicht dem Hausmüll beigegeben werden dürfen.
7. Reste von Chemikalien z. B. dürfen nicht vermischt werden, müssen in ihren Originalbehältern verbleiben und werden bei den Sammelstellen für Sondermüll abgegeben.
8. Tierkörper müssen so verpackt werden, dass keine Infektionsgefahr für Menschen und andere Tiere besteht und Boden und Gewässer nicht verunreinigt werden.
9. Abgabe in der Tierkörperbeseitigungsanstalt oder bei Großtieren Abholung durch deren Mitarbeiter; Verbrennung in dafür zugelassenen Abfallbeseitigungsanlagen; Vergraben auf behördlich zugelassenen Plätzen.
10. Ja; die bedeckende Erdschicht muss mindestens 50 cm stark sein (nicht in Wasserschutzgebieten).

9 Tierschutz

1. Durch welche Gesetze und Verordnungen wird ein Schutz der Tiere geregelt? Geben Sie drei Beispiele an.
2. Was ist mit dem Begriff Artenschutz gemeint?
3. Wie lautet der § 1 des Tierschutzgesetzes?
4. Nennen Sie die Punkte des § 3 des Tierschutzgesetzes.
5. Wer ein Tier hält oder betreut, muss für eine artgerechte Tierhaltung sorgen. Was gehört dazu?
6. Welche grundsätzliche Voraussetzung muss bei Eingriffen am Tier erfüllt sein?
7. Für welche Zwecke dürfen Organteile oder Gewebe vom lebenden Tier entnommen werden?
8. Bedürfen Tierversuche einer Genehmigung?
9. Wer darf einen Tierversuch am Wirbeltier vornehmen?
10. Welche Voraussetzungen müssen für die Tötung eines Wirbeltieres erfüllt sein?
11. Was ist beim Verkauf von Tieren an Kinder zu berücksichtigen?
12. Was ist eine gewerbsmäßige Haltung von Tieren?
13. Muss der Handel mit Tieren angemeldet sein? Unter welchen Voraussetzungen wird eine Genehmigung erteilt?

10 Umgang mit Tierbesitzer und Patient

1. Welches Verhalten sollte die Tierarzthelferin beim ersten Kontakt mit dem Tierbesitzer zeigen?
2. Welche telefonischen Auskünfte kann die Helferin erst nach Rücksprache mit dem Tierarzt geben?

9 Tierschutz

1. Bundesartenschutzverordnung, Bundesnaturschutzgesetz, Jagdrecht.

2. Schutz der wild lebenden Tierarten, ihrer Lebensräume und Verbot der Bejagung oder Gefangennahme bedrohter Tierarten.

3. »Zweck dieses Gesetzes ist es, aus der Verantwortung des Menschen für das Tier als Mitgeschöpf dessen Leben und Wohlbefinden zu schützen. Niemand darf einem Tier ohne vernünftigen Grund Schmerzen, Leiden oder Schäden zufügen.«

4. Es ist verboten – ein Tier auszusetzen oder ohne Versorgung zurückzulassen, – einem Tier Leistung abzuverlangen, die seine Kräfte übersteigen, – ein Tier einer wild lebenden Tierart, das aufgenommen und aufgezogen wurde, ohne Umgewöhnung wieder in die freie Natur zu entlassen, – Tiere auf andere Tiere zu hetzen, – Tiere zwangszufüttern (außer bei tierärztlicher Indikation), – Anwendung von Dopingmitteln, – Ausbildung eines Tieres, wenn damit Schmerzen und Leiden verbunden sind.

5. Artgemäße Unterbringung, Fütterung und Pflege, ausreichende Bewegungsmöglichkeit sowie Berücksichtigung der klimatischen und Gemeinschaftsbedürfnisse.

6. Die Betäubung ist – bis auf wenige Ausnahmen – bei allen Eingriffen, die Schmerzen verursachen, notwendig.

7. Nur nach tierärztlicher Indikation ist die Entnahme von Organen, Organteilen oder Geweben (Biopsie) möglich, z. B. für die Transplantation, histologische und biochemische Untersuchungen von Gewebeteilen, Anlegen von Kulturen.

8. Ja, Genehmigung durch das Referat für Veterinärwesen in den Bezirksregierungen.

9. Personen mit abgeschlossenem Hochschulstudium in den Bereichen Medizin und Zoologie.

10. Euthanasie von Wirbeltieren: Notwendige Kenntnisse und Fähigkeiten werden vorausgesetzt; Tötung nur unter Betäubung oder unter Vermeidung von Schmerzen; Schlachtung warmblütiger Tiere nur unter Betäubung (Ausnahme: Schächtung).

11. Verkauf von warmblütigen Tieren an Kinder ab dem 16. Lebensjahr, andere Wirbeltiere an Kinder ab dem 14. Lebensjahr.

12. Gewerbsmäßige Tierhaltungen sind Tierhandlungen, Zoo-Abteilungen in Warenhäusern, Zuchtstationen, Reit- und Fahrbetriebe, Tierhaltung bei Schaustellern und Zirkusunternehmen.

13. Ja, Genehmigung nur mit Nachweis der fachlichen Kenntnisse und Fähigkeiten.

10 Umgang mit Tierbesitzer und Patient

1. Freundlichkeit, Höflichkeit, Geduld.

2. Untersuchungsergebnisse, Laborbefunde, Diagnosen, Behandlungserfolge, Prognosen, Entlassungstermine für stationäre Patienten.

3. Was sollte bei der Betreuung des Tierbesitzers im Wartezimmer beachtet werden?
4. Welche körperlichen Funktionsänderungen treten am Tier durch die Bändigung auf?
5. Wie sollte die Helferin auf das Tier einwirken, um sich auch vor einem Angriff des Tieres zu schützen?
6. Welche Bändigungsmöglichkeiten gibt es für Pferde, Hunde, Katzen?
7. Sie wollen sich einem Pferd in fremder Umgebung nähern. Was ist zu beachten?
8. Welche Erste-Hilfe-Leistungen kann die Tierarzthelferin am Tierbesitzer erbringen?
9. Darf die Tierarzthelferin an einen Tierbesitzer Medikamente zur persönlichen Verwendung abgeben?
10. Was ist die stabile Seitenlage?

? Fragen

3. Für jeden Wartenden ein Sitzplatz, Lektüre, evtl. zwischenzeitlich Lüftung des Wartezimmers, Unruhe zwischen den wartenden Tieren vermeiden.

4. Leichte Temperaturerhöhung, Pulsbeschleunigung, Mydriasis, Zittern.

5. Vorsichtig und ruhig nähern, das Tier ansprechen, beruhigen und mit sicherem Griff halten.

6. Pferde: Aufheben eines Vorderfußes, Nasenbremse; Hunde: Zuhalten oder Zubinden der Schnauze; Katzen: Griff ins Nackenfell, Katzentuch.

7. Zuerst ansprechen, ruhig und langsam nähern; von hinten nie ohne Zuruf nähern.

8. Das Tier abnehmen, für frische Luft sorgen, ein Glas Trinkwasser reichen, bei Ohnmachts- oder Schockzustand auf eine Notliege legen, zudecken und den Notarzt rufen.

9. Nein.

10. Lagerung der Person auf seiner rechten Seite mit angezogenem linken Bein und unter den Kopf geschobenem linken Unterarm; dadurch Verhinderung der Aspiration von Erbrochenem und Änderung der Körperlage.

! Antworten

B Medizin

I. Anatomie und Physiologie

11 Einteilung des Tierkörpers und Körperregionen

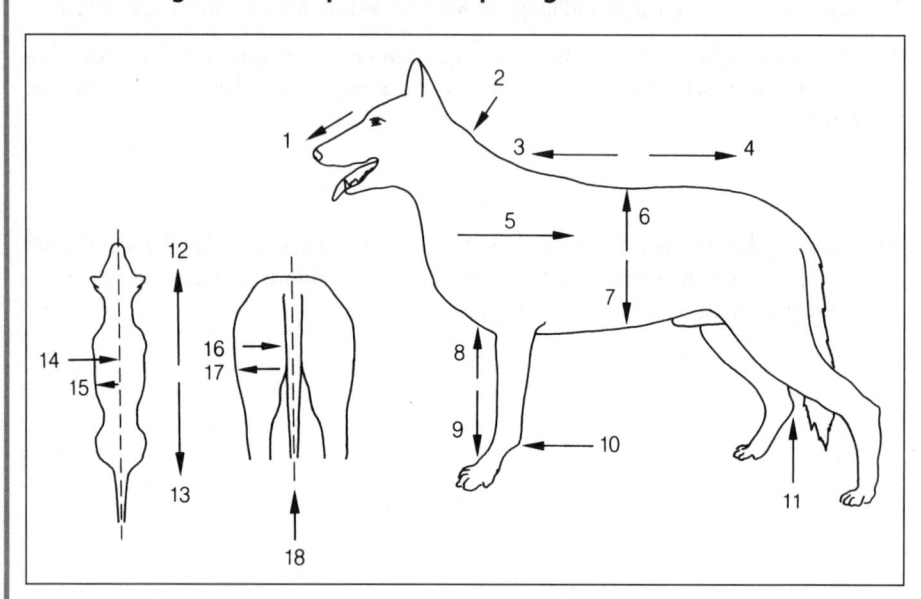

Abb. 1:
Lage- und Richtungsbezeichnungen.

1. Geben Sie in Abb. 1 die verschiedenen Lage- und Richtungsbezeichnungen an.
2. Übersetzen Sie die Begriffe rostral, ventral, kranial, dorsal.
3. Übersetzen Sie die Begriffe vertikal, palmar, median, lateral.
4. Übersetzen Sie die Begriffe medial, plantar, horizontal, kaudal.
5. Was ist der Kamm und was die Kruppe des Tieres?
6. Wie heißen die drei Hauptteile (-abschnitte) des Körpers?

Fragen

I. Anatomie und Physiologie

11 Einteilung des Tierkörpers und Körperregionen

1. Abbildung 1:

1	rostral	7	ventral	13	kaudal
2	zervikal	8	proximal	14	medial
3	kranial	9	distal	15	lateral
4	kaudal	10	palmar	16	medial
5	thorakal	11	plantar	17	lateral
6	dorsal	12	kranial	18	median

2. rostral – nasenwärts, ventral – bauchwärts, kranial – kopfwärts, dorsal – rückenwärts.

3. vertikal – senkrecht, palmar – die Handfläche betreffend,
   median – in der Mittellinie des Körpers, lateral – seitwärts.

4. medial – zur Körpermitte hin, plantar – die Fußsohle betreffend,
   horizontal – waagerecht, kaudal – schwanzwärts.

5. Kamm – dorsale Halsgegend (beim Pferd die Mähnengegend),
   Kruppe – Kreuz- und Gesäßgegend.

6. Kopf, Stamm, Gliedmaßen.

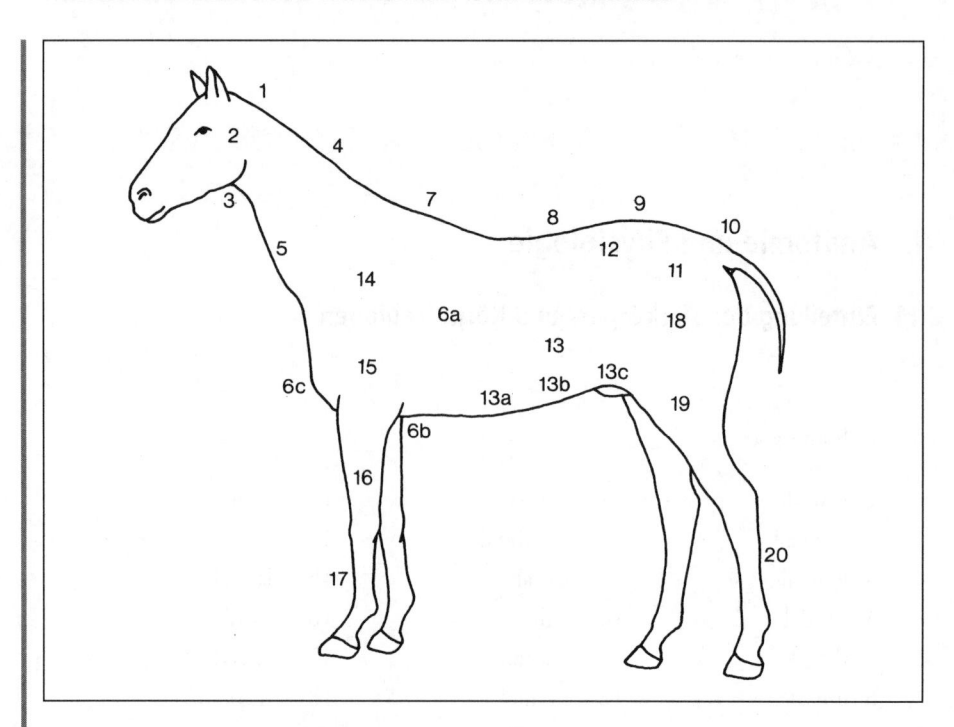

Abb. 2:
Körperregionen.

7. Geben Sie entsprechend der Abb. 2 die Widerrist-, Lenden-, Oberarmgegend an.

8. In welche Abschnitte (Abb. 2) kann das Abdomen unterteilt werden?

9. Geben Sie die verschiedenen Regionen des Halses und der Schultergliedmaßen an (Abb. 2).

10. Beschreiben Sie die Lage der Drosselrinne (Abb. 2).

11. Was ist der Stamm des Tierkörpers?

12. Wie lautet der Fachausdruck für die Dammgegend des Tieres?

13. Geben Sie entsprechend der Abb. 2 die Unterarm- und Unterschenkelgegend an.

14. Wie wird der Mittelfußknochen beim Pferd genannt?

15. Welche Bezeichnungen haben die Phalangen I bis III beim Pferd?

16. An welchen Körperabschnitten können die Begriffe proximal und distal verwendet werden?

17. Wie heißen die drei verschiedenen Fußungsarten der Säugetiere?
    Geben Sie hierzu Tiere als entsprechende Beispiele an. (Kap. 7.1.1.4)

12 Zell- und Gewebelehre

1. Erklären Sie kurz die Begriffe Anatomie, Physiologie und Histologie.

2. Definieren sie die Begriffe Zelle und Gewebe.

? Fragen

Abbildung 2:

1 Genickregion	7 Widerristregion	13c kaudales Abdomen
2 Parotisregion	8 Lendenregion	14 Schulterregion
3 Kehlkopfregion	9 Kreuzregion	15 Oberarmregion
4 Kamm	10 Schweifansatz	16 Unterarmregion
5 Drosselrinne	11 Gesäßregion	17 Mittelfußregion (Vorderfuß)
6 Brust (Thorax)	12 Hüfthöcker	18 Oberschenkelregion
6a Seitenbrust	13 Bauch (Abdomen)	19 Unterschenkelregion
6b Unterbrust	13a kraniales Abdomen	20 Hinterfuß
6c Vorderbrust	13b mediales Abdomen	

7. In Abbildung 2:
   7 Widerristgegend, 8 Lendengegend, 15 Oberarmgegend.
8. In Abbildung 2:
   13a kraniales Abdomen, 13b mediales Abdomen, 13c kaudales Abdomen.
9. In Abbildung 2: 1 Genickregion, 3 Kehlkopfregion, 4 Kammregion, 5 Drosselrinne, 14 Schulterregion, 15 Oberarmregion, 16 Unterarmregion, 17 Mittelfußregion.
10. Die Drosselrinne liegt beiderseits im ventralen Halsbereich.
11. Stamm: Hals, Rumpf und Schwanz des Tierkörpers.
12. Perineum (Mittelfleischgegend zwischen After und äußeren Geschlechtsorganen).
13. In Abbildung 2: 16 Unterarmgegend, 19 Unterschenkelgegend.
14. Röhrbein.
15. Fesselbein, Kronbein, Hufbein.
16. Die gesamte Gliedmaße oder auch die einzelnen Röhrenknochen der Gliedmaße betreffend.
17. Sohlengänger: z. B. Mensch, Affe, Bär; Zehengänger: z. B. Hund, Katze; Zehenspitzengänger: z. B. Wiederkäuer, Schwein, Pferd.

12 Zell- und Gewebelehre

1. Anatomie – Lehre vom Bau des Körpers; Physiologie – Lehre von den Lebensvorgängen des Körpers; Histologie – Lehre vom Feinbau der Gewebe.
2. Zelle: kleinste, lebensfähige Bau- und Funktionseinheit des Organismus; Gewebe: Verband gleichartiger Zellen mit einheitlicher Funktion innerhalb einer Gewebeart.

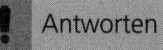

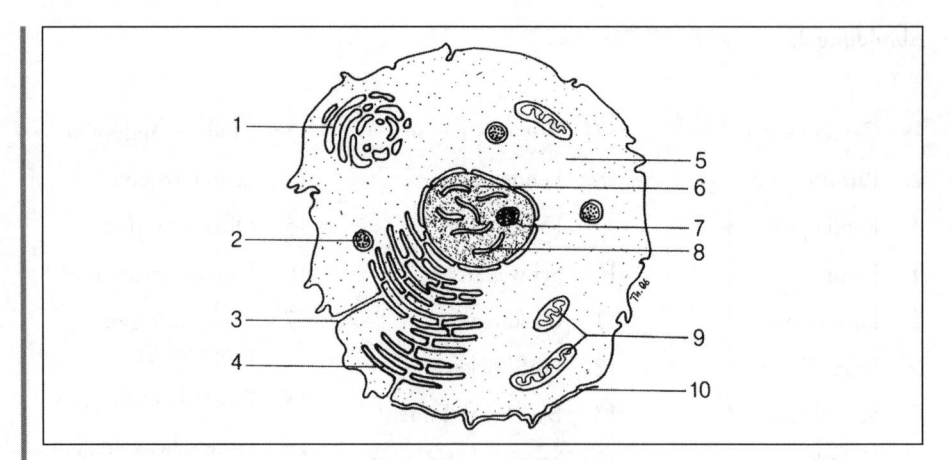

Abb. 3:
Aufbau einer tierischen Zelle.

3. Wie ist eine Zelle (Abb. 3) aufgebaut?

4. Nennen Sie die Zellorganellen für den Stoffwechsel, die Eiweißsynthese und den Abbau von Stoffen in der Zelle.

5. Welche Aufgaben hat der Zellstoffwechsel?

6. In welcher Beziehung stehen Funktion und Zellform der verschiedenen Gewebearten?

7. Nennen Sie die wichtigsten Lebensvorgänge der Zelle.

8. Was wird als innere Atmung bezeichnet? (Kap. 7.7.2)

9. Erläutern Sie die Begriffe Mitose, Amitose, Meiose.

10. Welchen Sinn hat die Zellvermehrung im Organismus?

11. Was versteht man unter dem Alterungsprozess einer Zelle?

12. Welche Gewebearten des Organismus unterscheidet man?

13. Nennen Sie die vier hauptsächlichen Gewebearten des Körpers.

? Fragen

Abbildung 3:

1	Golgi-Apparat	6	Zellkern (Nukleus)
2	Lysosom	7	Kernkörperchen (Nukleolus)
3	Zellmembran mit Einstülpung	8	Chromosom (nur in der Mitose sichtbar)
4	endoplasmatisches Retikulum	9	Mitochondrien
5	Zellplasma	10	Zellmembran

3. Die Zelle wird von der Zellmembran (Nr. 3 in Abb. 3) umschlossen. Die Hauptmasse der Zelle stellt das Zellplasma (5) dar, das von einem Netzwerk, dem endoplasmatischen Retikulum (4) durchzogen ist. Der Zellkern (6) umschließt Kernkörperchen (7) und Chromosomen (8). Im Zellplasma befinden sich verschiedene Organellen: Golgiapparat (1), Lysosomen (2) und Mitochondrien (9).

4. Mitochondrien: Zellstoffwechsel; endoplasmatisches Retikulum mit Ribosomen: Eiweißsynthese; Lysosomen: Abbau von Stoffen.

5. Aufnahme von Stoffen, ihre Verwertung, d. h. Bildung von neuen Stoffen und Schlackenstoffen, und ihre Abgabe.

6. Zellform und -größe der verschiedenen Gewebe sind weitgehend von der Funktion abhängig; z. B. sind Zellen mit Speicherfunktion runder und größer (Fettzellen), Zellen mit Leitungsfunktion haben lange Fortsätze (Nervenzellen), stoffwechselaktive Zellen sind größer (Leberzellen).

7. Stoffwechsel, Bewegung, Reizbarkeit, Wachstum, Vermehrung.

8. Innere Atmung: Austausch von Kohlendioxid und Sauerstoff zwischen Zellen und Kapillarblut.

9. Mitose: indirekte Zellteilung mit vorheriger Chromosomenverdoppelung und identischer Verteilung auf die beiden Tochterzellen. Amitose: direkte Kernteilung durch einfache Durchschnürung des Zellkerns; führt zur Mehrkernigkeit der Zelle. Meiose: Reduktions- oder Reifeteilung bei den Geschlechtszellen; sie haben jeweils nur einen einfachen (haploiden) Chromosomensatz.

10. Notwendig während der Wachstumsperiode des Organismus, als Ersatz bei Verlust (z. B. Blutverlust) oder Zerstörung von Zellen (z. B. durch Verletzungen), zur Erneuerung und Ergänzung der Zellzahl bei kurzlebigen Zellarten (Blut- und Epithelzellen).

11. Das Ende der Lebensdauer einer Zelle beginnt mit der Vermehrung der Liposomen und einer Wasserarmut des Zytoplasmas. Daraus resultiert eine Minderung und Störung des Zellstoffwechsels. Es folgt die Auflösung des Kerns und schließlich die Degeneration der Zelle.

12. Drüsenepithel, Sinnes- oder Neuroepithel, Deckepithel, Bindegewebe, Knochen- und Knorpelgewebe, Muskelgewebe, Nervengewebe.

13. Epithelgewebe, Binde- und Stützgewebe, Muskelgewebe, Nervengewebe.

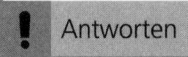

14. Welche Gewebearten gehören zum Stütz- und Bindegewebe?
15. Nennen Sie drei Bindegewebe mit netzartigem Grundgerüst.
16. Welche Arten von Epithelgewebe gibt es? Geben Sie auch entsprechende Organbeispiele an.
17. Geben Sie vier Organe vor, die Drüsenepithel aufweisen.
18. Wie heißen die Zellen der Kittsubstanz des Nervensystems, und welche Aufgabe erfüllen sie?
19. Nennen Sie fünf verschiedene Gewebs- und Körpergrundflüssigkeiten.
20. Was sind Synovia, Liquor und Lymphe?

13 Bewegungsapparat

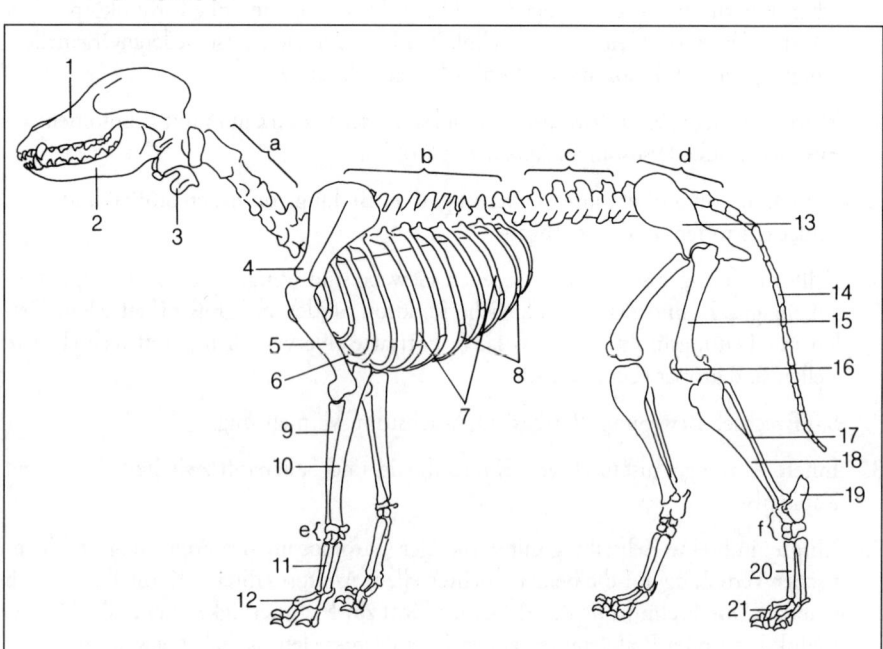

Abb. 4:
Skelett eines Hundes.

1. Was versteht man unter dem aktiven und passiven Bewegungsapparat?

2. Wie lauten (Abb. 4) die einzelnen Abschnitte der Wirbelsäule von kranial nach kaudal?
3. Welche Aufgaben hat die Wirbelsäule?

4. Geben Sie die Fachausdrücke für den ersten und zweiten Halswirbel an.
5. Von welchen Knochen wird der Tunnel gebildet, in dem das Rückenmark liegt?
6. Skizzieren Sie den Aufbau eines Wirbels.

14. Retikuläres Bindegewebe, faseriges Bindegewebe, Knorpelgewebe, Knochengewebe.
15. Hämoretikuläres, lymphoretikuläres Bindegewebe und Fettgewebe.
16. Deckepithel: z. B. Haut, kutane Schleimhaut, Serosa;
    Drüsenepithel: z. B. Schweiß-, Talg-, Speicheldrüsen;
    Sinnesepithel: z. B. Netzhaut, Riechschleimhaut, Geschmacksknospen.
17. Leber, Uterus, Pankreas, Darm.
18. Gliazellen: bilden das interstitielle Gewebe des Nervensystems und haben Nähr- und Stützfunktion.
19. Gewebsflüssigkeit, Blut, Lymphe, Liquor, Synovia.
20. Synovia – »Gelenkschmiere«, Liquor – Gehirn- und Rückenmarksflüssigkeit, Lymphe – eiweiß- und fetthaltiges Gewebswasser, abgeleitet über die Lymphbahnen.

13 Bewegungsapparat

Abbildung 4:

1 Oberkieferknochen (Maxilla)
2 Unterkieferknochen (Mandibula)
3 Kehlkopfknorpel (Larynx)
4 Schulterblatt (Skapula)
5 Oberarmknochen (Humerus)
6 Brustbein (Sternum)
7 Rippen (Costae)
8 Rippenknorpel
9 Speiche (Radius)
10 Elle (Ulna)
11 Mittelfuß vorne (Metakarpus)
12 Zehenknochen (Phalangen)
13 Becken (Pelvis)
14 Schwanzwirbelsäule
15 Oberschenkelknochen (Femur)
16 Kniescheibe (Patella)
17 Wadenbein (Fibula)
18 Schienbein (Tibia)
19 Fersenbein (Kalkaneus)
20 Mittelfuß hinten (Metatarsus)
21 Zehenknochen (Phalangen)
a Halswirbelsäule
b Brustwirbelsäule
c Lendenwirbelsäule
d Kreuzbein (Sakrum)
e Vorderfußwurzel (Karpus)
f Hinterfußwurzel (Tarsus)

1. Aktiver Bewegungsapparat: Muskelsystem mit Sehnen, Sehnenscheiden, Faszien und Schleimbeuteln; passiver Bewegungsapparat: Skelettsystem mit Knochen, Knorpeln, Gelenken, Bändern.
2. Halswirbel-, Brustwirbel-, Lendenwirbelsäule, Kreuzbein, Schwanz.
3. Sie ist die bewegliche Verbindung zwischen Kopf, Vorder- und Hintergliedmaßen, bildet den Schwanz, trägt den Brustkorb und bildet die schützende Hülle für das Rückenmark.
4. Erster Halswirbel – Atlas; zweiter Halswirbel – Epistropheus (auch Axis genannt).
5. Wirbelkanal: gebildet von den Hals-, Brust- und Lendenwirbeln und Kreuzbein.
6. Vergleiche Lehrbuch, Abb. 7.3.

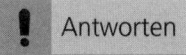

7. Welche Arten von Rippen werden unterschieden?

8. Was wird als Rippenbogen bezeichnet?

9. Welche Aufgaben hat der Brustkorb?

10. Aus welchen knöchernen Anteilen besteht das Becken?

11. Was ist eine Symphyse?

12. Wie heißen (Abb. 4) die Knochen der Vorderextremität von proximal nach distal? (Deutsche und Fachausdrücke!)

13. Nennen Sie die Knochen der Hinterextremität (Abb. 4) von proximal nach distal (Deutsche und Fachausdrücke!).

14. Wie heißen (Abb. 4) die Unterarm- und Unterschenkelknochen? (Deutsche und Fachausdrücke!)

15. Auf welcher Zehe laufen die Einhufer?

16. Erläutern Sie den Aufbau eines Röhrenknochens.

17. Wie heißen die einzelnen Abschnitte eines Röhrenknochens?

18. Welche Aufgaben haben Sehnen, Sehnenscheiden und Schleimbeutel?

19. Nennen Sie zwei Einrichtungen des aktiven Bewegungsapparates, in denen Synovia vorhanden ist.

20. Wo setzen Muskeln ohne Sehnen am Knochen an?

21. Geben Sie verschiedene Arten von Knorpelgewebe und ihr Vorkommen an.

22. Wie ist ein Gelenk aufgebaut?

23. Welche Gewebearten sind am Gelenkaufbau beteiligt?

24. Welche Gelenkarten kennen Sie? Geben Sie auch entsprechende Beispiele an.

? Fragen

7. Die wahren Rippen setzen am Brustbein an, die falschen Rippen nicht, sie bilden den Rippenbogen.
8. Rippenbogen: durch die Rippenknorpel der falschen Rippen gebildeter kaudaler Abschluss des Thorax.
9. Der Thorax schützt die lebenswichtigen Organe Herz und Lunge. Die gelenkige Verbindung der Rippen mit der Wirbelsäule ermöglicht zusammen mit der Zwischenrippenmuskulatur eine Erweiterung des Thorax für die Atmung.
10. Becken: beiderseits Darmbein, Schambein, Sitzbein.
11. Symphyse: knorpelige Verwachsung von benachbarten Knochenteilen, z. B. Beckenfuge, Unterkieferfuge.
12. Schulterblatt – Skapula, Oberarmknochen – Humerus, Unterarmknochen mit Speiche – Radius und Elle – Ulna, Vorderfußwurzel – Karpus, Mittelfuß – Metakarpus, Zehenknochen – Phalangen.
13. Becken – Pelvis, Oberschenkelknochen – Femur, Kniescheibe – Patella, Unterschenkelknochen mit Schienbein – Tibia und Wadenbein – Fibula, Hinterfußwurzel – Tarsus, Mittelfuß – Metatarsus, Zehenknochen – Phalangen.
14. Unterarmknochen: Speiche – Radius und Elle – Ulna; Unterschenkelknochen: Schienbein – Tibia und Wadenbein – Fibula.
15. Einhufer laufen auf der dritten Zehe.
16. Außen die Knochenhaut (Periost), an beiden Gelenkflächen eine Knorpelschicht, in ganzer Schaftlänge die Rindenschicht (Kompakta), im Inneren die Knochenbälkchen (Spongiosa), die zusammen mit der Markhöhle das Knochenmark enthalten.
17. Proximale Epiphyse, proximale Metaphyse, Diaphyse (Knochenschaft), distale Metaphyse, distale Epiphyse.
18. Sehnen: Befestigung von Muskeln an Knochen, Übertragung der Zugwirkung des Muskels auf den Knochen; Sehnenscheiden: bindegewebige, schützende Gleitröhren für Sehnen, zur Minderung der Reibung an Knochenvorsprüngen; Schleimbeutel: Gelenkschmiere enthaltende Bindegewebssäckchen bilden elastische Polster zum Abfangen von Druck und Stoß im Bereich von Knochen und Sehnen.
19. Sehnenscheiden und Schleimbeutel.
20. Im Bereich des Schulterblattes und zwischen den Rippen.
21. Hyaliner Knorpel: Gelenkflächen, Rippenknorpel, Trachea; Faserknorpel: Hufknorpel, Menisken, Bandscheiben; elastischer Knorpel: Kehldeckel, Ohrmuschel.
22. Beispiel Kugelgelenk: Gelenkkopf und Gelenkpfanne mit den knorpeligen Gelenkflächen, dazwischen der Gelenkspalt; Gelenkkapsel, gefüllt mit Synovia; Bänder, die außen über das Gelenk laufen.
23. Knochen-, Knorpel- und Bindegewebe; Synovia.
24. Kugelgelenk: Hüftgelenk; Scharniergelenk: Ellbogengelenk; Walzengelenk: Fesselgelenk; Zapfengelenk: Gelenk zwischen erstem und zweitem Halswirbel.

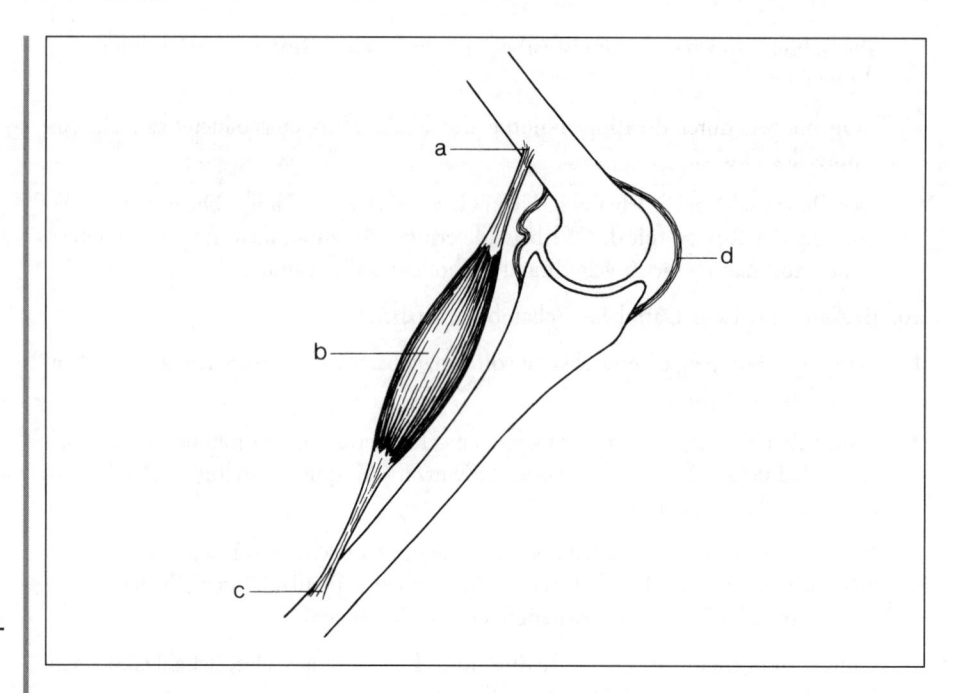

Abb. 5:
Gelenk- und Muskelansatz.

25. Welche Gelenkart lässt die größtmögliche Bewegung in verschiedene Richtungen zu?
26. Nennen Sie zwei Kugelgelenke des Skelettsystems.
27. Welcher Art ist das Gelenk zwischen erstem und zweitem Halswirbel?
28. Welche Muskelformen kennen Sie?

29. Welche Muskelwirkungen kennen Sie?

30. Wo befinden sich (Abb. 5) bei einem Spindelmuskel Ursprung und Ansatz?

31. Was sind Ringmuskeln, und wo kommen sie vor?

32. Was versteht man unter Synergismus und Antagonismus in Bezug auf die Muskulatur?

33. Was bedeuten Kontraktilität und Tonus eines Muskels?

34. Welche Aufgaben haben die Skelettmuskulatur, Eingeweidemuskulatur und der Herzmuskel?

35. Welche Bedeutung haben Zwerchfell und Bauchmuskulatur?

? Fragen

Abbildung 5:

a Muskelursprung
b Muskelbauch
c Muskelansatz
d Gelenkkapsel

25. Kugelgelenk.
26. Schulter- und Hüftgelenk.
27. Zapfengelenk.
28. Spindelförmige Muskeln: Gliedmaßenmuskeln; flächenförmige Muskeln: an der Thorax- und Bauchwand; strangförmige Muskeln: Rückenmuskeln; massige Muskeln: Kruppen- und Oberschenkelmuskeln.
29. Muskelwirkungen als: Schließer, Beuger, Strecker, Einwärts-, Auswärtszieher, Heber, Dreher.
30. Ursprung: proximale Sehne des Muskels; Ansatz: distale Sehne des Muskels.
31. Ringmuskeln haben keine Verbindung zu Knochen. Vorkommen als Schließmuskeln an After, Harnröhre, Magenausgang und zur Verengung der Pupille.
32. Synergismus: Zusammenwirken verschiedener Muskeln in einer Aufgabe; Antagonismus: Entgegenwirken, Gegenspieler zu den Synergisten.
33. Kontraktilität: Fähigkeit der Muskeln, sich zu kontrahieren; Tonus: Spannungszustand im Muskel.
34. Skelettmuskulatur: Fortbewegung, Bewegung einzelner Körperteile; Eingeweidemuskulatur: Durchmischung und Transport im Verdauungskanal, Entleerung aus Harntrakt, Uterus und Drüsenausführungsgängen, Transport im Gefäßsystem; Herzmuskel: Pumpfunktion.
35. Bei der Ausatmung bewirken die Erschlaffung des Zwerchfelles und die Kontraktion (Bauchpresse) der Bauchmuskulatur eine Verkleinerung des Brustraumes. Die Kontraktion des Zwerchfelles und die Erschlaffung der Bauchmuskulatur unterstützen die Einatmung.

36. Welcher Unterschied besteht zwischen glatter und quer gestreifter Muskulatur?

37. Erläutern Sie die Begriffe Hüftgelenksdysplasie, Diskopathie, Spondylose.

38. Erläutern Sie die Begriffe Ostitis, Tendovaginitis, Tendinitis, Myositis.

39. Was unterscheidet eine Arthritis von einer Arthrose?

14 Äußere Haut

1. Nennen Sie die Hauptschichten der Haut (deutsche und Fachausdrücke!) und zwei verschiedene Drüsenarten der Haut.

2. Skizzieren Sie den Aufbau der Haut.

3. Was versteht man unter Hautanhangsorganen?

4. Worin besteht der Unterschied zwischen Talg- und Schweißdrüsen?

5. Welche Haararten kennen Sie? Geben Sie auch die unterschiedlichen Funktionen an.

6. Was ist ein Haarfollikel?
7. Welche Abschnitte kann man am Haar unterscheiden?
8. Wo sitzen die Schweißdrüsen des Pferdes und die des Hundes?
9. Welche Funktionen haben die Haut und das Haarkleid?

10. Haare, Schweißdrüsen und Talgdrüsen stellen einen Schutz für den Organismus dar. In welcher Weise?

11. Welche Funktionen haben die Hautanhangsorgane?

12. Was versteht man unter dem Haarstrich?

36. Unterschiede im histologischen Aufbau, in der Innervation und dem Vorkommen im Körper.
37. Hüftgelenksdysplasie – angeborene Fehlbildung des Hüftgelenks; Diskopathie – Verknöcherung in den Bandscheiben; Spondylose – Verknöcherung der Wirbelkörper untereinander.
38. Ostitis – Knochenentzündung, Tendovaginitis – Sehnenscheidenentzündung, Tendinitis – Sehnenentzündung, Myositis – Muskelentzündung.
39. Arthritis: Gelenkentzündung, entzündlicher Prozess; Arthrose: Gelenkabnutzung, degenerativer Prozess.

14 Äußere Haut

1. Oberhaut – Epidermis, Lederhaut – Korium, Unterhaut – Subkutis; Talg- und Schweißdrüsen.
2. Vergleiche Lehrbuch, Abb. 7.17.
3. Haare, Kopfhorn, Zehenhorn (Krallen, Nägel, Hufe, Klauen), Ballen an Sohle und Fußwurzel, »Kastanien« und Sporn.
4. Talgdrüsen sind säckchenartig und sondern ein fetthaltiges Sekret ab. Schweißdrüsen sind schlauchartig, ihr Sekret ist wässrig.
5. Deckhaar: Schutz, artspezifisches Aussehen, Tarnung; Wollhaar: zusätzlicher Wärmeschutz; Langhaar: Mähnen- und Schweifhaare, artspezifisch; Borsten: Deckhaare beim Schwein, Ziegenbart, Wimpern zum Fernhalten von Fremdkörpern; Tasthaare: am Kopf als Augenbrauen, an den Lippen und Wangen als »Antennenschnurrbart«, berührungsempfindlich.
6. Haarfollikel: Haarbalg, sackförmige Einsenkung der Epidermis, äußere Haarscheide.
7. Haarzwiebel, Haarwurzel, Haarschaft.
8. Schweißdrüsen sind beim Pferd über die gesamte Haut verteilt, beim Hund sind sie nur noch in den Zwischenzehenräumen funktionsfähig.
9. Die Haut ist Atmungs- und Ausscheidungsorgan, dient der Wärmeregulation, schützt in gewissem Grad vor äußeren Einwirkungen, vor Austrocknung und chemischen sowie thermischen Einflüssen, ist fähig zur Resorption und Fettspeicherung und zur Tast-, Temperatur- und Druckwahrnehmung. Das Haarkleid kennzeichnet in Gestalt, Dichte und Farbe die Tierart und Rasse.
10. Haare können in ihrer Farbe eine Tarnung darstellen. Dichtes Haarkleid vermindert die Wärmeabgabe des Körpers und die Einwirkung niedriger Außentemperaturen. Schweißdrüsen verhindern durch Sekretabgabe eine Überhitzung des Körpers. Das Sekret der Talgdrüsen macht Haut und Haare geschmeidig und Wasser abstoßend.
11. Kopfhorn dient der Verteidigung und markiert teilweise das Geschlecht. Die Ballen sind Polster bei der Fortbewegung. Huf und Klauen sind ein Schutz für das Zehenendglied. Krallen und Nägel sind bei verschiedenen Tierarten (Vögeln, Klettertieren) zum Festhalten (Einkrallen) notwendig.
12. Haarstrich: der schräg nach kaudal gerichtete Stand der Fellhaare.

13. Was wird als Fettpolster bezeichnet?
14. Welche Aufgabe hat das Fettgewebe?

15. Von welchem Teil der Haut wird das Haar mit Blut versorgt?
16. Welche Federtypen gibt es?
17. Wie heißen die drei Hauptabschnitte der Feder?
18. Wie bezeichnet man einen plötzlichen, sehr starken Federwechsel?
19. Auf welche Weise wird der Zusammenhalt der Federfahne ermöglicht?

20. Nennen Sie die Hauptaufgaben des Gefieders.

21. Welchem Zweck dienen die Daunenfedern?

22. Nennen Sie einige Erscheinungsbilder von Hautveränderungen.

23. Erläutern Sie die Begriffe Quaddeln, Pusteln, Papeln.

24. Durch welche Ursachen können Hautveränderungen entstehen?

25. An den Haaren kleben kleine, weiße, dünne Gebilde. Um was kann es sich handeln?

26. Welche Hautparasiten kann man makroskopisch erkennen?
27. Geben Sie die Fachausdrücke für Grabmilbe, Haarbalgmilbe und Saugmilbe an.

28. Wie heißen die Fachausdrücke für Juckreiz, Haarausfall, Hautrötung, Milbenbefall?

15 Schleimhaut und Körperhöhlen

1. Was bezeichnet man als Schleimhaut, und in welcher Form kommt sie im Organismus vor?

2. In welchen Organsystemen ist Schleimhaut zu finden?

3. Was ist kutane Schleimhaut, und wo befindet sie sich?

4. Was ist Serosa, und wo ist sie zu finden?

13. Fettpolster: größere Fettansammlungen in der Unterhaut.
14. Verminderung der Wärmeabgabe des Organismus; Fettdepots sind Reserven, die in Notzeiten der Ernährung in den Stoffwechsel einbezogen werden.
15. Blutversorgung des Haares über die Haarpapille in der Unterhaut.
16. Kleingefieder: Deckfedern und Daunen; Großgefieder: Schwung- und Steuerfedern.
17. Federspule, Federschaft, Federfahne.
18. Sturzmauser.
19. Ineinander greifen der Hakenstrahlen eines Federastes in die Bogenstrahlen eines anderen Federastes.
20. Das Kleingefieder schützt vor Auskühlung und ist aerodynamisch wichtig, die Schwungfedern dienen der Fortbewegung, die Schwanzfedern der Steuerung.
21. Daunenfedern halten eine Luftschicht um den Körper und verringern dadurch bei niedriger Außentemperatur die Wärmeabgabe des Organismus.
22. Effloreszenzen der Haut: Schuppen, Krusten, Bläschen, Pusteln, Quaddeln, Knötchen.
23. Quaddeln – begrenzte Hautschwellung mit Ödembildung; Pustel – mit Eiter gefülltes Bläschen; Papel – festes, kleines Knötchen.
24. Thermische, chemische und Strahleneinwirkungen, Allergene, Bakterien, Pilze, Parasiten und hormonelle Dysregulationen.
25. Lassen sie sich leicht beseitigen, sind es Schuppen. Sitzen sie fest, können es Nissen (Eier) von Läusen oder Haarlingen sein.
26. Zecken, Läuse, Flöhe, Haarlinge, Herbstgrasmilben.
27. Grabmilbe – Sarkoptesmilbe, Haarbalgmilbe – Demodexmilbe, Saugmilbe – Psoroptesmilbe.
28. Juckreiz – Pruritus, Haarausfall – Alopezie, Hautrötung – Erythem, Milbenbefall – Räude.

15 Schleimhaut und Körperhöhlen

1. Schleimhaut ist Epithelgewebe, das einschichtig hochprismatisch (Magen, Darm, Uterus), mehrschichtig (kutane Schleimhaut), mehrstufig (Atemwege) und ein Übergangsepithel (ableitende Harnwege) sein kann. Schleimhaut kleidet die Hohlorgane aus. Die Schicht ist dünn, die Oberfläche stets feucht. Im Körper kommt sie als Schleimhaut mit Drüsen und als kutane Schleimhaut vor.
2. Verdauungsapparat, Atmungsapparat, Harn- und Geschlechtsapparat und die Lidbindehaut des Auges.
3. Kutane Schleimhaut ist ein drüsenloses, mehrschichtiges Epithel z. B. der Mundhöhle, des Ösophagus, der Anfangsregion des Magens sowie der Vormägen der Wiederkäuer.
4. Serosa stellt als einschichtiges Plattenepithel die Auskleidung der großen Körperhöhlen und den Überzug der in ihnen befindlichen Organe dar.

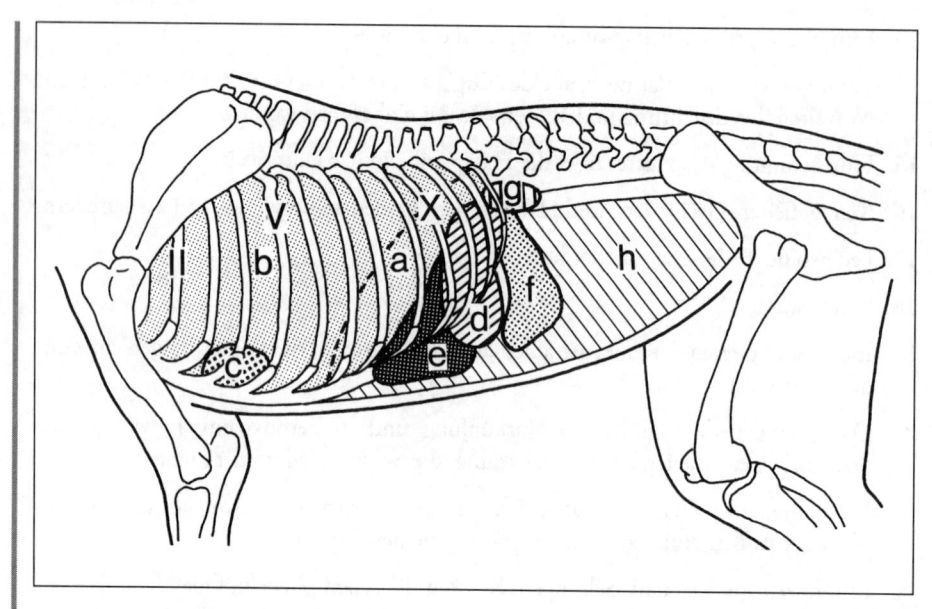

Abb. 6:
Topographie von Brust- und Bauchhöhle (Hund).

5. Welche Organe liegen in der Brusthöhle und welche in der Bauchhöhle der Hündin? (Abb. 6)

6. Welche Aufgaben hat das Zwerchfell?

7. Welche Organe (Abb. 6) werden durch den Thorax geschützt?
8. Ist das Zwerchfell von Serosa überzogen?
9. Übersetzen Sie die Begriffe Bauchfell, Mittelfell, Brustfell, Zwerchfell.

10. Wo befindet sich das Brustfell?

11. Was wird als Mesenterium (Gekröse) bezeichnet?
12. Was versteht man unter dem Netz?

13. Welche Besonderheiten bestehen bezüglich der Körperhöhlen beim Vogel?

14. Mit welchem Organ stehen die Luftsäcke des Vogels in Verbindung?
15. Welche Funktion haben die Divertikel (Luftsackausstülpungen) des Vogels?

? Fragen

Abbildung 6:

a	Zwerchfellkuppel	e	Leber	II	2. Rippe
b	Lunge	f	Milz	V	5. Rippe
c	Herz	g	linke Niere	X	10. Rippe
d	Magen	h	großes Netz		

5. Organe der Brusthöhle: Lunge, Herz, Thymus; im Mediastinum liegen die thorakalen Abschnitte von Luft- und Speiseröhre. Organe der Bauchhöhle: Leber, Magen und Darmkanal, Pankreas, Milz, Nieren, Nebennieren, Ovarien. Uterus und Harnblase ragen von der Beckenhöhle zur Bauchhöhle vor.
6. Trennung der Brust- von der Bauchhöhle, Durchtritt der Speiseröhre, Aorta und hintere Hohlvene; als muskulöses Organ Mithilfe bei der Atmungstätigkeit.
7. Herz und Lunge, ein Großteil der Leber und des Magens.
8. Ja, beiderseits; der Serosaüberzug ist ein Teil des Brust- bzw. Bauchfelles.
9. Bauchfell – Peritoneum, Mittelfell – Mediastinum, Brustfell – Pleura, Zwerchfell – Diaphragma.
10. Die Pleura ist »zweiblättrig«, d. h. ein Blatt überzieht die Innenfläche des Thorax (Rippenfell) und das Mediastinum, das andere Blatt überzieht die Oberfläche der Lungenflügel (Lungenfell) und das Perikard.
11. Mesenterium – Gekröse des Darmes.
12. Netz: schürzenförmige Bauchfellduplikatur, unter der vor allem der Darmtrakt geschützt liegt.
13. Die Vögel haben eine einzige Leibeshöhle, in der das Herz in einer separaten Höhle und Leber und andere Eingeweide in Bauchfellsäcken liegen.
14. Die Luftsäcke haben Verbindung mit der Lunge.
15. Temperierung, Polsterung und Abnahme des spezifischen Gewichts des Vogels für den Flug.

16 Verdauungsorgane

1. Welche Zahnarten kennen Sie?
2. Geben Sie die Fachausdrücke für Schneidezahn, Hakenzahn, vorderen und hinteren Backenzahn an.
3. Welche Zähne des Hundes werden als Reißzähne bezeichnet?
4. Welche Zähne sind bei der Katze besonders stark ausgebildet?
5. Welche Kleinsäuger haben wurzellose Backenzähne?
6. Erläutern Sie den Unterschied zwischen Milchgebiss und bleibendem Gebiss.
7. Was besagt die Zahnformel?
8. Welche Abschnitte können am Schneidezahn unterschieden werden?
9. Aus welchen drei Substanzen besteht der Zahn?
10. Geben Sie den Aufbau eines Schneidezahns an.
11. Wie heißt die Schmelzeinstülpung (an der Kaufläche sichtbar) an den Schneidezähnen des Pferdes?
12. Was sind Speicheldrüsen, und wo sind sie zu finden?
13. Beschreiben Sie kurz die Funktion der in der Mundhöhle liegenden Organe.
14. Ist der Ösophagus ein muskulöses Organ?
15. Welche Funktion hat der Kropf der Vögel?
16. Was versteht man unter einem einhöhligen Magen, und welche Haustiere haben diesen Magen?
17. Nennen Sie Tierarten, die einen mehrhöhligen Magen haben.
18. Was versteht man unter einem einfachen und was unter einem zusammengesetzten Magen?
19. Wie heißen die Mägen der Wiederkäuer? (Deutsche und Fachausdrücke!)

? Fragen

16 Verdauungsorgane

1. Milchzähne, bleibende Zähne; Schneidezähne, Hakenzähne, vordere und hintere Backenzähne.

2. Schneidezahn – Incisivus, Hakenzahn – Caninus, vorderer Backenzahn – Prämolar, hinterer Backenzahn – Molar.

3. Reißzähne des Hundes: P4 im Oberkiefer, M1 im Unterkiefer.

4. Die Hakenzähne des Oberkiefers.

5. Kaninchen, Meerschweinchen.

6. Im Milchgebiss fehlen noch die Molaren, die Zähne sind kleiner, die Abstände zueinander größer.

7. Die Zahnformel gibt die normale Anzahl der Zähne in jeweils einer Ober- und Unterkieferhälfte an.

8. Zahnkrone, Zahnhals, Zahnwurzel.

9. Zahnschmelz, Zahnbein, Zement.

10. Die Zahnkrone ist von Schmelz, die Wurzel von Zement überzogen. Die Grundsubstanz des Zahnes ist das Dentin. In ihm befindet sich die Pulpahöhle mit Gefäßen und Nerv. Die Zahnwurzel steckt bis zum Zahnhals im Zahnfach des Kiefers. Das Zahnfleisch bedeckt den Zahnhals.

11. Kunde.

12. Die Speicheldrüsen liegen unter der Zunge, im Bereich des Unterkiefers. Dazu gehört die Ohrspeicheldrüse (Parotis). Die Speicheldrüsen sondern klaren, leicht fadenziehenden Schleim ab, der die Mundhöhle feucht hält, die Nahrung durchfeuchtet und zum Abschlucken gleitfähig macht.

13. Zähne: Abbeißen, Zerkleinern, Zermahlen der Nahrung; Zunge: Geschmacksprüfung, Drücken der Nahrung zwischen die Zahnreihen (Kauen) und danach zum Schlundkopf (Auslösen des Schluckreflexes); Gaumensegel und Kehldeckel: Verschlüsse zu den Luftwegen (Nase und Luftröhre) im Moment des Abschluckens.

14. Ja, er hat im Anfangsteil quergestreifte, dann glatte Muskulatur.

15. Der Kropf der Vögel dient als Speicherorgan für größere Futtermengen. Durch Sekretabgabe im Kropf wird das Futter eingeschleimt.

16. Der Magen von Pferd, Schwein und Fleischfressern besteht aus einer einzigen Höhle.

17. Wiederkäuer und Vögel.

18. Einfacher Magen: Drüsenmagen; zusammengesetzter Magen: Drüsenmagen und Vormägen.

19. Pansen – Rumen, Haube (Netzmagen) – Retikulum, Blättermagen (Psalter) – Omasum, Labmagen – Abomasum.

20. Wie ist die Schleimhaut der Vormägen der Wiederkäuer gestaltet?

21. Haben die Vögel einen oder mehrere Mägen?

22. Wie heißen die Fachausdrücke für Mageneingang und -ausgang, und welche Regionen hat der Magen?

23. Nennen Sie die hauptsächlichen Bestandteile des Magensaftes.

24. Geben Sie die Beschaffenheit der Schleimhaut in Magen und Dünndarm an.

25. Was versteht man unter Rumination?

26. Was ist die Schlundrinne (richtiger: Haubenrinne)?

27. Was geschieht mit der Nahrung im Magen?

28. Beschreiben Sie kurz die Verdauungsvorgänge in der Mundhöhle und im Magen.

29. In welchem Magen des Saugkalbes wird die Milch verdaut?

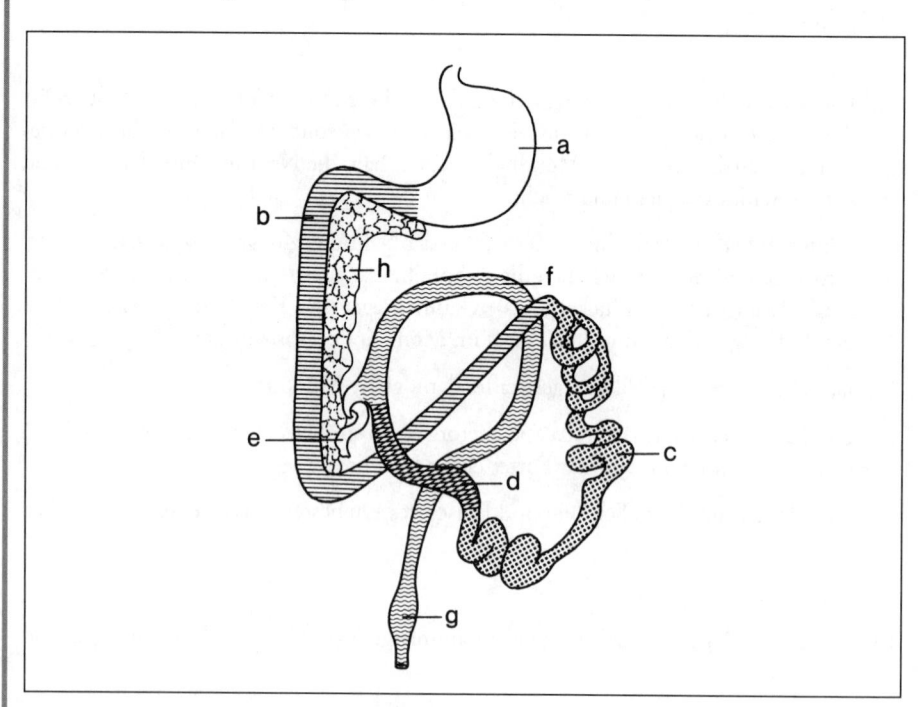

Abb. 7:
Darmkanal (Hund).

30. Nennen Sie die einzelnen Abschnitte des Darmes (Abb. 7) in der richtigen Reihenfolge von kranial nach kaudal. (Deutsche und Fachausdrücke!)

? Fragen

20. Pansen: Zotten unterschiedlicher Größe, Haube: netzartig angeordnete Falten, Psalter: buchseitenartige Anordnung der Falten.
21. Vögel haben zwei Mägen: Drüsen- und Muskelmagen.
22. Mageneingang – Kardia, Magenausgang – Pylorus; ösophagealer Teil des Magens, Kardiadrüsen-, Fundusdrüsen- und Pylorusdrüsenregion.
23. Pepsin, Salzsäure und alkalisch reagierender Schleim.
24. Magenschleimhaut: glatt, glänzend; Dünndarmschleimhaut: plüschartig, mit Zottenbesatz.
25. Rumination – Wiederkäuen; nach Aufnahme und Lagerung der Nahrung im Pansen wird sie portionsweise wieder in die Mundhöhle befördert und nochmals durchgekaut.
26. Die Schlundrinne ist eine Verbindung zwischen Ösophagus und Labmagen, unter Umgehung der noch nicht funktionierenden Vormägen. Beim Saugkalb gelangt die aufgenommene Milch über die Schlundrinne direkt in den Labmagen.
27. Durchmischung, Zerkleinerung und Vorverdauung der Nahrung.
28. Die Nahrung wird in der Mundhöhle zerkleinert, eingespeichelt und aufgeweicht. Im Magen wird sie mit dem Magensaft vermischt, dadurch erster Abbau der Eiweißkörper, Beginn der Spaltung von Kohlenhydraten (nur beim Schwein).
29. Im Labmagen.

Abbildung 7:

a	Magen (Gaster)	e	Blinddarm (Zäkum)
b	Zwölffingerdarm (Duodenum)	f	Grimmdarm (Kolon)
c	Leerdarm (Jejunum)	g	Mastdarm (Rektum)
d	Hüftdarm (Ileum)	h	Bauchspeicheldrüse (Pankreas)

30. Zwölffingerdarm – Duodenum, Leerdarm – Jejunum, Hüftdarm – Ileum, Blinddarm – Zäkum, Grimmdarm – Kolon, Mastdarm – Rektum.

31. Wie heißen die drei Schichten der Darmwand?
32. Beschreiben Sie die Muskelschicht des Darmes.

33. Geben Sie die Beschaffenheit der Schleimhaut im Dickdarm an.

34. Was sind Taenien und Poschen?

35. Welche drei Funktionsvorgänge sind besonders wichtig im Zusammenhang mit der Verdauung?

36. Beschreiben Sie die Verdauungsvorgänge im Dünndarm.

37. Welche chemischen und mechanischen Vorgänge laufen im Dickdarm ab?

38. Welche Funktion hat der Blinddarm?

39. Was versteht man unter dem Begriff Darmflora?

40. Welche Rolle spielen die Bakterien im Darm?

41. Was sind Infusorien?
42. In welche Grundbestandteile wird Eiweiß bei der Verdauung zerlegt?
43. Wie heißt das Darmstück vor dem After des Vogels?
44. Was wird beim Vogel gleichzeitig mit dem Kot ausgeschieden?
45. Welche Untersuchungsmöglichkeiten gibt es für die Überprüfung des Magen-Darm-Kanals bei Pferd und Hund? (Kap. 9.1.3 und Kap. 9.2.3)

46. Wie heißt die endoskopische Untersuchung des Enddarmes?
47. Nennen Sie die Übertragungsmöglichkeiten für Endoparasiten. (Kap. 8.2 ff.)
48. Erläutern Sie die Begriffe Parasitismus, Symbiose und Präpatenz.

49. Was versteht man unter Zwischenwirt und Endwirt?

31. Serosa, Muskularis, Mukosa.

32. Muskularis des Darmes: innere Ringfaserschicht und äußere Längsfaserschicht. Beide Schichten bestehen aus glatter Muskulatur.

33. Dickdarmschleimhaut: glatte Oberfläche und (außer bei Wiederkäuern und Fleischfressern) Bandstreifen und Ausbuchtungen.

34. Taenien: bindegewebige Bandstreifen der Dickdarmwand; Poschen: sackartige Ausbuchtungen der Darmwand.

35. Motorik: Kau-, Schluck- und Transportbewegungen; Sekretion: Bereitstellung von Verdauungssäften; Resorption: Aufnahme der Nahrungsbausteine über die Darmschleimhaut.

36. Endgültige Verdauung durch Aufspaltung der Nahrung zu resorbierbaren Bausteinen mit Hilfe der Gallenflüssigkeit und des Pankreassaftes. Beide Sekrete werden in das Duodenum abgegeben.

37. Spaltung der restlichen Kohlenhydrate (Zellulose) und Eiweißkörper durch Gärung und Fäulnis mit Hilfe der Darmflora. Transport des Darminhaltes afterwärts unter gleichzeitiger Wasserresorption, dadurch Eindickung und Formung des Kotes.

38. Der Blinddarm des Pflanzenfressers dient hauptsächlich der Zelluloseaufspaltung und Fettsäurenresorption.

39. Darmflora: Gesamtheit der physiologisch im Darm vorkommenden und für die Verdauung notwendigen Mikroorganismen.

40. Bakterien (Darmflora) sind lebensnotwendige Voraussetzung für die Verdauungsvorgänge im Dickdarm: Spaltung der im Dünndarm nicht verdauten Eiweißkörper und Kohlenhydrate.

41. Infusorien gehören neben Bakterien zur Pansenflora der Wiederkäuer.

42. Aminosäuren.

43. Kloake.

44. Der »Harn« des Vogels.

45. Pferd: Auskultation, Palpation (rektale Untersuchung), Endoskopie, Nasenschlundsonde, Kotuntersuchung. Hund: Palpation (Abdomen von außen), Rektum digital, Magensonde, Endoskopie mit Biopsie, Röntgen, Magensaft- und Kotuntersuchungen, Probelaparotomie.

46. Rektoskopie.

47. Übertragungsmöglichkeiten: per os, perkutan, intrauterin, laktogen.

48. Parasitismus: Wirt-Parasit-Verhältnis; Lebensweise des Schmarotzers im Wirtstier; Symbiose: Lebensgemeinschaft zum gegenseitigen Nutzen; Präpatenz: Präpatentperiode, Zeit von der Aufnahme der Parasiteneier bis zum Auftreten von Eiern im Kot.

49. Zwischenwirt: Wirtstier, das zur Entwicklung bestimmter Zwischenstadien des Parasiten dient; Endwirt: Hauptwirt, der zur Erlangung der Geschlechtsreife des Parasiten nach Wirtswechsel notwendig ist.

! Antworten

50. Beschreiben Sie den Entwicklungszyklus der Askariden des Hundes.

51. Geben Sie drei Endoparasiten an, die sowohl beim Hund als auch bei der Katze vorkommen.

52. Nennen Sie die Leitsymptome bei einer Entzündung der Magen- und Darmschleimhaut.

53. Übersetzen Sie die Begriffe Gastritis, Peritonitis, Ileus, Stomatitis.

54. Übersetzen Sie die Begriffe Tympanie, Enteritis, Kolik, Diarrhoe.

55. Welche Bedeutung haben die Begriffe Vomitus, Koprostase, Obstipation, Gastroskopie?

56. Welche Bedeutung haben die Begriffe Dilatation, Perforation, Laparoskopie, Laparotomie?

17 Leber und Pankreas

1. Wie heißen die zwei verschiedenen Gewebearten der Leber?
2. Geben Sie den Unterschied zwischen Parenchym und Interstitium an.
3. Das Leberläppchen ist die kleinste Arbeitseinheit der Leber. Was bedeutet das?
4. Woher stammt das Blut, das die Pfortader zur Leber führt?
5. Welche Funktionen hat die Leber?
6. Was ist mit der Entgiftungsfunktion der Leber gemeint?
7. Welche Substanzen können in der Leber gespeichert werden?
8. Was versteht man unter Eiweißstoffwechsel?
9. Wie heißt das gespeicherte Polysaccharid in der Leber?
10. Woher stammt der Gallenfarbstoff Bilirubin?
11. Wo liegt die Gallenblase, und welche Funktion hat sie?

50. Orale Aufnahme von Askarideneiern im Larvenstadium. Vom Darm des Wirtstieres aus gelangen die Larven in den Blutkreislauf und damit auch in verschiedene Organe. Die Entwicklung zum geschlechtsreifen Wurm findet im Darm statt. Mit dem Kot werden Würmer und Wurmeier abgesetzt.

51. *Toxascaris leonina* – Spulwurm, *Capillaria plica* – Blasenhaarwurm, *Dipylidium caninum* – Bandwurm.

52. Inappetenz, Erbrechen, Durchfall.

53. Gastritis – Magenschleimhautentzündung, Peritonitis – Bauchfellentzündung, Ileus – Verlegung des Darmlumens, Stomatitis – Mundschleimhautentzündung.

54. Tympanie – Aufblähung des Magens oder Darmes, Enteritis – Darmschleimhautentzündung, Kolik – schmerzhafter Krampfzustand im Bauchbereich, Diarrhoe – Durchfall.

55. Vomitus – Erbrechen, Koprostase – Kotanschoppung, Obstipation – Verstopfung, Gastroskopie – endoskopische Betrachtung des Magens.

56. Dilatation – Erweiterung, Perforation – Durchbruch einer Organwandung, Laparoskopie – endoskopische Betrachtung der Bauchhöhle, Laparotomie – operative Öffnung der Bauchhöhle.

17 Leber und Pankreas

1. Parenchym und Interstitium.

2. Parenchym: organspezifischer Zellverband; bei der Leber sind es die Leberläppchen. Interstitium: Raum und Gewebe zwischen den Parenchymzellen; bei der Leber ist es das interlobuläre Bindegewebe.

3. Ein Leberläppchen kann qualitativ alle Aufgaben der Leber übernehmen.

4. Das Pfortaderblut stammt aus dem Magen, Pankreas, Darm und der Milz.

5. Beteiligung am Eiweiß-, Kohlenhydrat- und Fettstoffwechsel, Bildung von Blutbestandteilen, Galle und Harnstoff, Speicher- und Entgiftungsfunktion.

6. In der Leber werden Stoffwechselprodukte oder per os aufgenommene Fremdstoffe umgewandelt und damit entgiftet, Hormone werden inaktiviert und überalterte Erythrozyten abgebaut. Die entgifteten Produkte werden ausgeschieden.

7. Blut, Glykogen, fettlösliche Vitamine, die Spurenelemente Eisen, Kupfer, Mangan, Zink.

8. Eiweißstoffwechsel: alle Vorgänge des Abbaus, der Verdauung von Nahrungseiweiß, der Umwandlung und des Aufbaus von Eiweißkörpern im Organismus. In der Leber werden aus Aminosäuren die Plasmaproteine gebildet.

9. Glykogen.

10. Bilirubin entsteht durch Abbau des Hämoglobins zerfallener Erythrozyten.

11. Die Gallenblase liegt an der Eingeweidefläche der Leber und ist ein Speicherorgan für die Gallenflüssigkeit.

12. Haben alle Tiere eine Gallenblase?
13. Wo wird Galle gebildet, wo wird sie abgegeben, und wozu dient sie?
14. Produziert das Pferd Gallenflüssigkeit?
15. Wie lautet die Bezeichnung für vermehrtes Vorhandensein von Gallenfarbstoffen im Blut?
16. Was ist eine Hepatitis? Durch was kann sie verursacht sein?
17. Was ist ein Ikterus?
18. Inwieweit haben Echinokokken mit der Leber zu tun?
19. Was ist eine Leberzirrhose?
20. Zu welchem Organsystem gehört das Pankreas?
21. Welchem Teil des Darmkanals (Abb. 7) ist das Pankreas angelagert?
22. In welchem Teil des Darmkanals wird der Pankreassaft abgegeben?
23. Welche Bedeutung hat das Pankreas für den Organismus?
24. Geben Sie den Unterschied zwischen exkretorischen und inkretorischen Drüsen an.
25. Nennen Sie die verschiedenen Drüsenanteile des Pankreas mit ihren Produkten.
26. Welche Stoffe werden in der Bauchspeicheldrüse gebildet?
27. Wie heißen die Zellgruppen des Pankreas, in denen Hormone gebildet werden?
28. Definieren Sie kurz die Begriffe exkretorische Pankreasinsuffizienz und Diabetes mellitus.
29. Ist der Diabetes mellitus eine Erkrankung der Leber, der Bauchspeicheldrüse oder der Niere?
30. Welche Veränderungen im Blut sind beim Diabetes mellitus zu erwarten?
31. Welcher Mangel ist Ursache einer exokrinen Pankreasinsuffizienz?
32. Was ist mit dem – in der Praxis üblichen – Ausdruck Unterzucker gemeint?

18 Ernährung und Stoffwechsel

1. Welche Hauptnährstoffe bezieht das Tier über die Nahrung?
2. In welcher Form werden Kohlenhydrate mit der Nahrung vom Tier aufgenommen?
3. Welche Bedeutung hat die Aufnahme von Eiweiß aus der Nahrung für den Organismus des Tieres?

? Fragen

12. Nein.

13. Galle wird in der Leber gebildet und ins Duodenum abgegeben. Galle emulgiert das Nahrungsfett.

14. Ja; das Pferd hat aber keine Gallenblase.

15. Hyperbilirubinämie.

16. Leberentzündung, verursacht z. B. durch Viren, Leptospiren, Parasiten.

17. Gelbsucht.

18. Die Finnen der Echinokokken können in der Leber der Haussäugetiere und des Menschen große Blasen verursachen.

19. Leberzirrhose: bindegewebiger Umbau des Leberparenchyms; Leberverhärtung.

20. Das Pankreas gehört zum Verdauungssystem.

21. Das Pankreas liegt dicht am Duodenum.

22. Pankreassaft gelangt ins Duodenum.

23. Die Bauchspeicheldrüse bildet den Pankreassaft (mit Enzymen) für die Verdauung und produziert Hormone für den Zuckerhaushalt.

24. Exkretorische Drüsen: Sekret wird durch einen Ausführungsgang an die Oberfläche (Haut, Schleimhaut) abgegeben; inkretorische Drüsen: Sekret wird in die Blutbahn abgegeben.

25. Exkretorisches Parenchym: Pankreassaft mit Verdauungsenzymen, Langerhanssche Inseln: Hormonproduktion.

26. Pankreassaft: Bikarbonat und die Enzyme Amylase, Lipase, Trypsin; Hormone: Insulin und Glukagon.

27. Langerhanssche Inseln.

28. Exkretorische Pankreasinsuffizienz: Funktionsminderung des exkretorischen Parenchyms, Enzymmangel; Diabetes mellitus: »Zuckerkrankheit«, Störung des Kohlenhydratstoffwechsels infolge Insulinmangels.

29. Erkrankung der Bauchspeicheldrüse.

30. Anstieg des Blutzuckerspiegels (Hyperglykämie).

31. Mangel an Pankreasfermenten.

32. »Unterzucker« – Absinken des Blutzuckergehaltes unter den Normalwert.

18 Ernährung und Stoffwechsel

1. Eiweiß, Kohlenhydrate, Fett.

2. Als Polysaccharide der pflanzlichen Futtermittel.

3. Mit dem Futter aufgenommenes Eiweiß liefert die Bausteine (Aminosäuren) für den Aufbau der körpereigenen Proteine.

4. Was bedeutet der Begriff essenziell (z. B. essenzielle Aminosäuren)?
5. Geben Sie Beispiele für die Begriffe Saftfutter, Raufutter, Kraftfutter.
6. Was sind Herbivoren, Omnivoren, Karnivoren? Geben Sie jeweils zwei Tierarten als Beispiele an.
7. Zählen Sie einige Mineralstoffe und Spurenelemente auf.
8. Was versteht man unter Spurenelementen?
9. Welche Bedeutung haben Mineralstoffe und Spurenelemente für den Organismus?
10. Was sind Vitamine? Nennen Sie die Wichtigsten.
11. Wozu benötigt der Körper Vitamine?
12. Geben Sie Bezeichnungen für folgende Vitaminmangelkrankheiten an: Vitamin-A-Mangel, Vitamin-C-Mangel, Vitamin-D-Mangel.
13. Was verstehen Sie unter Stoffwechsel? Nennen Sie drei Beispiele für Stoffwechselvorgänge im Körper.
14. Beim Stoffwechsel unterscheidet man Leistungsumsatz und Grundumsatz. Erläutern Sie beide Begriffe.
15. Welche Produkte können durch Stoffwechselvorgänge entstehen?
16. In welcher Phase des Lebens ist der Baustoffwechsel besonders hoch?
17. Was ist mit dem Begriff Betriebsstoffwechsel gemeint?
18. Beschreiben Sie kurz die Entstehung von Energie innerhalb des Stoffwechsels.
19. Geben Sie die Maßeinheit für Energie an.
20. Wie hoch ist etwa der Energiebedarf eines heranwachsenden Tieres im Verhältnis zu dem eines ausgewachsenen Tieres?
21. Welche Bedingungen sind bei der mutterlosen Aufzucht von Jungtieren im Saugalter zu beachten?
22. Was ist Kolostralmilch?
23. In etwa welchem Lebensalter werden Hundewelpen »abgesetzt«?

? Fragen

4. Essenziell – lebensnotwendig, wesentlich, selbstständig.

5. Saftfutter: Gras, Klee, Rüben, Möhren, Kartoffeln, Silage; Raufutter: Heu (verschiedene Pflanzenarten), Stroh; Kraftfutter: Getreidekörner.

6. Herbivoren – Pflanzenfresser, z. B. Pferd, Wiederkäuer; Omnivoren – Allesfresser, z. B. Schwein, Ratte, Maus; Karnivoren – Fleischfresser, z. B. Hund, Katze.

7. Mineralstoffe (Massenelemente): Natrium, Chlor, Kalzium, Kalium, Magnesium, Phosphor; Spurenelemente: Eisen, Kupfer, Mangan, Zink, Jod.

8. Stoffe, die nur in geringen Mengen im Organismus benötigt werden.

9. Sie sind für den Stoffwechsel des Körpers notwendig: Regulierung des Flüssigkeits- und Kalziumstoffwechsels, Bildung von Blutfarbstoff und Enzymen, Reizübertragung im Nerven- und Muskelgewebe.

10. Vitamine A, des B-Komplex, C, D, E, K; sie sind lebensnotwendige, organische Wirkstoffe. Sie stammen größtenteils aus der Nahrung, teilweise werden sie im Körper synthetisiert.

11. Vitamine übernehmen wichtige Steuerungsfunktionen im Stoffwechsel des Organismus.

12. Vitamin-A-Mangel: Wachstumsstörung, Sehschwäche; Vitamin-C-Mangel: verminderte Infektabwehr; Vitamin-D-Mangel: Rachitis.

13. Als Stoffwechsel werden alle anabolen, umwandelnden und katabolen Vorgänge im Körper bezeichnet; Baustoffwechsel, Grundumsatz, Leistungsumsatz.

14. Leistungsumsatz: Energieverbrauch des Körpers während der Nahrungsaufnahme und Verdauung, gewöhnlicher Bewegung und besonderer Leistungen; Grundumsatz: Energieverbrauch für die Lebensvorgänge im Ruhe- und Schlafzustand des Körpers.

15. Energie, körpereigene Proteine, Kohlenhydrate und Fette, Sekrete und Inkrete.

16. In der Wachstumsperiode des Organismus.

17. Betriebsstoffwechsel ist der Energieverbrauch für alle Lebensvorgänge in Ruhe und bei Leistungsaufwand des Körpers.

18. Energie wird durch die Verbrennungsvorgänge von Nahrungsbestandteilen mit Hilfe von Sauerstoff frei.

19. Joule (Kalorie).

20. Heranwachsende Tiere benötigen etwa das Doppelte bis Dreifache des Energiebedarfs eines ausgewachsenen Tieres.

21. Die Ersatzmilch muss bezüglich ihres Eiweiß- und Fettgehaltes weitgehend der Muttermilch der jeweiligen Tierart entsprechen. Die Ersatzmilch muss körperwarm und in nicht zu großen Portionen verabreicht werden. Die Tagesmenge richtet sich nach dem Energiebedarf der Tierart.

22. Kolostralmilch: energiereiche, Antikörper enthaltende erste Muttermilch nach der Geburt.

23. Das Absetzalter bei Hundewelpen ist etwa die 6. Lebenswoche.

! Antworten

24. Was ist bei der Ernährung von Kaninchen und Meerschweinchen gegenüber anderen Kleinnagern zu beachten?
25. Wozu gehören Meerschweinchen ihrer Ernährung nach?
26. Was sind Pellets?
27. Muss den Kaninchen und Kleinnagern stets Trinkwasser angeboten werden?
28. Welche Bedeutung hat das Wasser bei allen Lebensfunktionen?

19 Atmungsorgane

1. Welche Einzelorgane gehören zum Atmungsapparat?
2. Welchen Weg nimmt die Luft durch die Atemwege?
3. Nennen Sie die Organe der oberen Luftwege.
4. Welche Funktion haben die Nasenmuscheln?
5. Was wird als Sinus innerhalb des Atmungsapparates bezeichnet?
6. Was sind der Pharynx und der Larynx?
7. Wo befindet sich die Syrinx des Vogels?
8. Wo liegt die Epiglottis, und welche Funktion hat sie?
9. Wie heißt der ventrale Knorpel des Kehlkopfes?
10. Wo wird die Stimme erzeugt?
11. Wie heißen die Aufzweigungen der Luftröhre innerhalb der Lunge, und bis wohin reichen sie?
12. Geben Sie die Fachausdrücke für folgende Begriffe an: Mandeln, Rachen, Kehlkopf, Luftröhre, Lungenbläschen.
13. Welche Teile des Brustkorbes und seiner Organe werden von Pleura überzogen? (Kap. 7.3.2)
14. Was sind Alveolen und Bronchiolen?
15. Was verstehen Sie unter äußerer und innerer Atmung?
16. Welche Aufgaben hat die Nase?
17. Weshalb findet während des Schluckaktes kein Atemzug statt?

? Fragen

24. Meerschweinchen und Kaninchen brauchen als reine Pflanzenfresser ein ausreichendes Angebot an Raufutter.
25. Pflanzenfresser.
26. Pellets: getrocknetes Pressfutter, das alle notwendigen Nähr-, Zusatz- und Ballaststoffe für die jeweilige Tierart enthält.
27. Ja, da das Trinkwasser für die Verdauung des Raufutters notwendig ist.
28. Wasser ist für die Lebenserhaltung, d. h. für den Zellstoffwechsel, die Transportfunktionen, als Lösungsmittel und für alle übrigen Stoffwechselvorgänge unentbehrlich.

19 Atmungsorgane

1. Nase, Rachenraum, Kehlkopf, Luftröhre, Bronchien, Lungenbläschen.
2. Über die Nase oder Mundhöhle zum Rachenraum und Kehlkopf, dort über den geöffneten Kehldeckel in die Luftröhre, von dort in den Bronchialbaum bis zu den Lungenbläschen.
3. Nase mit Nebenhöhlen, Rachen, Kehlkopf.
4. Die Nasenmuscheln weisen ein verzweigtes Venengeflecht auf, das für die Erwärmung der aufgenommenen Atemluft sorgt.
5. Sinus im Kopfbereich sind die Nasennebenhöhlen, z. B. Stirnhöhlen, Kieferhöhlen.
6. Pharynx – Rachen, Larynx – Kehlkopf.
7. Der Syrinx (unterer Kehlkopf des Vogels) befindet sich an der Aufzweigung der Luftröhre in die beiden Stammbronchien.
8. Epiglottis – Kehldeckel; er ist der vordere Kehlkopfknorpel und verschließt die Luftröhre beim Schluckakt.
9. Schildknorpel.
10. Stimmerzeugung mit Hilfe des Kehlkopfes und der elastischen Stimmbänder.
11. Bronchien und Bronchiolen bis zu den Lungenbläschen.
12. Mandeln – Tonsillen, Rachen – Pharynx, Kehlkopf – Larynx, Luftröhre – Trachea, Lungenbläschen – Alveolen.
13. Die Pleura überzieht die Rippen, die Lungenflügel, das Herz und das Mediastinum.
14. Alveolen – Lungenbläschen; Bronchiolen – kleinste, knorpellose Verzweigungen des Bronchialbaumes.
15. Äußere Atmung: Gasaustausch zwischen Lungenbläschen und Lungenkapillaren; innere Atmung: Gasaustausch zwischen Körperzellen und Körperkapillaren.
16. Erwärmen, Anfeuchten, Säubern der Atemluft und die Geruchswahrnehmung.
17. Während des Schluckaktes ist für die Atemluft der Zugang zur Trachea durch Verschluss der Epiglottis nicht möglich.

18. Was geschieht bei der Inspiration und bei der Exspiration?

19. Wohin gelangt der Sauerstoff nach Aufnahme durch die Lungenbläschen?

20. Erläutern Sie den Begriff Atemfrequenz.

21. An welcher Körperregion wird die Atemfrequenz am günstigsten ermittelt?

22. Geben Sie die physiologischen Werte der Atemfrequenz von Pferd, Rind und Hund an. (Kap. 13)

23. Ist die Ausdehnung der Lunge bei der Atmung ein aktiver Vorgang?

24. Welche Bedeutung hat das Epithel in den Atemwegen?

25. Welches Organ reagiert am empfindlichsten auf einen Sauerstoffmangel?

26. Welche Untersuchungsmöglichkeiten am Respirationsapparat gibt es? (Kap. 9.1.3 und 9.2.3)

27. Übersetzen Sie die Begriffe Pneumonie, Laryngitis, Rhinitis, Pharyngitis, Lungenemphysem.

28. Welche Symptome deuten auf eine Erkrankung der Atemwege hin?

20 Kreislaufsystem

1. Welche Organe sind am Kreislaufsystem beteiligt?
2. Beschreiben Sie den Blutkreislauf.
3. Wozu dient der Blutkreislauf?
4. Was wird als großer und was als kleiner Blutkreislauf bezeichnet?
5. Beschreiben Sie den kleinen Kreislauf.
6. Welche Aufgabe hat der Lungenkreislauf?
7. Beschreiben Sie den Körperkreislauf. Welche Aufgabe hat er?

Fragen

18. Bei der Inspiration kontrahieren sich Zwerchfell und Rippenmuskulatur, der Brustkorb wird erweitert, sodass sich die Lunge passiv ausdehnen und mit Luft füllen kann. Exspiration: Erschlaffung der Rippen- und Zwerchfellmuskulatur und Kontraktion der Bauchmuskulatur (Bauchpresse) bewirken eine Verkleinerung des Brustraumes und damit ein Herauspressen der Luft aus der Lunge.

19. Der Sauerstoff der Atemluft gelangt in das Blut der Lungenkapillaren, die die Alveolen eng umspannen.

20. Atemfrequenz – Anzahl der Atemzüge pro Minute.

21. Im Bereich des Rippenbogens.

22. Pferd 9–14, Rind 15–35, Hund 10–30 Atemzüge/Minute.

23. Nein.

24. Das Flimmerepithel der Schleimhaut in den Atemwegen befördert Staub und kleine Schmutzteilchen zusammen mit Schleim nach außen.

25. Das Gehirn.

26. Perkussion, Auskultation, Endoskopie, Biopsie, Röntgen.

27. Pneumonie – Lungenentzündung; Laryngitis – Kehlkopfentzündung, Rhinitis – Nasenschleimhautentzündung, Pharyngitis – Rachenentzündung, Lungenemphysem – Lungenblähung.

28. Erhöhung der Atemfrequenz, Atemgeräusche, Husten, Nasenausfluss.

20 Kreislaufsystem

1. Herz und Blutgefäße (Arterien, Venen, Kapillaren).

2. Aorta – Arterien – Kapillaren – Venen – Hohlvenen – rechter Vorhof – rechte Herzkammer – Lungenarterie – Kapillaren – Lungenvenen – linker Vorhof – linke Herzkammer.

3. Der Blutkreislauf ist ein Transportsystem, das den Organismus durch das Blut mit Sauerstoff und Nährstoffen versorgt und Schlackenstoffe sowie CO_2 abtransportiert.

4. Großer Kreislauf – Körperkreislauf; kleiner Kreislauf – Lungenkreislauf.

5. Das Blut fließt aus der rechten Herzkammer über die Lungenarterie und ihre Verzweigungen bis in die Lungenkapillaren, wird dort von CO_2 befreit, nimmt Sauerstoff auf und fließt über die Lungenvenen in den linken Herzvorhof.

6. Gasaustausch zwischen Lungenbläschen und Blut der Lungenkapillaren.

7. Das Blut fließt aus der linken Herzkammer über die Aorta und Körperarterien bis in die Kapillaren der Organe und zurück über Venen und die beiden Hohlvenen in den rechten Herzvorhof. Über den arteriellen Teil des Kreislaufs wird der gesamte Organismus mit Sauerstoff versorgt, über den venösen Teil des Kreislaufs wird Kohlendioxid abtransportiert.

8. Welche Aufgabe hat die Pfortader?

9. Wie heißen die Gefäße, die zum Herzen hinführen, und die, die vom Herzen wegführen?

10. Welcher Unterschied besteht im Aufbau von Arterien und Venen?

11. Welche Arterien führen sauerstoffarmes, welche Venen sauerstoffreiches Blut?

12. Wo sind die Haargefäße innerhalb des Kreislaufs einzuordnen?

13. Welche Aufgabe haben die Haargefäße?

14. Beschreiben Sie den Aufbau des Herzens.

15. Nennen Sie die Strukturen des Herzens in systematischer Reihenfolge.

16. Wie heißen die drei Schichten des Herzens? (Deutsche und Fachausdrücke!)

17. Welche Herzklappen gibt es?

18. Welche Aufgabe haben die Herzklappen?

19. Wozu dienen die Segelklappen?

20. Wozu dienen die Taschenklappen?

21. Welche Phasen der Herztätigkeit gibt es? (Deutsche und Fachausdrücke!)

22. Übersetzen Sie die Fachausdrücke Systole, Diastole, Myokard, Endokard.

23. Was geschieht während der Herztätigkeit?

24. Welche Aufgabe haben die Herzkranzgefäße?

? Fragen

8. Die Pfortader ist eine Vene, die das Blut aus den Gefäßen des Magen-Darm-Kanals und der Milz aufnimmt und der Leber als großem Stoffwechselorgan zuführt.
9. Venen führen zum Herzen hin, Arterien vom Herzen weg.
10. Arterien sind dicker, haben eine stärkere Muskelschicht. Venen sind dünnwandiger und haben an der Innenschicht so genannte Venenklappen.
11. Die Lungenarterie führt sauerstoffarmes, die Lungenvenen führen sauerstoffreiches Blut.
12. Haargefäße sind feinste Gefäßverzweigungen zwischen den Arteriolen und Venolen.
13. Die Kapillaren sind wichtig für den Gas- und Stoffaustausch zwischen Blut und Gewebszellen und für die Lymphbildung.
14. Das Herz ist ein Hohlorgan und durch das Septum in zwei Hälften getrennt. Jede Hälfte besteht aus Kammer und Vorhof, die jeweils durch Herzklappen gegeneinander verschlossen werden können. In den rechten Vorhof münden die beiden Hohlvenen, aus der rechten Kammer führt die Lungenarterie. In den linken Vorhof münden die Lungenvenen, aus der linken Kammer führt die Aorta. Sowohl Lungenarterie als auch Aorta haben in ihrem Anfangsabschnitt eine Herzklappe.
15. Aorta – A. pulmonalis – linker Vorhof – Mitralis – linke Herzkammer – Septum – rechte Herzkammer – Trikuspidalis – rechter Vorhof – V. cava.
16. Innenschicht – Endokard, Muskelschicht – Myokard, Außenschicht – Epikard.
17. Atrioventrikularklappen: Bikuspidalis, Trikuspidalis; Gefäßklappen: Aortenklappe, Pulmonalklappe.
18. Die Atrioventrikularklappen verschließen nach Durchstrom des Blutes die Kammern gegen die Vorhöfe. Die Gefäßklappen verschließen nach Durchfluss des Blutes die Gefäße gegen die Kammern.
19. Die Segelklappen verhindern das Zurückfließen des Blutes aus den Kammern in die Vorhöfe.
20. Die Taschenklappen verhindern ein Zurückfließen des Blutes aus der Lungenarterie bzw. Aorta in die jeweilige Kammer.
21. Austreibungszeit – Systole, Füllungszeit – Diastole.
22. Systole – Austreibungszeit, Diastole – Füllungszeit, Myokard – Herzmuskel, Endokard – Herzinnenschicht.
23. Während der Systole, d. h. der Kontraktion des Herzmuskels wird das Blut aus den Kammern in die großen Arterien (Lungenarterie und Aorta) gepumpt. Während der Diastole erschlafft der Herzmuskel, das Blut aus den großen Venen (Hohlvenen und Lungenvenen) fließt in die Vorhöfe und schließlich in die Kammern.
24. Die Koronararterien sind so genannte nutritive Gefäße, d. h. sie versorgen das Herz selbst mit Sauerstoff und den lebensnotwendigen Stoffen.

! Antworten

25. Was geschieht im Moment des ersten und zweiten Herztones?

26. Was versteht man unter Reizbildung und Erregungsleitung (Reizleitung) am Herzen?

27. Wie erfolgt die Erregungsbildung und Erregungsleitung am Herzen?

28. Durch welchen Teil des Nervensystems ist die Herztätigkeit beeinflussbar?

29. In welchem Zustand befinden sich die Herzkammern während der Systole oder Diastole?

30. In welcher Herzkammer befindet sich sauerstoffreiches und in welcher sauerstoffarmes Blut?

31. Aus welcher Kammer des Herzens treten die Aorta und die Lungenarterie aus?

32. Wodurch werden die Herzklappen geöffnet und geschlossen?

33. Welche Möglichkeiten der Herzuntersuchung gibt es? (Kap. 9)

34. Was ist der Herzspitzenstoß?

35. Was wird beim Abhören des Herzens überprüft?

36. Was ist der Puls, und wie entsteht er?

37. Wo wird der Puls bei Pferd und Hund am günstigsten geprüft?

38. Nennen Sie die physiologischen Werte der Pulsfrequenz von Pferd, Rind und Hund. (Kap. 13)

39. Von welchen physiologischen Faktoren kann die Pulsfrequenz abhängig sein?

40. Was wird bei der Pulsnahme außer der Frequenz noch festgestellt?

41. Was bezeichnet man als Blutdruck?

42. Welche Blutdruckwerte unterscheidet man?

43. Wovon ist der Blutdruck abhängig?

44. Was versteht man unter einer Herzinsuffizienz?

45. Was ist ein Schock (Kollaps)?

? Fragen

25. Während des ersten Herztones kontrahiert sich der Herzmuskel, die Atrioventrikularklappen sind geschlossen (Anspannungston). Während des zweiten Herztones erschlafft der Herzmuskel und die Gefäßklappen schließen sich (Klappenschlusston).

26. Reizbildung: Entstehung der selbstständigen Erregungsimpulse im Sinusknoten; Erregungsleitung: Ausbreitung der Impulse über das Leitungssystem des Herzens bis zur Herzspitze.

27. Die Reizbildung und Erregungsleitung am Herzen erfolgen autonom, d. h. sie gehen direkt vom Herzen aus.

28. Durch das vegetative Nervensystem kann die Herztätigkeit beeinflusst werden: Der Sympathikus regt an, der Vagus hemmt.

29. Während der Systole sind die Herzkammern kontrahiert, während der Diastole sind sie erschlafft.

30. Linke Herzkammer: sauerstoffreiches Blut, rechte Herzkammer: sauerstoffarmes Blut.

31. Die Aorta beginnt an der linken Kammer, die Lungenarterie an der rechten Kammer.

32. Durch den Blutstrom.

33. Perkussion, Auskultation, EKG, Röntgen, Setzen eines Herzkatheters mit Angiographie.

34. Im Moment der Systole hebt sich die Herzspitze und stößt gegen die Thoraxwand.

35. Bei der Auskultation sind die Herztöne und pathologisch vorkommende Herzgeräusche zu hören.

36. Der Puls ist eine Blutdruckwelle in den Arterien und kommt durch die Herzschlagfolge zu Stande.

37. Pulsnahme: beim Pferd an der äußeren Kieferarterie am Unterkiefer, beim Hund an der Oberschenkelarterie.

38. Pferd 28–40, Rind 25–80, Hund 80–120 Pulsschläge/Minute.

39. Rasse, Geschlecht, Alter, vorübergehend durch körperliche Anstrengung.

40. Rhythmus und Qualität des Pulses und der Füllungszustand der Arterie.

41. Der Blutdruck ist der in den Arterien herrschende Druck und gibt die Kraft für die Blutzirkulation an.

42. Systolischen und diastolischen Blutdruck.

43. Der Blutdruck ist von der Herzkraft, dem Blutvolumen, der Fließeigenschaft (Viskosität) des Blutes, der Gefäßelastizität und dem Widerstand der peripheren Gefäße abhängig.

44. Herzschwäche, Leistungsminderung des Herzens.

45. Der Schock ist ein hochgradiges Kreislaufversagen, bei dem ein Missverhältnis zwischen der Herzleistung, dem Blutvolumen und der Kapazität des Gefäßsystems besteht.

46. Erläutern Sie den Begriff Infarkt.

47. Übersetzen Sie die Begriffe Phlebitis und Arteriitis.

48. Was bedeutet eine Schließunfähigkeit von Herzklappen?

49. Übersetzen Sie die Begriffe Perikarditis, Myokarditis, Hämatom, Hämorrhagie.

50. Erläutern Sie die Begriffe Thrombose und Embolie.

51. Was verstehen Sie unter einer Herzrhythmusstörung?

52. Welche Ursachen können einen Schock auslösen? (Kap. 4.2.4.2)

53. In welchen Organen ist die Entstehung eines Infarktes vor allem möglich?

54. Erläutern Sie die Begriffe Tachykardie und Bradykardie.

55. Was ist ein Ödem?

21 Blut

1. Nennen Sie die Zellen des Blutes.
2. Wie heißen die drei Hauptgruppen von Blutzellen?
3. Welche Arten von Leukozyten unterscheidet man (vergl. Lehrbuch Abb. 7.51 und Abb. 10.20)?

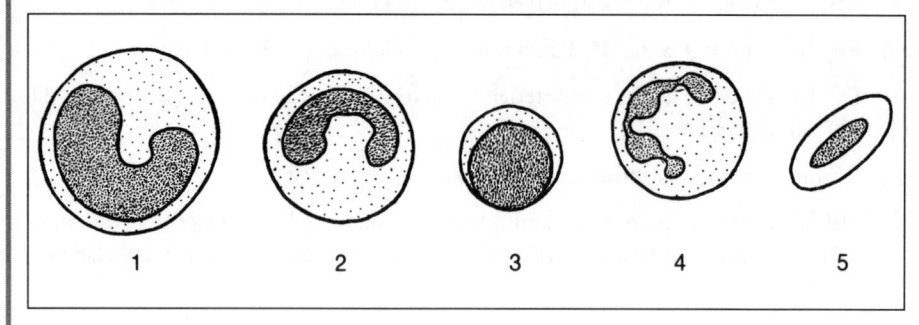

Abb. 8: Verschiedene Blutzellen.

4. Bezeichnen Sie die Zellen in Abb. 8.

46. Ein Infarkt bezeichnet ein Gebiet abgestorbener Zellen oder Gewebe infolge fehlender Durchblutung nach Verstopfung eines zuleitenden Gefäßes.

47. Phlebitis – Venenentzündung, Arteriitis – Arterienentzündung.

48. Herzklappeninsuffizienz (Schließunfähigkeit) bedeutet eine Verminderung des Herzschlagvolumens und eine Dilatation der entsprechenden Kammer oder des Vorhofes durch Volumenbelastung.

49. Perikarditis – Herzbeutelentzündung, Myokarditis – Herzmuskelentzündung, Hämatom – Bluterguss, Hämorrhagie – Blutung.

50. Thrombose – Blutpfropfbildung an der Gefäßwand; Embolie – Gefäßverschluss durch Thrombus, Fett, Fremdkörper oder Luft.

51. Eine Herzrhythmusstörung liegt vor, wenn die Herzschläge nicht regelmäßig aufeinander folgen.

52. Schockursachen: starker Blut- oder Wasserverlust, Versagen der Kreislaufregulation, Anaphylaxie, Hypoglykämie, Bakterientoxine, psychogene Ursachen.

53. Gehirn, Herz, Lunge, Leber, Milz, Nieren.

54. Tachykardie – Steigerung der Herzfrequenz, Bradykardie – Verminderung der physiologischen Herzfrequenz.

55. Ödem: Flüssigkeitsansammlung in Geweben oder Körperhöhlen.

21 Blut

1. Erythrozyten, Thrombozyten, Leukozyten (Granulozyten, Lymphozyten, Monozyten).

2. Erythrozyten, Leukozyten, Thrombozyten.

3. Granulozyten, Lymphozyten, Monozyten; bei den Granulozyten Unterscheidung nach der Anfärbbarkeit der Granula (eosinophile, basophile, neutrophile Granulozyten) und nach der Kernform der neutrophilen Granulozyten (stabkernige und segmentkernige).

4. **Abbildung 8:**

   1 Monozyt
   2 stabkerniger neutrophiler Granulozyt
   3 Lymphozyt
   4 segmentkerniger neutrophiler Granulozyt
   5 Vogelerythrozyt

5. Welche Aufgaben haben die Leukozyten?

6. Welche Aufgaben haben Lymphozyten?

7. Bezeichnen Sie die größten Zellen im weißen Blutbild.
8. Was sind Thrombozyten?

9. Welche Blutzellen gehören zu den Phagozyten?
10. Für welche Blutzellen verwendet man die Begriffe Makrophagen und Mikrophagen?
11. Was geschieht bei der Phagozytose?

12. Welche Zellen sind die Antikörperbildner im Blut?
13. Sind die Eosinophilen rote oder weiße Blutkörperchen?
14. Welche Aufgaben haben die Erythrozyten?

15. Was sind Retikulozyten?
16. Nennen Sie Tiere mit kernhaltigen Erythrozyten im peripheren Blut.
17. Wo befindet sich das Hämoglobin, und welche Aufgabe hat es?

18. In welchen Organen werden die Blutzellen gebildet?

19. Was ist das retikulo-histiozytäre System?

20. Geben Sie den Unterschied zwischen Blutserum und Blutplasma an.

21. Nennen Sie die wichtigsten Anteile des Blutserums.
22. Welche Hauptnährstoffe werden im Blut transportiert?
23. Wie heißen die drei Gruppen von Wirkstoffen, die vom Blut transportiert werden?
24. Was sind Enzyme, und welche Funktion haben sie?

25. Welche Aufgabe haben die Bluteiweißkörper?

26. Erläutern Sie die Bedeutung der Silben -zytose, -penie in Verbindung mit der jeweiligen Zellart.

? Fragen

5. Granulozyten und Monozyten werden als Fresszellen bezeichnet, da sie fähig sind, durch Phagozytose Bakterien aufzunehmen und zu verdauen.
6. Lymphozyten gehören zum Immunsystem. Sie können Antikörper und »Gedächtniszellen« bilden, die bei erneutem Kontakt mit dem gleichen Antigen wieder aktiv werden.
7. Monozyten.
8. Thrombozyten sind die Blutplättchen und maßgeblich an der Blutgerinnung beteiligt.
9. Granulozyten und Monozyten.
10. Makrophagen: Monozyten, Mikrophagen: Granulozyten.
11. Bei der Phagozytose werden Bakterien oder kleine Fremdpartikel von den Fresszellen aufgenommen und verdaut.
12. Lymphozyten.
13. Weiße Blutkörperchen.
14. Erythrozyten enthalten das Hämoglobin, mit dessen Hilfe der Sauerstoff zu allen Körpergeweben transportiert und das Kohlendioxid zur Lunge rücktransportiert wird.
15. Retikulozyt: letzte Vorstufe zum reifen Erythrozyten, mit netzartiger Innenstruktur.
16. Vögel (auch bei Fischen, Amphibien und Reptilien).
17. Hämoglobin: roter Blutfarbstoff in den Erythrozyten. Er dient dem Sauerstoff- und Kohlendioxidtransport.
18. Knochenmark, Milz, Lymphknoten, Thymus; während der Embryonalzeit im Gefäßendothel und dem Bindegewebe der Leber.
19. Retikulo-histiozytäres System: Zellen des retikulären Bindegewebes, Gefäßendothelien und bewegliche Zellen des lockeren Bindegewebes (Histiozyten), die zur Phagozytose befähigt sind.
20. Blutserum: Blutflüssigkeit nach abgeschlossener Gerinnung; Blutplasma: Flüssigkeit des nicht geronnenen Blutes.
21. Wasser, Albumine, Globuline, Nährstoffe, Elektrolyte, Transportstoffe.
22. Proteine, Blutzucker, Fette.
23. Enzyme, Vitamine, Hormone.
24. Enzyme (Fermente): Eiweißkörper, die als Biokatalysatoren die Stoffwechselvorgänge steuern.
25. Bluteiweißkörper sorgen für die Wasserbindung und sind Trägerstoffe für endogene und exogen zugeführte Stoffe.
26. Leukozytose – Vermehrung der weißen Blutkörperchen, Lymphozytose – Vermehrung der Lymphozyten, Monozytopenie – Verminderung der Monozyten, Erythropenie – Verminderung der Erythrozyten.

! Antworten

27. Auf welche Zellart beziehen sich die Begriffe Poikilozytose und Anisozytose?

28. Erläutern Sie den Begriff Linksverschiebung.

29. Was ist eine Agranulozytose?

30. Erläutern Sie die Bedeutung der Vorsilben Hyper- und Hypo- in Verbindung mit Plasmabestandteilen, und geben Sie Beispiele an.

31. Erläutern Sie kurz die Begriffe Neutrophilie, Hypoglykämie, Hyperlipämie.

32. Was ist mit einem hämolytischen Ikterus gemeint?

33. Wie lautet die Bezeichnung für vermehrte Anwesenheit von Gallenfarbstoffen im Blut?

34. Erläutern Sie kurz die Begriffe Anämie, Urämie, Azetonämie.

35. Welche Veränderung der Schleimhäute kann auf eine Anämie hindeuten? (vergl. Lehrbuch, Abb. 9.1)

36. Was bezeichnet man als Hämolyse?

37. Beim Menschen wird der Blutkrebs mit Leukämie bezeichnet. Wie heißt der Begriff beim Tier?

22 Lymphsystem und Milz

1. Was ist das Lymphsystem?

2. Welche Funktionen haben die Lymphknoten?

3. Was ist Lymphe?

4. Ist Chylus auch Lymphflüssigkeit?

5. Was ist der Milchbrustgang?

6. Was sind Tonsillen, und wo haben sie ihren Sitz? (Kap. 7.4.1)

7. Was ist die Bursa Fabricii?

8. Welche Gemeinsamkeit haben Thymus und Bursa Fabricii?

9. Wo werden die T-Lymphozyten und wo die B-Lymphozyten gebildet?

10. Zu welchem Organsystem gehört die Milz?

27. Poikilozytose – Formabweichungen der Erythrozyten, Anisozytose – Größenabweichungen der Erythrozyten.

28. Linksverschiebung: vermehrtes Auftreten von jugendlichen und stabkernigen Leukozyten.

29. Agranulozytose: starke Verminderung oder Fehlen von Granulozyten im Blut.

30. Hyperbilirubinämie: vermehrtes Auftreten von Bilirubin im Blut; Hypoproteinämie: verminderter Eiweißgehalt des Blutes.

31. Neutrophilie – Vermehrung der neutrophilen Granulozyten; Hypoglykämie – verminderter Glukosegehalt des Blutes; Hyperlipämie – Vermehrung der Blutfette.

32. Hämolytischer Ikterus: Gelbsucht durch vermehrten Zerfall der Erythrozyten.

33. Hyperbilirubinämie.

34. Anämie – Blutarmut, Urämie – Verbleib von harnpflichtigen Substanzen im Körper, Azetonämie – Vermehrung der Ketonkörper im Blut.

35. Blasse, porzellanfarbene Schleimhäute (anämisch).

36. Hämolyse: Zerfall der Erythrozyten mit Freiwerden des Hämoglobins.

37. Leukose.

22 Lymphsystem und Milz

1. Zum Lymphsystem gehören alle Lymphgefäße, der Milchbrustgang, die Milz, Tonsillen und Lymphknoten sowie der Thymus.

2. Lymphozytenbildung und Filtration der Lymphe, d. h. Zurückhalten von Schlackenstoffen (z. B. Produkte des Zellzerfalls) und Bakterien.

3. Lymphe: Gewebswasser, Eiweißkörper, Fette und Lymphozyten, die ins Blut transportiert werden.

4. Ja, die sehr fetthaltige, milchig trübe Darmlymphe.

5. Milchbrustgang: Vereinigung der Lymphgefäße zum Hauptlymphgefäß, das im inneren Brustbereich in das Blutgefäßsystem mündet.

6. Tonsillen: »Mandeln« im Rachenraum; sie bestehen aus lymphatischem Gewebe.

7. Bursa Fabricii: lymphatische Drüse im Bereich der Kloake der Vögel.

8. Beide Organe bilden Lymphozyten und werden mit Beginn der Geschlechtsreife allmählich zurückgebildet.

9. Die T-Lymphozyten werden im Thymus gebildet. Die B-Lymphozyten stammen aus der Bursa Fabricii (Vögel) oder dem Knochenmark und lymphatischen Darmgewebe (Säugetiere).

10. Die Milz gehört zum lymphatischen System.

! Antworten

11. Wo liegt die Milz, und wie ist sie aufgebaut?

12. Nennen Sie die Hauptaufgaben der Milz.

13. Auf welche Weise kann eine Splenomegalie festgestellt werden?

14. Eine Milz kann entfernt werden. Wie heißt die Operation?

15. Wie kann eine Tonsillitis beim Hund festgestellt werden?

23 Harnorgane

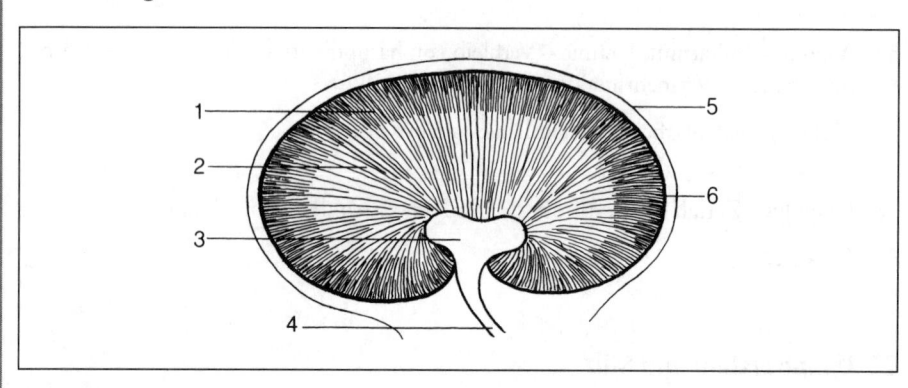

Abb. 9:
Aufbau der Niere.

1. Welche Teile gehören zum Harnapparat? Geben Sie die deutschen Bezeichnungen und die Fachausdrücke in der richtigen Reihenfolge an.
2. Welche Harnorgane sind paarig angelegt?
3. Übersetzen Sie die Begriffe Ren, Ureter, Vesica urinaria, Urethra, Vagina.
4. In welcher Körperregion (Lagebezeichnung) liegen die Nieren der Säugetiere? (vergl. Lehrbuch, Abb. 7.24 und Abb. 7.25)
5. Bei welchem Haustier weisen die Nieren eine abweichende Form auf?
6. Wie heißen die zwei Schichten der Niere (Abb. 9)?
7. Erläutern Sie den Feinbau der Niere.

8. In welchen Schichten liegen die Nierenkanälchen hauptsächlich?

9. Was ist ein Glomerulum, und was ist ein Tubulus?

10. Wo liegt der Harnleiter, und welche Funktion hat er?

11. Die Milz liegt links im mittleren Abdomen. Sie besteht aus einem Balkenwerk, dessen Hohlräume mit Milzpulpa gefüllt sind. Außen wird die Milz von einer Kapsel geschützt.
12. Bildung von Lymphozyten und Antikörpern, Blutspeicherung und Speicherung von Eisen nach der »Blutmauserung«, Filter- und Abwehrtätigkeit.
13. Splenomegalie – Milzvergrößerung, kann beim Kleintier durch Palpation und Röntgen festgestellt werden.
14. Splenektomie, Milzexstirpation.
15. Eine Tonsillitis ist durch Spreizung der Kiefer und Betrachten des Rachenraumes zu ermitteln.

23 Harnorgane

Abbildung 9:

1	Rindenschicht	4	Harnleiter (Ureter)
2	Markschicht	5	Serosa
3	Nierenbecken	6	Nierenkapsel

1. Niere – Ren (Nephros), Harnleiter – Ureter, Harnblase – Vesica urinaria, Harnröhre – Urethra.
2. Niere und Harnleiter.
3. Niere, Harnleiter, Blase, Harnröhre, Scheide.
4. Im kraniodorsalen Bereich des Adomen, dem Rücken anliegend, rechte Niere etwas weiter kranial platziert.
5. Beim Rind sind die Nieren mehrfach gefurcht.
6. Rindenschicht und Markschicht.
7. In der Rindenschicht liegen die Gefäßknäul, jeweils umgeben von der Bowman-Kapsel, die in ein Nierenkanälchen übergeht. Dieses Kanälchen zieht bis weit in die Markschicht und nach einer Schleife wieder in die Rindenschicht zurück. Auf dem Weg zum Nierenbecken vereinen sich die Kanälchen zu Sammelröhrchen.
8. Hauptsächlich in der Markschicht, der Anfangsteil der Kanälchen in der Rindenschicht.
9. Glomerulum – Gefäßknäuel (Kapillarnetz), Tubulus – Nierenkanälchen.
10. Der Harnleiter ist ein ableitender Harnweg zwischen Niere und Harnblase.

11. Wo endet beim männlichen, wo beim weiblichen Tier die Harnröhre?
12. Welche Funktionen hat die Niere?
13. Welche Funktion hat das Nierenbecken?
14. Wo entsteht der Harn, und welchen Weg nimmt er?
15. Welches Organ sorgt weitgehend für den Wasserhaushalt?
16. In den Nieren laufen drei wichtige Arbeitsprozesse ab. Welche sind das?
17. Wo wird Harnstoff gebildet, und wo gelangt er hin? (Kap. 7.5.1)
18. Welche Möglichkeiten der Untersuchung des Harnapparates gibt es? (Kap. 9.2 und Kap. 10.5)
19. Was ist eine Niereninsuffizienz?
20. Übersetzen Sie die Begriffe Nephritis, Nephrose, Polyurie, Urämie.
21. Übersetzen sie die Begriffe Oligurie, Hämaturie, Zystitis, Urolithiasis.
22. Welches weitere Leitsymptom wird bei der Polyurie beobachtet?
23. Was bedeutet eine Proteinurie?
24. Wie nennt man das Vorhandensein von Harnsteinen?

24 Geschlechtsorgane

1. Erläutern Sie die Begriffe Gynäkologie und Andrologie.
2. Nennen Sie die männlichen Geschlechtsorgane (deutsche und Fachausdrücke!) in der richtigen Reihenfolge.
3. Nennen Sie die weiblichen Geschlechtsorgane (deutsche und Fachausdrücke!) in der richtigen Reihenfolge.
4. In welcher Reihenfolge von dorsal nach ventral liegen Harnblase, Rektum und Uterus?
5. Wie heißen die Keimdrüsen?
6. Welche Funktion haben die Keimdrüsen?

? Fragen

11. Beim männlichen Tier endet die Harnröhre an der Penisspitze, beim weiblichen Tier im Scheidenvorhof.
12. Produktion von Harn, Ausscheidung von harnpflichtigen Stoffen aus dem Körper, Regulation des Wasserhaushaltes, des Elektrolythaushaltes, des Blut-ph-Wertes. Beteiligung an Erythropoese und Blutdruckregulation.
13. Das Nierenbecken sammelt den Endharn vor Abfluss in den Harnleiter.
14. Bildung des Anfangsharns als Filtrat der Glomerula, Weiterleitung über die Tubuli und Sammelröhrchen ins Nierenbecken. Von dort wird der Harn über die Harnleiter zur Harnblase geleitet.
15. Die Niere, durch Elektrolyt- und Wasserrückresorption in den Tubuli.
16. Filtration in den Glomerula, Rückresoprtion von verschiedenen Stoffen und Wasser in den Tubuli und Bildung des Endharnes.
17. Harnstoff wird in der Leber gebildet und über die Nieren ausgeschieden.
18. Harnuntersuchung, Röntgen, Urographie, Zystoskopie, Blutuntersuchung.
19. Niereninsuffizienz – Minderung der Arbeitsleistung der Nieren.
20. Nephritis – Nierenentzündung; Nephrose – Störung der Tubulusfunktion (degenerative Nierenerkrankung), Polyurie – vermehrte Harnausscheidung, Urämie – Verbleib von harnpflichtigen Substanzen im Blut infolge Nierenerkrankung.
21. Oligurie – verminderte Harnausscheidung, Hämaturie – Absatz von blutigem Harn, Zystitis – Harnblasenentzündung, Urolithiasis – Krankheit mit Bildung von Harnsteinen.
22. Polydipsie.
23. Proteinurie – Ausscheidung von eiweißhaltigem Harn.
24. Urolithiasis, in der Niere, dem Harnleiter oder der Harnblase.

24 Geschlechtsorgane

1. Gynäkologie – Lehre von den Krankheiten der weiblichen Geschlechtsorgane und von der Geburtshilfe; Andrologie – Lehre von den Krankheiten der männlichen Geschlechtsorgane.
2. Hoden – Testis, Nebenhoden – Epididymis, Samenleiter – Ductus deferens, Vorsteherdrüse – Prostata, Glied – Penis mit Schwellkörpern – Corpora cavernosa und Vorhaut – Präputium.
3. Eierstock – Ovar, Eileiter – Tuba uterina, Gebärmutter – Uterus, Gebärmutterhals – Zervix, Scheide – Vagina, Scheidenvorhof – Vestibulum vaginae, Scham – Vulva.
4. Rektum, Uterus, Harnblase.
5. Ovarien und Testes.
6. Keimdrüsen bilden die Keimzellen und produzieren Hormone.

Antworten

7. In welchen Drüsen werden die Androgene und die Östrogene gebildet?
8. Nennen Sie die drei Gruppen von Sexualhormonen.
9. Was versteht man unter dem Brunstzyklus eines Tieres?
10. Wie heißen die Phasen des Brunstzyklus?
11. Skizzieren Sie die zyklischen Veränderungen am Eierstock und deren hormonelle Beeinflussung.
12. Wie äußert sich die Brunst beim Tier?
13. Beschreiben Sie die Vorgänge beim ovariellen und uterinen Zyklus.
14. Was versteht man unter Eisprung, und wie lautet der Fachausdruck?
15. Beschreiben Sie kurz die Vorgänge bei der Befruchtung.
16. Erläutern Sie die Begriffe Ovulation und Nidation.
17. Zu welchem Zeitpunkt beginnt die embryonale Entwicklung?
18. Wann spricht man von einem Embryo und wann von einem Fetus?
19. Wie heißen die embryonalen Keimschichten?
20. Was versteht man unter Plazentation?
21. Wie heißen die drei Eihäute, die den Embryo umgeben?
22. Ordnen Sie die Begriffe Nidation, Ovulation, Gravidität, Plazentation und Konzeption in die richtige Reihenfolge.
23. Welches Hormon ist für die Aufrechterhaltung der Trächtigkeit notwendig, und wo wird es gebildet?
24. Geben Sie die durchschnittliche Trächtigkeitsdauer bei Pferd, Rind, Schwein, Hund und Katze an.
25. Welche physiologischen Vorgänge laufen während der Geburtsphase ab?
26. Übersetzen Sie die Begriffe Gravidität und Laktation.
27. Was ist die Laktation?

7. Bildung der Androgene in den Hoden, der Östrogene in den Eierstöcken.
8. Östrogene, Gestagene, Androgene.
9. Brunstzyklus: die Zeit vom Beginn einer Brunst über die brunstfreie Zeit bis zum Beginn der nächsten Brunst.
10. Vorbrunst (Proöstrus) und Brunst (Östrus), Nachbrunst (Metöstrus), brunstfreie Zeit.
11. Heranreifen eines Eifollikels unter dem Einfluss von FSH, Eisprung, Ausbildung des Gelbkörpers unter dem Einfluss von LH.
12. Schwellung der Vulva, schleimiger Scheidenausfluss, Unruhe.
13. Ovarieller Zyklus: Follikelbildung und -reifung, Eireifung im Follikel, Eisprung, Eitransport durch den Eileiter, Gelbkörperbildung im geplatzten Follikel, die Reifung und später der Abbau des Gelbkörpers. Uteriner Zyklus: Aufbau der Gebärmutterschleimhaut, Auflockerung mit vermehrter Durchblutung und Sekretion, bei fehlender Nidation eines befruchteten Eies wieder Schleimhautrückbildung.
14. Eisprung – Ovulation; Platzen eines reifen Follikes am Ovar und Freiwerden einer befruchtungsfähigen Eizelle.
15. Im Eileiter treffen die Spermien auf die Eizelle. Befruchtung bedeutet die Vereinigung einer Samenzelle mit der Eizelle.
16. Ovulation – Eisprung, Nidation – Einnistung der befruchteten Eizelle in die Gebärmutterschleimhaut.
17. Beginn der Teilung der befruchteten Eizelle.
18. Embryo: Keimling bis zum Abschluss der Organentwicklung; Fetus: Frucht nach Abschluss der Organentwicklung.
19. Ektoderm, Mesoderm, Entoderm.
20. Plazentation: Aufbau der Plazenta und ihre feste Verankerung in der Gebärmutterschleimhaut.
21. Chorion – Zottenhaut, Amnion – Schafshaut, Allantois – Harnsack.
22. Ovulation, Konzeption, Nidation, Planzentation, Gravidität.
23. Progesteron, gebildet im Gelbkörper des Ovars, später in der Plazenta.
24. Pferd 336, Rind 283, Schwein 114, Hund 63, Katze 58 Tage.
25. Einsetzen der Wehentätigkeit, Erweiterung der Geburtswege, Austreibung der Frucht mit Abgang von Fruchtwasser, Abgang der Nachgeburt.
26. Gravidität – Trächtigkeit, Laktation – Milchabsonderung.
27. Laktation: Milchabgabe aus dem Gesäuge nach einer Trächtigkeit und Aufrechterhaltung des Milchflusses durch den Saugakt und die Melktätigkeit.

! Antworten

28. Was ist Kolostralmilch, und wann wird sie gebildet?

29. Welche Bedeutung hat die Muttermilch, und welches Hormon bewirkt ihre Abgabe?

30. Beschreiben Sie den groben Aufbau einer Milchdrüse.

31. Wie lange dauert die Säugezeit bei Pferd, Hund, Kaninchen, Meerschweinchen und Hamster? (Tab. 13.3)

32. Welche Bedeutung haben die Begriffe Sterilität und Fertilität eines Tieres?

33. Erläutern Sie die Begriffe Sterilisation, Kastration, Endometritis, Mastitis.

34. Was ist mit einer Samenübertragung gemeint?

35. Was versteht man unter einer instrumentellen Insemination?

36. Welche Überprüfung ist vor der Samenkonservierung notwendig?

37. Wie kann Sperma haltbar gemacht werden?

38. In welchem Tierbestand ist die künstliche Besamung weit verbreitet, und welche Vorteile bringt sie?

39. Erläutern Sie den Begriff Embryotransfer.

40. Welchem Zweck dient die Übertragung von Embryonen in der Rinderzucht?

25 Endokrines System

1. Nennen Sie Hormondrüsen, die im Kopf- und Halsbereich des Tieres liegen.

2. Welche Hormondrüsen liegen in der Bauchhöhle des Tieres?

3. Geben Sie Beispiele für inkretorische und exkretorische Drüsen an.

4. Welcher Unterschied besteht zwischen innerer und äußerer Sekretion?

Fragen

28. Kolostralmilch ist die erste, sehr nährstoffreiche und Immunglobuline enthaltende Muttermilch, die gleich nach der Geburt zur Verfügung steht.
29. Muttermilch enthält die für den Säugling notwendigen Nährstoffe und in der ersten Zeit auch Immunkörper gegen Jungtierkrankheiten. Die Milchabgabe erfolgt durch das Hormon Oxytocin.
30. Vom Drüsenepithel der Milchdrüse wird das Sekret (Milch) gebildet, an Alveolen abgegeben, in Milchgängen gesammelt und nach einer Erweiterung (Zisterne) in den Ausführungsgang der Zitze geleitet.
31. Pferd bis 20, Hund 6, Kaninchen 8, Meerschweinchen bis 3, Hamster bis 3,5 Wochen im Durchschnitt.
32. Sterilität – Unfruchtbarkeit, Fertilität – Fruchtbarkeit.
33. Sterilisation – Unfruchtbarmachung durch Unterbinden von Eileitern oder Samenleitern, Kastration – Entfernung der Keimdrüsen, Endometritis – Gebärmutterschleimhautentzündung, Mastitis – Milchdrüsenentzündung.
34. Samenübertragung – künstliche Besamung.
35. Instrumentelle Insemination: Die künstliche Besamung wird mit einer Besamungspipette, die verdünntes Ejakulat des Vatertieres enthält, vorgenommen. Die Samenportion wird in den Kanal des Gebärmutterhalses eingebracht.
36. Vor der Samenkonservierung wird das gewonnene Ejakulat mikroskopisch auf Anzahl und Lebensfähigkeit (Beweglichkeit) der Samenzellen und mögliche Krankheitserreger hin überprüft.
37. Frisch gewonnenes, verdünntes Sperma kann 4 Tage lang gekühlt als Frischsperma aufbewahrt werden; für eine längere Lagerung ist eine Tiefkühlung in flüssigem Stickstoff notwendig.
38. In der Rinderzucht ist die künstliche Besamung weltweit verbreitet. Vorteile sind der Aufbau eines gesunden und leistungsfähigen Rinderbestandes, die Vermeidung von Deckinfektionen, Zeiteinsparung.
39. Embryotransfer: Übertragung befruchteter Eizellen einer Spenderin auf eine Empfängerin, wobei beide Tiere im gleichen Zyklusstadium sein müssen.
40. Verbesserung der Fortpflanzungsleistung.

25 Endokrines System

1. Zirbeldrüse, Hypophyse, Schilddrüse, Nebenschilddrüse.
2. Nebenniere, Pankreas, Ovar; in der Leibeshöhle des Vogels: Hoden.
3. Inkretorische Drüsen: z. B. Hyphophyse, Pankreas, Schilddrüse; exkretorische Drüsen: z. B. Pankreas, Milchdrüse, Talgdrüsen.
4. Unterschiedliche Abgabe der Produkte: bei den exkretorischen Drüsen Abgabe des Sekrets über einen Ausführungsgang an die Oberfläche von Haut oder Schleimhaut, bei den inkretorischen Drüsen Abgabe des Inkrets direkt an das Blut.

5. Was sind Hormone?

6. Welche Bedeutung haben Hormone für den Organismus?

7. Nennen Sie fünf verschiedene Drüsen des endokrinen Systems.
8. Welche Sonderstellung nimmt die Hypophyse unter den Hormondrüsen ein?

9. Welche Bedeutung besitzt die Hypophyse für den Organismus?

10. Was versteht man unter dem Rückkoppelungseffekt?

11. Geben Sie zwei Beispiele des Rückkoppelungseffektes zwischen Hormondrüsen an.

12. Welche Bedeutung hat das Hormon Oxytocin?

13. Welchen Einfluss haben die Schilddrüsenhormone auf den Stoffwechsel?

14. Welche Bedeutung hat die Nebenschilddrüse für den Organismus?

15. Welche Bedeutung haben die Nebennieren für den Organismus?

16. Welche Hormongruppe wird in der Nebennierenrinde gebildet?

17. Welche Krankheit ist Ausdruck einer Nebennierenrindenüberfunktion?

26 Nervensystem

1. Aus welchen Anteilen setzt sich das Nervensystem zusammen?
2. Aus welchen Anteilen setzt sich das Zentralnervensystem zusammen?

5. Hormone sind Botenstoffe, die in inkretorischen Drüsen oder im Gewebe gebildet, an das Blut abgegeben und nicht verbraucht, sondern in der Leber abgebaut werden.

6. Hormone sind wichtig für die Regulation und Koordination im Stoffwechsel (Bsp.: Blutzuckerspiegel), stimulieren teilweise andere Hormondrüsen und beeinflussen Entwicklung, Wachstum und Fortpflanzung des Organismus.

7. Hypophyse, Schilddrüse, Nebenniere, Ovar, Hoden.

8. Die Hypophyse wird als »Dirigent« bezeichnet, sie hat eine übergeordnete Funktion im Zusammenspiel aller Hormondrüsen.

9. Die Hypophyse produziert im Vorderlappen Hormone, die in anderen Hormondrüsen ihrerseits die Produktion stimulieren.

10. Rückkoppelungseffekt: Wechselwirkung zwischen Hypophyse und den anderen Hormondrüsen. Ausreichende Hormonausschüttung einer peripheren Hormondrüse bewirkt das Nachlassen der Stimulierung durch die Hypophyse und umgekehrt.

11. Beispiele: Kortison der Nebennierenrinde/ACTH der Hypophyse; Progesteron des Ovars/Luteinisierendes Hormon (LH) der Hypophyse.

12. Oxytozin bewirkt die Kontraktionen der Uterusmuskulatur (Wehenmittel) und die Sekretion der Milchdrüse.

13. Schilddrüsenhormone fördern den Grundumsatz (Sauerstoffverbrauch und Wärmeproduktion), das Wachstum des Organismus und erhöhen den Kohlenhydratumsatz.

14. Die Parathyreoidea bildet das Parathormon, das für die Regulierung des Kalzium- und Phosphatgehalts im Blut zuständig ist und damit weitreichend den Kalzium- und Phosphorstoffwechsel beeinflusst.

15. Die Nebennierenhormone der Rinde haben entscheidenden Einfluss auf den Eiweiß- und Zuckerstoffwechsel sowie regulierende Funktion im Mineralhaushalt. Die Hormone des Marks beeinflussen Blutdruck und Gefäßtonus.

16. In der Nebennierenrinde werden die Kortikosteroide mit einer Vielzahl von Einzelhormonen gebildet.

17. Cushing-Syndrom.

26 Nervensystem

1. Zentralnervensystem, peripheres und vegetatives Nervensystem.

2. Gehirn und Rückenmark.

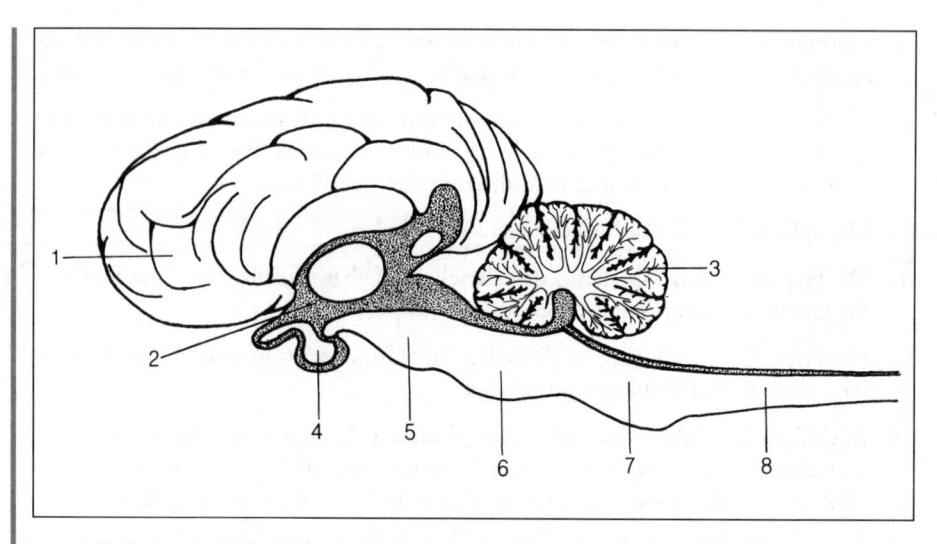

Abb. 10:
Aufbau des Gehirns.

3. Geben Sie die Teile des Gehirns bis zum verlängerten Mark an (Abb. 10).

4. Was versteht man unter dem biologischen Prinzip der Leistungsvermehrung durch Oberflächenvergrößerung?

5. Geben Sie Beispiele für die Oberflächenvergrößerung zur Leistungsvermehrung an.

6. Aus welchen Schichten besteht das Gehirn?

7. Wo liegen die Nervenzellen des Zentralnervensystems?

8. Wo liegen die Zentren für die lebensnotwendigen Körperfunktionen?

9. In welchem Gehirnteil entstehen die psychischen Empfindungen?

10. Welche Funktion hat das Rückenmark?

11. Wie heißen die das Gehirn und das Rückenmark umschließenden Häute?

12. Aus welchen Anteilen besteht das periphere Nervensystem?

13. Hat das periphere Nervensystem Nervenzellen?

14. In welchen Bahnen und in welchen Richtungen werden Reize und ihre Beantwortung im Nervensystem geleitet?

15. Aus welchen Anteilen besteht das vegetative Nervensystem?

16. Wo liegen die wichtigsten vegetativen Zentren des Nervensystems?

? Fragen

Abbildung 10:

1 Großhirn
2 Zwischenhirn
3 Kleinhirn
4 Hirnanhangsdrüse (Hypophyse)
5 Mittelhirn
6 Brücke
7 verlängertes Mark
8 Rückenmark

3. Abbildung 10: 1 Großhirn, 2 Zwischenhirn, 3 Kleinhirn, 4 Hypophyse, 5 Mittelhirn, 6 Brücke, 7 verlängertes Mark.
4. Oberflächenvergrößerung eines Organs: Durch Windungen, Falten, Ausbuchtungen, Bläschenbildung wird der vorhandene Raum für ein Organ besser ausgenutzt.
5. Nasenmuscheln, Lungenbläschen, Darmzotten, Blätter des Psalters, Nierenkanälchen, Gehirnwindungen.
6. Äußere, graue Rindenschicht mit Nervenzellen; innere, weiße Markschicht mit Nervenfasern.
7. Nervenzellen finden sich z. B. in der Rindenschicht des Gehirns und in der grauen Substanz des Rückenmarks.
8. Im Hirnstamm, d. h. in der Brücke und dem verlängerten Mark.
9. Im Zwischenhirn (Thalamus).
10. Das Rückenmark ist Schalt- und Leitungssystem. Es stellt mit seinen Nervenbahnen die Verbindung zwischen peripherem Nervensystem und Gehirn her.
11. Harte Hirnhaut, Spinnwebhaut, weiche Hirnhaut.
12. Peripheres Nervensystem: Leitungsnetz aus Nerven mit sensiblen und motorischen Anteilen.
13. Nein, es besteht im Bereich des willkürlichen Nervensystems nur aus Nervenzellfortsätzen.
14. Reize werden von den sensiblen Bahnen aus der Peripherie über das Rückenmark zum Gehirn geleitet. Die motorischen Bahnen übernehmen die Leitung der Reizbeantwortung vom Gehirn über das Rückenmark in die Peripherie.
15. Vegetatives Nervensystem: Sympathikus und Parasympathikus.
16. Parasympathikuszentren: im verlängerten Mark und im Lenden-Kreuzbeinmark; Sympathikuszentrum: im Thorax, unterhalb der Wirbelsäule.

17. Wozu dient das vegetative Nervensystem?

18. Beschreiben Sie den Einfluss des Vagus und des Sympathikus am Beispiel Herz, Darmschleimhaut und Iris.

19. Ist die Funktion des vegetativen Nervensystems in der Narkose ausgeschaltet?

20. Was ist ein Rezeptor?

21. Wo liegen die Außen- und Innenrezeptoren des Körpers?

22. Was sind Reflexe? Welche diagnostische Bedeutung haben sie?

23. Wo liegen die wichtigsten Reflexzentren?

24. Was ist ein Reflexbogen?

25. Was verstehen Sie unter angeborenen und erlernten Reflexen? Nennen Sie je ein Beispiel.

26. Erläutern Sie die Begriffe Meningitis, Enzephalitis, Kommotio, Apoplexie.

27. Was sind Paresen und Paralysen?

28. Was ist der Liquor?

29. Welche Zellart ist auch physiologischerweise im Liquor nachweisbar?

27 Sinnesorgane

1. Welche Sinnessysteme unterscheidet man?

2. Welche Empfindungen werden durch den Gefühlssinn wahrgenommen?

3. Wie lauten die Fachausdrücke für Unempfindlichkeit, Unterempfindlichkeit und Überempfindlichkeit?

4. Welche inneren Organe besitzen keine Schmerzrezeptoren?

5. Wie heißt das anatomische Gebilde mit den Rezeptoren für die Geschmacksempfindung?

6. Welche Geschmacksqualitäten werden über die Zunge vermittelt?

7. Weshalb ist der Geruchssinn bei vielen Tierarten besonders gut ausgebildet?

Fragen

17. Regelung der lebenserhaltenden Funktionen wie Atmung, Kreislauf, Verdauung, auch bei Ausschaltung des Bewusstseins.
18. Herz: Vagus verlangsamt, Sympathikus beschleunigt die Tätigkeit; Darmmuskulatur: Vagus fördert, Sympathikus hemmt die Motorik; Iris: Vagus verengt, Sympathikus erweitert die Pupille.
19. Nein.
20. Rezeptor: »Empfangsstelle« für äußere und innere Reize.
21. Außenrezeptoren liegen in den Sinnesorganen und den Körpergegenden, die Umweltreize aufnehmen. Innenrezeptoren nehmen Reize bei Zustandsveränderungen der inneren Organe auf.
22. Reflex: unwillkürliche Reizbeantwortung des Organismus. Diagnostisch wichtig ist die Überprüfung des physiologischen Ablaufs eines Reflexes. Durch Krankheit kann es zu einer Steigerung, Verzögerung oder Ausfall des Reflexes kommen.
23. Im verlängerten Mark, Rückenmark und im Darmbereich.
24. Reflexbogen: die kürzeste Nervenverbindung zwischen Rezeptor, über die sensible Bahn, zum Reflexzentrum, von dort über die motorische Bahn zum »Erfolgsorgan«.
25. Angeborener Reflex: das unwillkürliche Ansprechen auf Reize, z. B. Schluckreflex, Niesreflex. Erlernter Reflex: wird im Lauf des Lebens erworben, z. B. Speichelfluss beim Anblick von Speisen.
26. Meningitis – Gehirnhautentzündung, Enzephalitis – Gehirnentzündung, Kommotio – Gehirnerschütterung, Apoplexie – Schlaganfall.
27. Paresen: teilweise, unvollständige Lähmungen; Paralysen: vollständige, schlaffe Lähmungen.
28. Liquor – Gehirn- und Rückenmarkflüssigkeit.
29. Weiße Blutkörperchen in geringer Menge.

27 Sinnesorgane

1. Gesichtssinn, Gehörsinn, Geschmackssinn, Geruchssinn, Gefühlssinn, Gleichgewichtssinn.
2. Temperatur, Berührung, Druck, Schmerz, Juckreiz, Muskeltonus.
3. Unempfindlichkeit – Anästhesie, Unterempfindlichkeit – Hypästhesie, Überempfindlichkeit – Hyperästhesie.
4. Gehirn, Lunge, Leber, Nieren.
5. Geschmacksknospe der Zunge.
6. Süß, sauer, salzig, bitter.
7. Ein ausgeprägter Geruchssinn ist notwendig für das Auffinden von Nahrung, eines Geschlechtspartners, evtl. auch der eigenen Jungtiere und für die frühzeitige Witterung von Gefahren.

8. Was bedeutet das Schnüffeln und Wittern des Tieres?

9. Nennen Sie eine Erkrankung, die zur Beeinträchtigung der Geruchs- und Geschmackswahrnehmung führt.

10. Nennen Sie die Wandschichten des Augapfels (Abb. 11). (Deutsche und Fachausdrücke!)

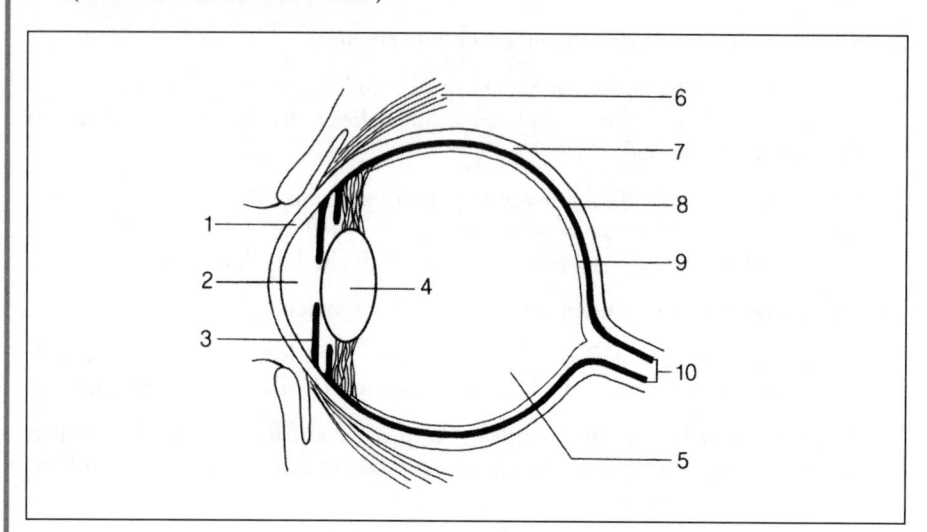

Abb. 11:
Aufbau des Auges.

11. Was ist mit der vorderen und hinteren Augenkammer gemeint?

12. Welche anatomischen Einrichtungen sorgen für einen Schutz des Auges?
13. Wie heißt die Schleimhaut der Augenlider?
14. Bei welchen Tieren hat die Nickhaut noch volle Schutzfunktion?
15. Von welchem Teil des Auges wird die Pupille gebildet?
16. Wie heißen die beiden Muskeln der Iris?
17. Welche Bedeutung hat die Pupille bei der Beurteilung der Narkosetiefe?

18. Wie wird am Auge die Scharfeinstellung eines Bildes erreicht? (Kap. 9.4.1)

19. Was ist Akkomodation?

20. Welchen Weg nimmt ein ins Auge treffender Lichtstrahl (vergl. Lehrbuch, Abb. 7.72)?
21. Wo befinden sich die Rezeptoren für den Gesichtssinn?
22. Was versteht man unter der Adaptation des Auges?

? Fragen

8. Schnüffeln und Wittern bedeuten, durch die verstärkte Einatmung eine bessere Geruchswahrnehmung zu erreichen.
9. Bei der Rhinitis sind durch die Schleimhautschwellung und vermehrte Sekretbildung Geruchs- und Geschmackswahrnehmung sehr beeinträchtigt.
10. Hornhaut – Kornea, Lederhaut – Sklera, Aderhaut – Chorioidea, Netzhaut – Retina.

Abbildung 11:

1	Hornhaut (Kornea)	6	Augenmuskel
2	vordere Augenkammer	7	Lederhaut (Sklera)
3	Iris	8	Aderhaut (Chorioidea)
4	Linse	9	Netzhaut (Retina)
5	Glaskörper	10	Sehnerv

11. Die Augenkammern sind Hohlräume zwischen Kornea und Iris (vordere Augenkammer) und zwischen Iris und Linse (hintere Augenkammer). Sie sind mit Kammerwasser gefüllt.
12. Augenlider, Wimpern, Tränenflüssigkeit.
13. Lidbindehaut – Konjunktiva.
14. Bei den Vögeln.
15. Die Pupille ist das zentrale Sehloch der Iris.
16. Radialmuskel und Ringmuskel.
17. Die Veränderung der Pupillenweite gibt Auskunft über das jeweilige Narkosestadium, steht in Abhängigkeit von der jeweiligen Medikation (z. B. Atropin).
18. Durch die unterschiedliche Krümmung der Linse wird eine Scharfeinstellung des Bildes erreicht.
19. Akkommodation des Auges: Anpassung der Linse an die Entfernung des wahrzunehmenden Objekts.
20. Weg des Lichtstrahles: Hornhaut, vordere Augenkammer, durch die Pupille der Iris, hintere Augenkammer, Linse, Glaskörper, Netzhaut.
21. In der Netzhaut.
22. Adaptation des Auges: Anpassung an die Helligkeit der Umgebung.

23. Wie heißen die Anteile der Netzhaut, die für das Dämmerungssehen und für das Helligkeits- und Farbensehen vorgesehen sind?
24. An welcher Stelle der Netzhaut gibt es keine Rezeptoren für die Wahrnehmung des Lichtes?
25. Übersetzen Sie die Begriffe Keratitis, Konjunktivitis, Glaukom, Katarakt, Nystagmus.
26. Wie lautet die Bezeichnung für eine Linsentrübung?
27. Erläutern Sie die Begriffe grüner Star und grauer Star.

28. Welche anatomische Einrichtung schließt das äußere Ohr zum Mittelohr ab?
29. Wie heißt die Verbindung zwischen Mittelohr und Rachen, und welche Bedeutung hat sie?
30. Wie heißt die Ausweitung der Ohrtrompete beim Pferd?
31. Beschreiben Sie kurz den Aufbau des Innenohres.

32. Welche Teile des inneren Ohres sind für den Hörvorgang und welche Teile sind für das Gleichgewicht vorgesehen?
33. Was ist der Vestibularapparat, und wo liegt er?
34. Wo befindet sich die Endolymphe?

II. Krankheitslehre

28 Allgemeine Krankheitslehre

1. Was ist eine Diagnose?
2. Erklären Sie den Begriff Prognose.
3. Beschreiben Sie den Unterschied zwischen angeborenen oder erworbenen Krankheiten, und geben Sie Beispiele an.

4. Was bezeichnet man als innere Krankheitsursachen?
5. Geben Sie zwei Beispiele für Krankheiten mit innerer Ursache.

? Fragen

23. Sehstäbchen: ermöglichen das Schwarzweißsehen bei schlechter Beleuchtung; Sehzapfen: ermöglichen das Farbensehen bei heller Beleuchtung.

24. Am blinden Fleck.

25. Keratitis – Hornhautentzündung, Konjunktivitis – Lidbindehautentzündung, Glaukom – grüner Star, Katarakt – Linsentrübung, Nystagmus – Augenzittern.

26. Grauer Star – Katarakt.

27. Beim grünen Star liegt eine Abflussstörung des Kammerwassers vor, sodass es zu einem erhöhten Innendruck des Auges kommt. Beim grauen Star liegt eine Linsentrübung vor, die der Linse ein mehr oder weniger milchiges Aussehen verleiht.

28. Trommelfell.

29. Die Ohrtrompete (Eustachische Röhre) dient hauptsächlich dem Druckausgleich zwischen Mittelohr und Rachenhöhle und damit dem Ausgleich zur Außenluft.

30. Luftsack.

31. Im Innenohr befinden sich das Labyrinth und die Schnecke. Das Labyrinth ist ein Hohlraumsystem mit Bogengängen, die mit feinen Häuten ausgekleidet und mit Endolymphe gefüllt sind. Die Membranen des ovalen und runden Fensters trennen den Vorhof des Labyrinths vom Mittelohr. In der Schnecke befindet sich ebenfalls Endolymphe und das Hörorgan mit seinen Haarzellen (Sinneszellen).

32. Die Schnecke ist für den Hörvorgang zuständig, das Labyrinth für den Gleichgewichtssinn.

33. Zum Vestibularapparat, der dem Gleichgewichtssinn dient, gehören die Bogengänge und der Vorhof des Labyrinths im inneren Ohr.

34. Die Endolymphe ist die Flüssigkeit im Labyrinth und in der Schnecke des inneren Ohres.

II. Krankheitslehre

28 Allgemeine Krankheitslehre

1. Diagnose: Erkennung und Benennung einer Krankheit.

2. Prognose: Vorhersage über Verlauf und Ausgang einer Krankheit.

3. Angeborene Krankheiten treten vor der Geburt auf. Sie können ererbt oder während der Embryonalzeit verursacht sein; z. B. Missbildungen durch Viren, Umwelteinflüsse, Erbanlagen. Erworbene Krankheiten treten erst nach der Geburt auf und haben ihre Ursachen in äußeren und inneren Faktoren; z. B. Infektionskrankheiten, Vergiftungen, Vitaminmangelkrankheiten.

4. Innere Krankheitsursachen sind im Körper selbst, ohne ersichtlichen Einfluss von außen, zu suchen; z. B. Stoffwechselstörungen, Organfunktionsstörungen.

5. Diabetes mellitus: Hyperglykämie infolge Insulinmangels;
Eklampsie: Krampfzustände in der Laktationszeit infolge Kalziummangels.

6. Nennen Sie jeweils zwei chemische, physikalische, stoffwechselbedingte und durch Lebewesen bedingte Krankheitsursachen.

7. Was bezeichnet man als äußere Krankheitsursache?

8. Was bedeutet der Begriff Entzündung?

9. Es gibt fünf Krankheitszeichen, die für eine Entzündung sprechen. Welche sind das?

10. Welcher Unterschied besteht zwischen einem Empyem, einem Abszess und einer Phlegmone?

11. Die Narbenbildung ist Folge welcher vorausgegangenen Gewebsveränderung?

12. Was ist eine Blutvergiftung?

13. Welche Krankheitsbezeichnungen tragen die Endung -itis?
14. Welche Krankheitsbezeichnungen tragen die Endung -ose?
15. Beschreiben Sie den Unterschied zwischen Entzündung und Degeneration.

16. Was bedeuten die Begriffe Atrophie und Sklerose?

17. Was bedeuten die Begriffe Tumor und Ulkus?
18. Welcher Unterschied besteht zwischen benignen und malignen Tumoren?

19. Maligne Tumore sind durch zwei Eigenschaften gegenüber den benignen gekennzeichnet. Welche Eigenschaften sind das?

Fragen

6. Chemische Krankheitsursachen: z. B. aufgenommenes Rattengift, Ätzkali auf der Haut; physikalische Ursachen: mechanische Einwirkungen, z. B. Stoß, Schlag, Fall oder thermische Einwirkungen durch intensive Sonnenbestrahlung, Röntgenstrahlen; stoffwechselbedingte Ursachen: verminderte Harnsäureausscheidung, verminderte oder fehlende Pankreasfermentbildung; lebende Ursachen: Viren, Bakterien, Parasiten.

7. Äußere Krankheitsursachen wirken von außen auf den Körper ein; z. B. Aufnahme von Fremdstoffen oder Erregern über die Atmungs- oder Verdauungswege, physikalische oder chemische Einwirkungen auf den Körper.

8. Eine Entzündung ist die Reaktion des Körpers auf einen Reiz, z. B. Verletzung, Erreger, Strahleneinwirkung, mit nachfolgender Gewebsschädigung. Das Entzündungsgeschehen läuft in seiner Form und zeitlich nach einem bestimmten Muster ab.

9. Die Kardinalsymptome einer Entzündung sind: Rötung, vermehrte Wärme, Schwellung, Schmerz und gestörte Funktion.

10. Empyem, Abszess und Phlegmone sind Begriffe der eitrigen Entzündung. Beim Empyem sammelt sich Eiter in einer natürlichen Körperhöhle. Beim Abszess bildet sich ein eitergefüllter Gewebshohlraum. Phlegmone bedeutet eine diffuse Eiterverteilung im Gewebe.

11. Die Narbenbildung ist die Reaktion auf eine vorausgegangene Zusammenhangstrennung des Gewebes aus unterschiedlichster Ursache, z. B. durch Entzündung, Verletzung, Operation.

12. Blutvergiftung – Sepsis, geht von einem Krankheitsherd aus und tritt bei Eindringen von Krankheitserregern in die Blutbahn auf.

13. Entzündungen tragen meist die Endung -itis.

14. Degenerative Krankheitsbilder tragen die Endung -ose.

15. Eine Entzündung verläuft mit den typischen örtlichen Symptomen, evtl. auch mit Fieber. Im Gewebe kommt es zur Einwanderung von Leukozyten. Bei der Degeneration eines Gewebes tritt eine Stoffwechselstörung der Zellen mit Entartung der Zellstruktur auf. Die normale Funktion ist aufgehoben, es kommt zur Ablagerung von zellfremdem Material, wie Fett oder Kalksalzen, oder zu Bindegewebszuwachs mit Verhärtung des Gewebes, z. B. bei der Arteriosklerose.

16. Atrophie – Gewebsschwund, Sklerose – Verhärtung eines Gewebes durch bindegewebigen Zuwachs.

17. Tumor – Geschwulst, Neubildung; Ulkus – Geschwür, Substanzverlust, Gewebszerfall.

18. Benigne Tumore sind gutartig, haben ein langsames, begrenztes Wachstum, greifen das gesunde Gewebe nicht an; z. B. Myom, Lipom. Maligne Tumoren sind bösartig, haben ein schnelles, nicht begrenztes Wachstum, zerstören das gesunde Gewebe, neigen zur Metastasenbildung; z. B. Sarkome und Karzinome der verschiedenen Gewebe.

19. Maligne Tumore zerstören das umliegende, gesunde Gewebe und es können sich durch Abschleppung der Tumorzellen über die Blutbahn Metastasen in entfernt liegenden Organen bilden.

! Antworten

20. Wie werden bösartige Tumore des Epithelgewebes und solche des Bindegewebes genannt?
21. Wann spricht man von Metastasen?
22. Es gibt verschiedene Verlaufsformen einer Krankheit. Wie heißen sie?
23. Nennen Sie fünf Abwehrmöglichkeiten des Organismus bei Eindringen von Krankheitserregern.
24. Geben Sie die Zellen an, die durch Phagozytose zur Infektabwehr beitragen.
25. Beschreiben Sie kurz die biologische Leukozytenkurve nach Schilling (vergl. Lehrbuch, Abb. 8.5).

26. Was versteht man unter einer Antigen-Antikörper-Reaktion?

27. Was sind Antikörper?

28. Erläutern Sie den Begriff Immunität.

29. Was ist eine Immunschwäche?

30. Welche Bedeutung hat das Fieber für den Organismus?

31. Was versteht man unter der Virulenz eines Erregers?

32. Zur Vermeidung von Infektionskrankheiten gibt es verschiedene Prophylaxemaßnahmen. Geben Sie Beispiele an.

33. Was versteht man unter Prophylaxe?

34. Was bedeutet die Konstitution und Kondition eines Tieres?

35. Was ist eine Quarantäne?

36. Erklären Sie den Unterschied zwischen aktiver und passiver Immunisierung.

37. Warum sollte für die erste Immunisierung eines Jungtieres ein bestimmtes Lebensalter abgewartet werden?

20. Krebs des Epithelgewebes: Karzinom; Krebs des Bindegewebes: Sarkom.

21. Metastasen sind Tochtergeschwülste eines bösartigen Primärtumors.

22. Verlaufsformen einer Krankheit: perakut, akut, chronisch, rezidivierend, latent.

23. Infektionsabwehr: gute Körperkondition, gesunde Haut und Schleimhaut, Filterung durch Lymphknoten, Phagozytose der Mikro- und Makrophagen des Blutes, Antikörperbildung.

24. Neutrophile und eosinophile Granulozyten, Monozyten.

25. Die biologische Leukozytenkurve verläuft in drei Phasen: Nach anfänglicher Leukopenie steigt die Zahl der neutrophilen Leukozyten steil an (neutrophile Kampfphase), dann nimmt ihre Zahl im peripheren Blut wieder ab, dafür ist eine Zunahme der Monozysten zu beobachten (monozytäre Überwindungsphase), bis schließlich, bei Annäherung der Kurve an die Normalwerte der Leukozyten, eine Zunahme der Lymphozyten (lymphozytäre Heilphase) festzustellen ist.

26. Antigen-Antikörper-Reaktion: Verbindung eines Antigens mit einem spezifischen, gegen dieses Antigen gerichteten Antikörper.

27. Antikörper – spezifische Eiweißkörper (Gammaglobuline), die von B-Lymphozyten gebildet werden.

28. Immunität: spezifische Unempfindlichkeit gegen Erreger durch Bildung spezifischer Antikörper.

29. Immunschwäche: ungenügende Ausbildung von spezifischen Antikörpern z. B. durch lymphozytenzerstörende Viren.

30. Das Fieber entsteht durch toxische Reizung des Wärmezentrums, ausgelöst durch Viren, Bakterien oder ihre Zerfallsprodukte.

31. Virulenz: Infektionskraft, Vermehrungsfähigkeit und toxische Wirkung eines Erregers.

32. Wahrung der körperlichen Kondition, Hygienemaßnahmen, Impfungen, Quarantäne.

33. Prophylaxe – Vorbeugung; vorsorgliche Maßnahmen zur Verhütung einer Krankheit.

34. Die Konstitution ist die Gesamtverfassung des Körpers. Die Kondition spiegelt die augenblickliche Verfassung des Körpers wider.

35. Quarantäne ist die Absonderung von Tieren oder Menschen, die an einer Seuche erkrankt oder ihrer verdächtigt werden.

36. Aktive Immunisierung: Applikation eines Antigens, in Form eines Lebend- oder Totimpfstoffes, zur Ausbildung von körpereigenen Antikörpern. Passive Immunisierung: Applikation von Antikörpern, die dem Organismus sofort zur Verfügung stehen.

37. Erst ab einem bestimmten Lebensalter des Jungtieres haben die maternalen Antikörper so weit abgenommen, dass das Tier ausreichend eigene Antikörper bilden kann. Erst dann ist eine Grundimmunisierung Erfolg versprechend.

38. Weshalb ist die Aufstellung eines Impfplanes vorteilhaft?

39. Warum müssen so genannte Auffrischungsimpfungen vorgenommen werden?

40. Wann ist eine Notimpfung erforderlich?

41. Was verstehen Sie unter einer Allergie?

42. Erläutern Sie die Begriffe Allergie und Anaphylaxie.

43. Beschreiben Sie einige allergisch bedingte Symptome der Haut und Schleimhaut.

44. Was ist eine Sektion? Wann wird sie im Allgemeinen durchgeführt?

29 Infektionskrankheiten

1. Was versteht man unter einer Infektion?

2. Nennen Sie je zwei Erreger von Infektionskrankheiten bei Pferd, Rind, Hund und Katze.

3. Welcher Abschnitt der Infektion wird als Inkubationszeit bezeichnet?

4. Wann spricht man von einer Sekundärinfektion?

5. Nennen Sie fünf Eintrittspforten, durch die Erreger in den Organismus gelangen können.

6. Welche Übertragungsmöglichkeiten von Krankheitserregern gibt es?

7. Nennen Sie vier verschiedene Arten (Spezies) von Krankheitserregern (Mikroorganismen).

8. Geben Sie die wichtigsten Unterschiede zwischen Viren und Bakterien an.

9. Welche Möglichkeiten der Abwehr von Infektionserregern stehen dem Organismus zur Verfügung?

38. Mit dem Impfplan werden die Impftermine, bezogen auf das Lebensalter des Tieres, festgelegt. Bei Einhaltung der Termine wird eine belastungsfähige Immunität erreicht.

39. Die Auffrischungsimpfungen sind notwendig, um eine belastungsfähige Dauerimmunität zu erreichen.

40. Eine Notimpfung empfiehlt sich bei allen noch gesunden Tieren in einem verseuchten Gebiet. Die Notimpfung wird entweder passiv mit Gammaglobulinen oder simultan mit Vakzinen und Gammaglobulinen vorgenommen.

41. Allergie: Überempfindlichkeitsreaktion infolge einer vorausgegangenen Sensibilisierung gegen ein Allergen, z. B. Tierhaare, Gräser, Wolle, Arzneimittel.

42. Allergie – Überempfindlichkeitsreaktion; Anaphylaxie: Allergie des Soforttyps auf dem Blutweg, kann zum Schock mit tödlichem Ausgang führen.

43. Rötungen der Haut, Quaddelbildung, Schleimhautschwellung, in den Atemwegen mit Atmungsbehinderung.

44. Sektion: Öffnung und Zerlegung des Tierkörpers zur Feststellung der Todesursache.

29 Infektionskrankheiten

1. Infektion: das Eindringen von Krankheitserregern in den Organismus, wo sie haften bleiben und sich vermehren.

2. Pferd: Virus der infektiösen Anämie, Tetanusbakterium; Rind: Maul- und Klauenseuchevirus, Leukosevirus; Hund: Parvovirosevirus, Leptospirosebakterium; Katze: Leukosevirus, Tuberkulosebakterium.

3. Inkubationszeit: Zeitspanne von der Aufnahme des Erregers bis zum Auftreten der ersten Symptome.

4. Sekundärinfektion: weitere Infektion eines bereits infizierten Organismus mit einem anderen Erreger.

5. Eintrittspforten: Haut, natürliche Körperöffnungen, Milchdrüse, Augen, Wunden.

6. Die Übertragungsmöglichkeiten von Erregern sind der direkte Kontakt mit erkrankten Tieren und deren Ausscheidungen und der indirekte Kontakt durch Zwischenträger, z. B. nicht desinfizierte Stallgeräte, Futternäpfe, Stallungen, Boxen, also durch unzureichende Hygiene oder durch Zwischenwirte wie Fliegen, Flöhe, Zecken.

7. Viren, Bakterien, Pilze, Einzeller.

8. Viren sind keine Zellen, sie haben keinen eigenen Stoffwechsel, vermehren sich nur in lebenden Zellen und lassen sich nur in Zellkulturen züchten. Bakterien sind Zellen mit eigenem Stoffwechsel, vermehren sich durch Zellteilung und lassen sich auf Agarnährböden züchten.

9. Intakte Haut und Schleimhaut, Tonsillen und Lymphknoten, Lymphozyten mit Antikörperbildung, Phagozytose durch Leukozyten.

! Antworten

10. Übersetzen Sie die Begriffe Resistenz, Infektion, Pathogenität, Immunität.

11. Was verstehen Sie unter einer Tröpfcheninfektion?

12. Was ist eine latente Infektion?

13. Auf welchen Wegen können Krankheitserreger ausgeschieden werden?

14. Was sind Viren- und Bakterienausscheider?

15. Wie bezeichnet man die schnelle Ausbreitung einer Infektionskrankheit?
16. Erläutern Sie die Begriffe Endemie und Epidemie.

17. Was ist unter einer Septikämie zu verstehen?

30 Viren und Viruskrankheiten

1. Was sind Viren?

2. Nennen Sie fünf durch Viren hervorgerufene Infektionskrankheiten bei verschiedenen Tierarten.
3. Haben Viren einen eigenen Zellstoffwechsel?
4. Geben Sie drei Viruskrankheiten von Hund und Katze an, gegen die auch geimpft werden kann.
5. Wie heißt die gefährliche Virusinfektion, die als Zoonose bei fast allen Säugetieren und beim Menschen vorkommen kann?
6. Was versteht man unter einer Organspezifität von Viren? Geben Sie auch Beispiele an.

7. Zu welchen Zellveränderungen im Organismus kann es durch eine Viruskrankheit kommen?
8. Wie können Viruserkrankungen behandelt werden?
9. Welches sind die wichtigsten Bekämpfungsmaßnahmen bei Viruskrankheiten?

10. Was wird im Fall einer Tierseuche staatlicherseits angeordnet?

10. Resistenz: Widerstandsfähigkeit, Schutzmechanismus des Körpers; Infektion: das Eindringen von Erregern in den Körper, ihre Ansiedlung und Vermehrung; Pathogenität: die Eigenschaft von Erregern im Organismus Krankheiten hervorzurufen; Immunität: Unempfindlichkeit gegen Antigene durch Bildung von Antikörpern.

11. Inhalation von Erregern, die an feinste Wasser- oder Schmutzpartikel der Luft gebunden sind.

12. Bei der latenten, verborgenen Infektion lösen die Erreger keine Symptome aus, sie können aber dauernd ausgeschieden werden.

13. Ausscheidung von Krankheitserregern über den Kot und die Sekrete des Körpers, z. B. Speichel, Nasenschleim, Milch, Wundsekret, Harn.

14. Als Viren- oder Bakterienausscheider werden Tiere bezeichnet, die durch eine latente Infektion ständig Erreger ausscheiden und damit andere, noch nicht erkrankte Tiere infizieren können.

15. Seuche.

16. Endemie: zeitlich unbegrenzte, an ein bestimmtes Gebiet gebundene Infektionskrankheit; Epidemie: Seuchenzug, schnelle Ausbreitung einer seuchenhaften Infektionskrankheit.

17. Septikämie: Sepsis, Blutvergiftung; von einem Krankheitsherd ausgehende Streuung von Erregern oder deren Toxinen in die Blutbahn.

30 Virus und Viruskrankheiten

1. Viren sind kleinste Krankheitserreger, die aus Nukleinsäure und Eiweiß bestehen, jedoch keine echten Zellen darstellen. Für ihre Vermehrung sind sie auf die lebenden Körperzellen angewiesen.

2. Viruskrankheiten: z. B. Tollwut, Maul- und Klauenseuche, Parvovirose, Myxomatose, Leukose.

3. Nein, sie sind auf den Stoffwechsel der Wirtszelle angewiesen.

4. Hund: Staupe, Hepatitis contagiosa canis, Parvovirose; Katze: Leukose, Katzenseuche, Katzenschnupfen.

5. Tollwut.

6. Organspezifität der Viren bedeutet, dass sie sich vorzugsweise in bestimmten Organen ansiedeln; z. B. Tollwutvirus im Gehirn, HCC-Viren in der Leber, Pockenviren in der Haut.

7. Zerstörung der virusbefallenen Körperzellen, Tumorbildungen.

8. Durch Immunseren (Heilimpfung) und Interferone sowie symptomatische Therapie.

9. Staatliche Seuchenbekämpfungsmaßnahmen bei anzeigepflichtigen Seuchen; bei nicht anzeigepflichtigen Viruskrankheiten vor allem die Immunprophylaxe und der passive Gammaglobulinschutz bei Verdacht oder Erkrankung der Tiere.

10. Anzeigepflicht, Quarantäne, Tötung der erkrankten oder der Seuche verdächtigen Tiere, Sperrung des Stalles, hygienische Maßnahmen, Impfmaßnahmen.

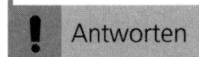

31 Bakterien und bakterielle Infektionskrankheiten

1. Was sind Bakterien?

2. Welche Formen können Bakterien aufweisen?
3. Geben Sie fünf Eigenschaften der Bakterien an.

4. Haben Bakterien einen eigenen Zellstoffwechsel?
5. Ordnen Sie folgende Bakterien den bekannten Formen (Kokken, Stäbchen, Bazillen, Spirochäten) zu: Salmonellen, Tuberkelbakterien, Streptokokken, Leptospiren, Clostridien.
6. Was besagen die Begriffe grampositiv und gramnegativ zur Bezeichnung von Bakterien?

7. Was versteht man unter säurefesten Stäbchen?
8. Bakterien können auf Nährböden gezüchtet werden. Was ist damit gemeint? (Kap. 10.5.9.3)
9. Wodurch lassen sich Bakterien auf dem Nährboden unterscheiden?
10. Sind Bakterien nach entsprechender Vorbereitung im Lichtmikroskop nachweisbar?
11. Beschreiben Sie kurz die Anfertigung eines Bakterienausstrichs zur mikroskopischen Untersuchung.
12. Welche Merkmale werden für die Unterscheidung von Bakterien herangezogen?

13. Nennen Sie je zwei bakterielle Infektionskrankheiten bei Pferd, Rind und Hund.
14. Ist eine ursächliche Behandlung von bakteriellen Infektionskrankheiten möglich?
15. Wie wird das zur Therapie geeignete Medikament bei bakteriellen Infektionskrankheiten ermittelt? (Kap. 10.5.9.3)

16. Kann gegen bakterielle Infektionskrankheiten geimpft werden?

32 Pilze und Pilzkrankheiten (Mykosen)

1. Sind Pilze Lebewesen des Tierreiches?
2. Welche Fortpflanzungsmöglichkeiten haben Pilze?

Fragen

31 Bakterien und bakterielle Infektionskrankheiten

1. Bakterien sind Mikroorganismen, die aus einer Zelle mit Zellplasma und kernähnlichem Gebilde bestehen. Sie sind größer als Viren und nach Anfärbung im Lichtmikroskop sichtbar.
2. Bakterienformen: Kokken, Stäbchen, Bazillen, Spirochäten.
3. Eigener Zellstoffwechsel, beweglich, Zellteilung amitotisch, Anzüchtung auf Agarnährböden möglich, anfärbbar.
4. Ja, Nährstoffe werden über die Zellwand aufgenommen.
5. Salmonellen: Stäbchen, Tuberkelbakterien: Stäbchen, Streptokokken: Kokken, Leptospiren: Spirochäten, Clostridien: Bazillen.
6. Bakterien können nach GRAM angefärbt werden. Je nachdem, welchen Farbstoff der Mischung sie annehmen, werden sie als grampositive (blaue Anfärbung) oder gramnegative (rote Anfärbung) Bakterien klassifiziert.
7. Säurefeste Stäbchen sind Bakterien, die sich nach der Färbung mit Karbolfuchsin einer Entfärbung durch Salzsäure-Alkohol widersetzen.
8. Eine Nährbodenzüchtung von Bakterien wird für die Differenzierung benötigt; dabei werden die unterschiedlichen Eigenschaften der Bakterien auf Nährböden ausgewertet.
9. Wachstum der Kolonien in Farbe, Form und Größe, die Schleimbildung, eine Hämolyse auf Blutagar.
10. Ja, da sie größer als 1 Mikrometer sind.
11. Bakterienhaltiges Material wird mit einer abgeflammten Drahtöse auf einen Objektträger dünn ausgestrichen. Der luftgetrocknete, hitzefixierte Ausstrich wird anschließend gefärbt.
12. Unterscheidung der Bakterien: auf dem Nährboden nach Wachstum der Kolonien, Sporen- und Fadenbildung, unter dem Mikroskop nach Anfärbung, Größe, Form. Artenbestimmung der Bakterien wird durch weitere serologische und biochemische Untersuchungen ermöglicht.
13. Pferd: Tetanus, Druse; Rind: Tuberkulose, Brucellose; Hund: Leptospirose, Tetanus.
14. Ja, mit Hilfe von Antibiotika oder Sulfonamiden.
15. Ein Antibiogramm (Resistenzbestimmung) wird durch Auflegen von Testringen oder -blättchen auf beimpfte Nährböden und anschließende Bebrütung erstellt. Ein Hemmhof um die Testblättchen gibt die therapeutisch wirksame Substanz an.
16. Ja, mit Vakzinen oder Toxoiden (entgiftetes Toxin mit erhaltener Antigenwirkung).

32 Pilze und Pilzkrankheiten (Mykosen)

1. Pilze gehören zum Pflanzenreich.
2. Fortpflanzungsmöglichkeiten der Pilze durch Sporen- und Hyphenbildung im Myzel.

3. Wie können Pilze nachgewiesen werden?

4. Beschreiben Sie kurz die Gewinnung von Material zur mykologischen Untersuchung. (Kap. 10.2.4)

5. Was ist eine Woodsche Lampe, und wozu dient sie?

6. Geben Sie drei krank machende Pilzgattungen an.

7. Was sind Mykosen?

8. Erläutern Sie die Begriffe Trichophytie und Mikrosporie.

9. Erläutern Sie die Begriffe Aspergillose und Mykotoxikose.

10. Was ist mit dem Sammelbegriff Dermatomykose gemeint?

11. Lassen sich Mykosen ursächlich behandeln?

33 Parasiten und parasitäre Erkrankungen

1. Erläutern Sie den Begriff Parasitismus.

2. Wie nennt man Lebewesen, die auf Kosten anderer leben?

3. Nennen Sie die verschiedenen Parasitengruppen, die teils dem Pflanzen-, teils dem Tierreich zugeordnet werden.

4. Welcher Unterschied besteht zwischen Endoparasiten und Ektoparasiten?

5. Nennen Sie die vier wichtigsten Klassen der Einzeller, die als Parasiten bei Mensch und Tier vorkommen können.

6. Geben Sie zwei verschiedene Infektionskrankheiten des Hundes durch Protozoen an.

7. Wie heißt die durch Protozoen verursachte Zoonose?

8. Was bedeutet der Begriff Helminthen, und welche Parasiten gehören dazu?

9. Geben Sie die deutschen Bezeichnungen für die Begriffe Zestoden, Trematoden und Nematoden an.

10. Erläutern Sie den Begriff Präpatentperiode.

11. Bei welchen Parasiten gibt es ein Larvenstadium?

3. Pilznachweis durch Anzüchtung auf Nährböden, Anfärbung von befallenem Haarmaterial auf dem Objektträger, bei Mikrosporie Nachweis mit der Woodschen Lampe möglich.

4. Bei Verdacht einer Hautmykose: Mit einer sterilen Pinzette wird Haarmaterial aus den Randbezirken einer Hautveränderung entnommen (nach Desinfektion mit Alkohol) und in ein steriles Probenröhrchen verbracht.

5. Die Woodsche Lampe ist eine UV-Lampe mit vorgelagertem Nickeloxidglas und wird für den Nachweis von Mikrosporum eingesetzt.

6. Trichophyton, Candida, Aspergillus.

7. Mykosen: durch verschiedene Pilzarten verursachte Krankheiten, die auf der Haut oder im Körper auftreten können; z. B. Dermatomykosen, Pneumomykosen, Enteromykosen.

8. Trichophytie: durch Trichophytonarten verursachte Hauterkrankung besonders bei Pferd, Rind, Meerschweinchen. Mikrosporie: Hauterkrankung durch Mikrosporumarten. Besonders betroffen sind Hund und Katze. Beide Mykosen sind Zoonosen.

9. Aspergillose: Pneumomykose (auch Luftsackmykose bei Vögeln) durch Aspergillusarten. Mykotoxikose: Erkrankung durch Pilzstoffwechselprodukte (Pilzgifte).

10. Dermatomykose: Hautpilzerkrankung durch verschiedene Hautpilzgattungen.

11. Ja, mit Hilfe von Antimykotika.

33 Parasiten und parasitäre Erkrankungen

1. Parasitismus: Lebensweise eines Schmarotzers, der sich auf Kosten des Wirtsorganismus ernährt, wobei nicht unbedingt Krankheitserscheinungen auftreten müssen.

2. Parasiten – Schmarotzer.

3. Viren und Bakterien, pflanzliche Parasiten (Pilze), tierische Parasiten (Einzeller, Würmer, Gliederfüßer).

4. Ektoparasiten leben auf oder in der Haut, Endoparasiten im Inneren des Wirtsorganismus.

5. Geißeltierchen, Wurzelfüßer, Sporentierchen, Piroplasmen.

6. Kokzidiose, Toxoplasmose, Babesiose.

7. Toxoplasmose.

8. Helminthen: parasitierende Würmer im Tier oder Menschen. Zu den Helminthen gehören Platt- und Rundwürmer.

9. Zestoden – Bandwürmer, Trematoden – Saugwürmer, Nematoden – Rundwürmer.

10. Präpatentperiode: Zeitspanne von der Aufnahme infektiöser Parasitenstadien bis zum Auftreten von Eiern oder Larven, nachweisbar in Trachealschleim, Blut, Harn, Kot.

11. Bei Würmern und Gliederfüßern.

12. Wie nennt man das bedeutende Larvenstadium bei den Bandwürmern?
13. In welche Organe können Finnen eindringen und zu schweren Krankheiten führen?
14. Geben Sie drei Unterscheidungsmerkmale zwischen Zestoden und Nematoden an.

15. Geben Sie eine Protozoenart an, die zu den Blutparasiten gehört.
16. Was unterscheidet Spinnentiere von Insekten?
17. Geben Sie die Fachausdrücke für folgende Milbenarten an: Ohrmilbe, Grabmilbe, Saugmilbe, Nagemilbe, Haarbalgmilbe.
18. Nennen Sie flügellose Insekten, die häufig als Hautparasiten nachzuweisen sind.

34 Zoonosen

1. Definieren Sie den Begriff Zoonosen.
2. Welche Übertragungsmöglichkeiten vom Tier auf den Menschen gibt es bei den Zoonosen?
3. Nennen Sie drei bedeutende Zoonosen, verursacht durch Endoparasiten.
4. Nennen Sie zwei Zoonosen, deren Erreger zu den so genannten Zwischenformen gehören.
5. Eine wichtige Ausbreitungsmöglichkeit der Zoonosen ist die so genannte Infektkette. Was ist damit gemeint?
6. Geben Sie jeweils eine Zoonose an, die durch Viren, Bakterien, Pilze, Protozoen oder Würmer verursacht sein kann.
7. Welche Berufsgruppen sind hinsichtlich der Ansteckungsgefahr bei Zoonosen besonders gefährdet?
8. Welches Gesetz dient mit seinen Bestimmungen zum Schutz des Menschen vor Zoonosen?
9. Auf welche Weise findet ein Schutz des Menschen vor Zoonosen statt?

? Fragen

12. Finne.

13. Gehirn, Lunge, Leber.

14. Zestoden sind platt, bestehen aus dem Kopf mit Saugnäpfen und Gliedern (Proglottiden) mit männlichen und weiblichen Geschlechtsorganen. Für die Entwicklung der Zestoden ist immer ein Zwischenwirt notwendig. Nematoden sind rund, spindelförmig, getrennt geschlechtlich. Zwischenwirte sind für die Entwicklung nicht immer notwendig.

15. Babesien.

16. Spinnentiere sind achtbeinig, Insekten dagegen sechsbeinig.

17. Ohrmilbe – Otodectes, Grabmilbe – Sarkoptes, Saugmilbe – Psoroptes, Nagemilbe – Chorioptes, Haarbalgmilbe – Demodex.

18. Flöhe, Läuse, Haarlinge, Federlinge.

34 Zoonosen

1. Zoonosen – vom Tier auf den Menschen übertragbare Krankheiten.

2. Übertragungsmöglichkeiten: direkter Kontakt mit dem erkrankten Tier oder seinen Ausscheidungen, Genuss von Milch, Milchprodukten, Eiern, Verzehr von rohem Fleisch; indirekter Kontakt über kontaminierte Geräte, Decken, Geschirr, Zaumzeug.

3. Echinokokkose, Trichinose, Toxocariasis.

4. Ornithose (Psittakose), Q-Fieber.

5. Infektkette: Übertragung des Erregers von einem Wirtsorganismus auf den nächsten und auf weitere Tiere, und wenn es sich um Zoonoseerreger handelt, auch auf den Menschen.

6. Als Zoonoseursache: Viren: Tollwut; Bakterien: Brucellose; Pilze: Mikrosporie; Protozoen: Toxoplasmose; Würmer: Echinokokkose.

7. Tierzüchter, Tierpfleger, Melker, Tierärzte, Tierarzthelfer, Laborpersonal.

8. Infektionsschutzgesetz (früher Bundesseuchengesetz).

9. Zum Schutz des Menschen besteht nach dem Infektionsschutzgesetz eine Meldepflicht an das jeweilige Gesundheitsamt bei Verdacht, Erkrankung oder Todesfall durch eine Zoonose; Überwachung der Salmonellenausscheider; Quarantänebestimmungen; Schutzimpfungen.

! Antworten

35 Tierseuchengesetz

1. Welchem Zweck dient das Tierseuchengesetz?

2. Welcher Unterschied besteht zwischen Meldepflicht und Anzeigepflicht einer Seuche nach dem Tierseuchengesetz?

3. An wen sind Seuchenmeldungen zu richten, und wann wird eine Seuche gemeldet?

4. Wem und von wem sind Seuchen anzuzeigen?

5. Geben Sie drei amtliche Maßregeln an, die in einem wildtollwutgefährdeten Bezirk bezüglich der Hundehaltung beachtet werden müssen.

6. Woran erkennt man einen wildtollwutgefährdeten Bezirk?

7. Wann besteht eine Anzeigepflicht nach dem Tierseuchengesetz?

8. Nennen Sie fünf anzeigepflichtige Tierseuchen.

9. Was verstehen Sie unter Meldepflicht nach dem Infektionsschutzgesetz, und welche Gruppen von Krankheiten werden dabei unterschieden?

III. Diagnostik und Therapie, Arzneimittel

36 Klinische Untersuchungsmethoden

1. Welche Angaben gehören zum Vorbericht?

2. Nennen Sie die Punkte zur Erhebung des Vorberichtes.

3. Welche Bedeutung hat die Anamnese für die Diagnose?

4. Was wird mit dem Begriff Diagnostik umschrieben?

5. Benötigt der Tierarzt für die Untersuchung eines Tieres die Anamnese?

? Fragen

35 Tierseuchengesetz

1. Das Tierseuchengesetz dient der Vorbeugung einer Seucheneinschleppung (z. B. Einfuhr- und Einreisebestimmungen) und der Beseitigung schon vorhandener Seuchenherde.
2. Meldepflicht: Es werden nur eindeutig nachgewiesene Seuchen gemeldet, die nicht anzeigepflichtig sind. Die Meldung dient zur Erfassung des Seuchenverlaufs und der Seuchenausbreitung. Anzeigepflicht: Es muss jede der im Gesetz aufgeführten Seuchen angezeigt werden, wenn sie ausgebrochen ist oder auch nur der Verdacht der Erkrankung oder Ansteckung besteht.
3. Meldepflichtige Seuchen sind bei eindeutigem Nachweis der Krankheit dem Veterinärreferat der Bezirksregierung zu melden.
4. Anzeigepflichtige Seuchen müssen von den Personen, die beruflichen Umgang mit den Tieren haben oder Tierbesitzer sind, beim zuständigen Amtstierarzt, Veterinäramt oder bei der Kreisverwaltung angezeigt werden.
5. Im umzäunten Gelände dürfen Hunde unbeaufsichtigt gehalten werden. Im freien Gelände müssen sie, wenn sie nicht angeleint sind, sofort auf Zuruf gehorchen. Im Wald dürfen sie sich nur in unmittelbarer Nähe des Hundehalters bewegen.
6. Beschilderung des Bezirks mit rechteckigen Schildern, weiße Schrift auf rotem Grund.
7. In jedem Fall der Erkrankung, des Verdachts des Seuchenausbruchs und des Verdachts der Ansteckung mit einer anzeigepflichtigen Seuche besteht Anzeigepflicht.
8. Tollwut, Psittakose, Leukose der Rinder, ansteckende Blutarmut der Einhufer, Aujeszkysche Krankheit, Schweinepest.
9. Die Meldepflicht nach dem Infektionsschutzgesetz umfasst drei Gruppen von Krankheiten: 1. Meldung bei Verdacht, Erkrankung und Todesfall; 2. Meldung bei Erkrankung und Tod; 3. Meldung bei Tod.

III. Diagnostik und Therapie, Arzneimittel

36 Klinische Untersuchungsmethoden

1. Name, Anschrift und Telefonnummer des Tierbesitzers, Kennzeichnung des Tieres, Angaben zu Haltung und Fütterung und zu den beobachteten Krankheitserscheinungen des Tieres.
2. Was für ein Tier? Was wurde beobachtet? Wie lange krank? Plötzlich aufgetreten? Wie viele Tiere erkrankt? Impfungen? Fütterung? Tierärztliche Vorbehandlung?
3. Anamnestische Angaben bieten erste Hinweise auf das erkrankte Organsystem und die mögliche Ursache.
4. Diagnostik: alle Maßnahmen während der Untersuchung, die zur Diagnosefindung führen.
5. Ja; oft ist auch ein weiteres, gezieltes Nachfragen notwendig.

! Antworten

6. Was versteht man unter dem Signalement eines Patienten?
7. Nennen Sie die einzelnen Punkte zur Kennzeichnung eines Patienten.
8. Bei welcher Tierart ist die Angabe der Fellfarbe wichtig zur Kennzeichnung des Tieres?
9. Nennen Sie sechs verschiedene Fellfarben des Pferdes.
10. Was sind Abzeichen, und warum müssen sie beim Signalement des Pferdes angegeben werden?
11. An welcher Körperregion und womit wird die Größe eines Pferdes gemessen?
12. Was versteht man unter Gebrauchszweck eines Tieres?
13. Nennen Sie drei Merkmale, die Vögel von Säugetieren unterscheiden.
14. Was versteht man unter den Begriffen Haustier und Heimtier?
15. An welchen Körperregionen kann der Ernährungszustand eines Tieres am besten festgestellt werden?
16. Was ist mit dem Begriff Pflegezustand des Tieres gemeint?
17. Geben Sie einige Zeichen eines krankhaften Verhaltens der Tiere an.
18. Welche Schleimhäute sind beim Pferd und welche bei Hund und Katze überprüfbar?
19. Erläutern Sie die Begriffe anämisch, ikterisch und zyanotisch.
20. Auf welche Weise wird beim Tier die Körperinnentemperatur ermittelt?
21. Was besagt der Begriff subfebrile Temperatur?
22. Welche Körpertemperaturen sind bei Pferd, Rind, Hund und Katze physiologisch? (Tab. 13.1)
23. Wo wird beim Kleintier der Puls gefühlt?

? Fragen

6. Signalement – Kennzeichnung des Tieres.

7. Tierart, Rasse, Geschlecht, Alter, Fellfarbe, Abzeichen, besondere Kennzeichen, Tiername, Größe (bei Pferd), Verwendungszweck.

8. Beim Pferd.

9. Schimmel, Fuchs, Brauner, Rappe, Falbe, Schecke.

10. Abzeichen im Fell des Pferdes sind angeborene oder erworbene weiße Haarstellen, die unveränderlich sind.

11. Für die Angabe der Größe wird die Widerristhöhe des Pferdes gemessen; dazu wird ein Band- oder Stockmaß benutzt.

12. Verschiedene Tierarten, unter ihnen wiederum verschiedene Rassen, werden für Arbeitsleistungen eingesetzt; z. B. Reit- und Wagenpferde, Blindenführhunde, Jagdhunde, Hütehunde, Lawinensuchhunde, Schutz- und Wachhunde.

13. Befiederung, fliegende Fortbewegung, Fortpflanzung durch Eiablage.

14. Haustiere: alle domestizierten Tierarten wie Pferde, Rinder, Schafe, Ziegen, Schweine, Geflügel und Kaninchen sowie Hunde und Katzen. Heimtiere: alle Tierarten außer Hund und Katze, die in kleiner Zahl oder als Einzeltiere, mehr aus Liebhaberei, im Haus gehalten werden wie Meerschweinchen, Goldhamster, Ziervögel, Zierfische, Amphibien, Reptilien.

15. Beurteilung des Ernährungszustandes des Tieres im Bereich der Rippen, Lendenwirbel, Hüfthöcker möglich.

16. Der Pflegezustand eines Tieres betrifft den Zustand von Haarkleid, Haut und Hornteilen. Bei mangelnder Pflege durch den Tierhalter, Krankheit bei Tieren mit Selbstpflege, fehlerhafter Tierhaltung kann es zu erheblichen Veränderungen und Beschwerden an Haut, Haarkleid, Hufen, Klauen und Krallen kommen.

17. Krankhaftes Verhalten eines Tieres äußert sich in Veränderungen des Bewusstseins und der Psyche: Teilnahmslosigkeit, Apathie, Koma, Schreckhaftigkeit, Unruhe, Aggressivität.

18. Pferd: Lidbindehaut, Nasen- und Mundschleimhaut; Hund und Katze: Lidbindehaut, Mundschleimhaut.

19. Anämisch: blass, infolge mangelhafter Durchblutung oder Blutarmut; ikterisch: gelb, infolge Hyperbilirubinämie; zyanotisch: bläulich, infolge sauerstoffarmen Hämoglobins im Blut.

20. Rektale Messung der Körpertemperatur mit Quecksilber- oder elektronischem Thermometer.

21. Subfebrile Temperaturen sind Erhöhungen der Körpertemperatur um wenige zehntel Grad über der physiologischen Grenze.

22. Pferd 37,9–38,0; Rind 38,0–39,0; Hund 37,5–39,0; Katze 38,0–39,3 Grad Celsius.

23. Pulsnahme: beim Kleintier an der Arteria femoralis im oberen Bereich der Schenkelinnenfläche.

! Antworten

24. Was versteht man unter der Pulsfrequenz?
25. Was wird außer der Frequenz am Puls noch ermittelt?
26. Wozu dient die Feststellung der Kapillarfüllungszeit?

27. In welcher Weise wird die Kapillarfüllungszeit überprüft?

28. In welcher Körperregion wird die Atemfrequenz und Atemtiefe ermittelt?

29. Geben Sie die physiologischen Werte der Atemfrequenz bei Pferd, Rind und Hund an. (Tab. 13.1)
30. Erklären Sie die Begriffe Adspektion und Palpation.

31. Wozu dient die Auskultation eines Organs?

32. Was ist mit der Perkussion eines Organs gemeint?

33. Welche Instrumente sind für die Perkussion des Thorax eines Pferdes notwendig?
34. Was ist eine Exsikkose, und wie wird sie festgestellt?

35. Was bedeuten die Begriffe Dyspnoe und Tachypnoe?

36. Wie kann beim Tier der Blutdruck gemessen werden?

37. Was verstehen Sie unter einer rektalen Untersuchung, und wann wird sie vorgenommen?

38. Übersetzen Sie die Begriffe Kachexie und Adipositas.

37 Röntgen

1. Charakterisieren Sie kurz die Röntgenstrahlen.

2. Für welche Zwecke können Röntgenstrahlen genutzt werden?

? Fragen

24. Pulsfrequenz: Anzahl der Pulswellen pro Minute.

25. Rhythmus und Qualität des Pulses, Füllungs- und Spannungszustand der Arterie.

26. Die Feststellung der Kapillarfüllungszeit dient der Überprüfung des Kreislaufs in den Haargefäßen der Peripherie.

27. Durch Fingerdruck auf einen gut zugänglichen Schleimhautbezirk wird eine Blutleere erreicht, die nach Beendigung des Druckes innerhalb von 1–2 Sekunden wieder aufgehoben sein muss.

28. Atemfrequenz und Atemtiefe werden am Brustkorb mit Rippenbogen und an der Bauchwand beurteilt.

29. Pferde 9–14, Rind 15–35, Hund 10–30 Atemzüge pro Minute.

30. Adspektion: Betrachten der Körperoberfläche und der natürlichen Körperöffnungen. Betrachten der Körperhöhlen und Hohlorgane mit dem Endoskop. Palpation: Betasten des Körpers, Befühlen der Baucheingeweide des Kleintieres von außen, beim Pferd mit Hilfe der rektalen Untersuchung.

31. Die Auskultation dient der Ermittlung von Tönen oder Geräuschen, die durch die Organtätigkeit erzeugt werden.

32. Perkussion: Beklopfen eines luft- oder gashaltigen Organs, um seinen Luftgehalt und seine Ausdehnung zu überprüfen.

33. Großer Perkussionshammer und Plessimeter.

34. Exsikkose: Flüssigkeitsverlust des Körpers, Austrocknung; feststellbar durch eine angehobene Hautfalte, die nur sehr langsam wieder verstreicht.

35. Dyspnoe – erschwerte Atmung, Atemnot; Tachypnoe – beschleunigte Atmung, erhöhte Atemfrequenz.

36. Der Blutdruck wird beim Tier unblutig gemessen, d. h. es wird eine aufpumpbare Gummimanschette angelegt, beim Pferd an der Schweifrübe, beim Hund an der Vordergliedmaße. Während der Operation werden die Blutdruckschwankungen in der Gummimanschette über einen Oszillographen aufgezeichnet.

37. Die rektale Untersuchung wird beim Großtier hauptsächlich zur Sterilitätskontrolle, Trächtigkeits- und Kolikuntersuchung vorgenommen. Mit der Hand des rektal eingeführten Armes können bis in Armlänge liegende Bauchhöhlenorgane und Anhangsgebilde überprüft werden.

38. Kachexie – starke Abmagerung, Auszehrung; Adipositas – Fettleibigkeit.

37 Röntgen

1. Röntgenstrahlen sind kurzwellige, elektromagnetische Wellen im unsichtbaren Bereich. Sie haben ein starkes Durchdringungsvermögen.

2. In der Medizin werden Röntgenstrahlen für die Darstellung, seltener für die Strahlentherapie, der verschiedenen Organe und Körperteile benutzt. Möglichkeiten der Darstellung: Durchleuchtungsverfahren, Filmaufnahme, auch mit Kontrastmittelanwendung.

! Antworten

3. Wie entsteht ein Röntgenbild?

4. Beschreiben Sie den Aufbau einer Röntgenkassette.

5. Was ist eine Röntgenverstärkerfolie?

6. Wie würden Sie einen Röntgenfilm entwickeln?

7. Beschreiben Sie kurz den Vorgang beim Entwickeln eines Röntgenfilmes.

8. Was sind Dosimeter?

9. Wer muss beim Röntgen ein Dosimeter tragen? (Neue RöVo)

10. An welcher Körperstelle sollte ein Dosimeter getragen werden?

11. In welchen Zeitabständen wird der Film eines Dosimeters ausgewechselt?

12. Ist ein Dosimeter von einer Person auf eine andere übertragbar?

13. Was versteht man unter Sievert?

14. Was ist die Röntgen-Verordnung?

15. Nennen Sie die wichtigsten Bestimmungen der Röntgen-Verordnung zur Vermeidung von gesundheitlichen Schäden.

16. Welche räumliche Ausstattung ist für das Röntgen notwendig?

? Fragen

3. Strahlen aus der Röntgenröhre durchdringen das zu untersuchende Objekt und treffen auf einen unter dem Objekt liegenden Röntgenfilm. Diese wird anschließend wie sonstiges Filmmaterial entwickelt, fixiert und getrocknet. Neuere digitale Röntgensysteme arbeiten filmlos mit Speichermedien. Sie gestatten eine vielfältige Bildbearbeitung nach der Aufnahme.

4. Die Kassettenoberseite besteht aus strahlendurchlässigem Leichtmetall oder Kunststoff, die Unterseite ist unter Verwendung von Blei strahlenundurchlässig gestaltet. In der Kassette liegt der Röntgenfilm zwischen zwei durch Filz gepolsterten Folien.

5. Die Röntgenverstärkerfolien befinden sich in der Kassette. Sie verstärken durch ihre Leuchtstoffbeschichtung die Strahlenwirkung auf die Fotoemulsion des Röntgenfilmes; dadurch kann die Ausgangsleistung, bezüglich Röhrenspannung und Belichtungszeit, reduziert werden.

6. Ein belichteter Röntgenfilm muss stets in der Dunkelkammer entwickelt werden, entweder im Entwicklungsautomaten oder von Hand in der Entwicklungs- und Fixierwanne.

7. Filmentnahme aus der Kassette, Beschriftung und Einspannen des Filmes in einen Rahmen, Entwicklungszeit etwa 5 Minuten, kurze Zwischenwässerung, Fixierzeit etwa 20 Minuten, Schlusswässerung etwa 30 Minuten. Zum Trocknen wird der Film aufgehängt und dabei vorsichtig behandelt, damit die noch weiche Gelatineschicht nicht zerkratzt wird.

8. Dosimeter: Geräte in Plaketten-, Stab- oder Ringform zur Messung der persönlichen Körperdosis einer strahlenexponierten Person.

9. Alle Personen im Kontrollbereich müssen ein Dosimeter tragen. Beim Tierhalter kann nach Abschätzung der Strahlenbelastung darauf verzichtet werden.

10. Das Personendosimeter (Plakette) soll an der Rumpfvorderseite der strahlenexponierten Person unter der Röntgenschürze getragen werden.

11. Der Film des Dosimeters wird monatlich gewechselt. Längere Überwachungszeiträume können bei geringer Strahlenbelastung bei der zuständigen Messstelle beantragt werden.

12. Nein, weil der nummerierte Film einer bestimmten, strahlenexponierten Person zugeordnet ist, deren persönliche Monatsdosis erfasst werden soll.

13. Ein Sievert (Sv) ist die Einheit für die Dosis.

14. Die Röntgenverordnung umfasst die Voraussetzungen und Maßnahmen zum Schutz des Menschen vor gesundheitlichen Schäden beim Umgang mit Röntgenstrahlen.

15. Vermeidung unnötiger Exposition, Anzeige- bzw. Genehmigungspflicht zum Betreiben einer Röntgenanlage, erforderliche Fachkunde und Kenntnisse im Strahlenschutz, Aufenthaltsbeschränkungen im Kontrollbereich, Tragen von Schutzkleidung und Dosimetern; Aufenthaltsverbot für nicht beruflich strahlenexponierte Personen (Tierhalter) unter 18 Jahren und bei bestehender Schwangerschaft, jährliche Belehrung, bei höherer Strahlenexposition jährliche Untersuchung.

16. In Abhängigkeit von der Röntgenröhre müssen die Wände und Türen des Röntgenraumes bautechnisch so ausgerüstet sein, dass keine Röntgenstrahlen in benachbarte Räume gelangen können. An den Türen muss ein Schild, z. B. »Kein Zutritt – Röntgen« (rote Schrift auf weißem Grund) angebracht sein.

17. Was bezeichnet man als Kontrollbereich im Sinne der Röntgen-Verordnung?

18. Welche allgemeinen Maßnahmen gibt es zum Schutz vor Röntgenstrahlen?

19. Wer wird als beruflich strahlenexponierte Person bezeichnet?

20. Welchen Personen ist der Aufenthalt im Röntgenraum während des Röntgens nicht gestattet?

21. Welche Personengruppen müssen besonders vor Röntgenstrahlen geschützt werden?

38 Elektrokardiographie

1. Wie kommt ein Elektrokardiogramm zu Stande?

2. Wozu dient ein Elektrokardiogramm?

3. Wie nennt man die Kurve, die mit Hilfe des EKGs aufgezeichnet wird?
4. Durch welche Vorgänge am Herzen wird die Aufzeichnung des EKGs möglich?

5. Die Stromschwankungen im EKG sind mit Buchstaben bezeichnet. Wie lauten diese?
6. Sie wollen die Elektroden für die EKG-Ableitungen anlegen. Welche Hautstellen werden dafür, z. B. beim Hund, gewählt?

7. Was versteht man unter einer bipolaren Ableitung?
8. Zeichnen Sie das Einthovensche Dreieck der Standardableitungen mit den Spannungsrichtungen.

17. Kontrollbereich ist der Bereich, in dem Personen im Kalenderjahr eine effektive Dosis von mehr als 6 Millisievert (mSv) erhalten können.

18. 1. Abstand halten, d. h. so weit als möglich vom Strahlengang entfernt stehen; 2. Abschirmung, d. h. immer Bleischürze und Bleihandschuhe tragen; 3. Aufenthalt im Röntgenraum (beim Durchleuchten) so kurz als möglich; 4. Primärstrahlenbündel so klein als möglich ausblenden, Verwendung hochverstärkender Folien.

19. Beruflich strahlenexponiert sind alle Personen, die in Ausübung ihres Berufes im Kontrollbereich tätig werden, z. B. Tierärzte, Ärzte, Zahnärzte, Radiologieassistenten, Tierarzthelferinnen, Tierpfleger, Hospitanten.

20. Personen, die für die Röntgenuntersuchung nicht zwingend notwendig sind (Ausnahme: zum Zwecke der eigenen Ausbildung), Personen unter 18 Jahren (Ausnahme: ab 16 Jahre zum Zwecke der Ausbildung), Schwangere als Tierhalterinnen.

21. Schwangere und Personen im Wachstumsalter.

38 Elektrokardiographie

1. Durch die Herzmuskeltätigkeit entstehen so genannte Aktionsströme, die über die an der Körperperipherie angelegten Elektroden auf einen Elektrokardiographen übertragen und aufgezeichnet werden.

2. Das Elektrokardiogramm gibt Auskunft über die Erregungsbildung und -ausbreitung im Herzen. Abweichungen von den physiologischen Werten in dieser Kuve deuten auf Erkrankungen des Herzens.

3. Herzstromkurve.

4. Bei der Erregung des Herzmuskels, ausgehend vom Sinusknoten, entstehen bioelektrische Ströme, die sich über das Erregungsleitungssystem im ganzen Myokard ausbreiten. Diese Spannungsschwankungen können an der Körperoberfläche als EKG abgeleitet werden.

5. Stromschwankungen im EKG: P-, Q-, R-, S-, T-Zacke.

6. Elektroden an den Extremitäten des Hundes: L (gelb) linke Vordergliedmaße über dem Ellbogen, R (rot) rechte Vordergliedmaße über dem Ellbogen, F (grün) linkes Knie, N (schwarz) rechtes Knie.

7. Bipolare Ableitung: Messung der Potenzialdifferenz zwischen zwei Körperelektroden.

8. Einthovensches Dreieck:

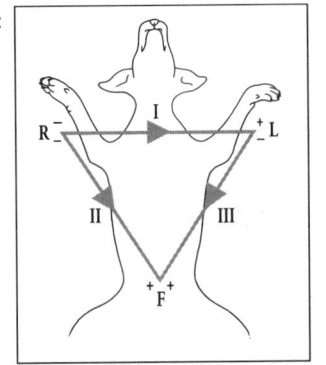

9. Welche Ursachen können die Aufzeichnungen der Herzstromkurve stören?

10. Welche Vorbereitungen sind zur Anfertigung eines EKGs notwendig?

11. Was kann mit Hilfe eines EKGs diagnostiziert werden?

12. Welche Untersuchungsmethoden dienen der Diagnostik von Herzkrankheiten?

39 Endoskopie und Ultraschall

1. Was sind Endoskope?

2. Nennen Sie Organsysteme, die mit Hilfe der Endoskopie untersucht werden können.

3. Das Endoskop dient nicht nur zur Besichtigung, sondern auch für andere diagnostische und therapeutische Maßnahmen. Geben Sie Beispiele an!

4. Wie können Endoskope gereinigt und von Krankheitskeimen befreit werden?

5. Inwieweit ist die Endoskopie zur Dokumentation geeignet?

6. Erläutern Sie die Begriffe Laryngoskopie, Laparoskopie, Arthroskopie, Gastroskopie, Rektoskopie.

7. Welche Knorpel des Kehlkopfes sind in Abb. 12 endoskopisch dargestellt?

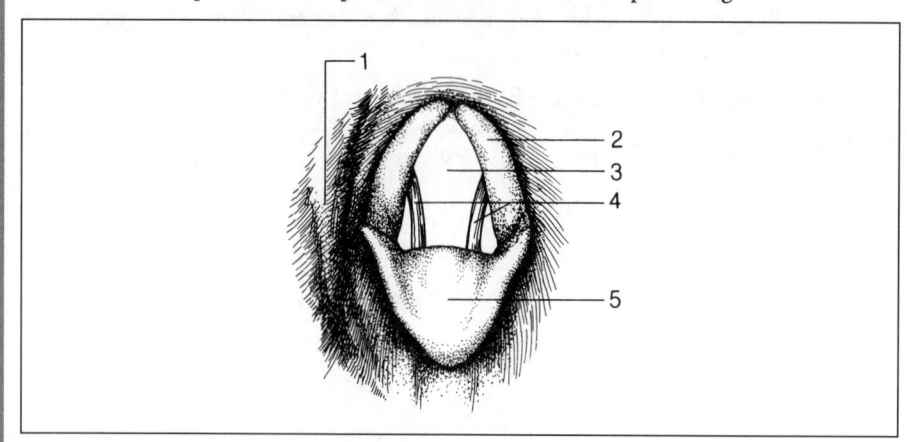

Abb. 12:
Endoskopische
Kehlkopfansicht.

9. Muskelzittern oder Unruhe des Patienten, Bewegung des Tieres, Einstreuung von Wechselspannung.

10. Das Kleintier sollte auf der rechten Körperseite, auf einer nicht leitenden Unterlage liegen. Der Kopf wird gestreckt, die Gliedmaßen liegen im rechten Winkel zum Körper. Die Hautstellen zum Anlegen der Elektroden werden mit Alkohol leitfähig gemacht, die Elektroden selbst müssen fest aufgesetzt werden.

11. Herzrhythmusstörungen, Myokardveränderungen.

12. Adspektion und Palpation (Herzspitzenstoß), Perkussion, Auskultation, Röntgen, EKG, Herzkatheterdiagnostik.

39 Endoskopie und Ultraschall

1. Endoskope sind starre oder flexible, röhrenförmige, mit einer Optik ausgestattete Geräte. Über ein Lichtleitkabel sind sie mit einer Lichtquelle verbunden.

2. Endoskopisch können die Körperhöhlen, die Leibeshöhle des Vogels und folgende Organe untersucht werden: obere und untere Luftwege (Trachea bis zur Bifurkation), Speiseröhre, Magen, Mastdarm, Harnröhre, Harnblase.

3. Spülungen, Applikation von Medikamenten, Biopsie, Exstirpation von kleinen Tumoren.

4. Abspülen des Endoskops mit lauwarmem Wasser, Desinfektion und Reinigung nur mit empfohlenen Mitteln. Der Arbeitskanal wird mit einer Spezialbürste gereinigt und gut durchgespült. Endoskope dürfen nicht im Autoklaven oder Heißluftsterilisator sterilisiert werden.

5. Endoskope können an Spezialkameras angeschlossen werden. Angefertigte Fotos eignen sich zur Dokumentation.

6. Laryngoskopie – Kehlkopfspiegelung, Laparoskopie – Bauchhöhlenspiegelung, Arthroskopie – Betrachtung einer Gelenkhöhle, Gastroskopie – Magenspiegelung, Rektoskopie – Mastdarmspiegelung.

7. Abbildung 12: 2 Stellknorpel (Aryknorpel) beiderseits der Stimmritze, 5 Kehldeckel (Epiglottis).

Abbildung 12:

1 seitliche Rachenwand

2 Stellknorpel

3 Luftröhre (Trachea)

4 Stimmbänder

5 Kehldeckel (Epiglottis)

8. Wann wird der Ultraschall diagnostisch eingesetzt?
9. Wie heißt der Sender und Empfänger des Ultraschallgerätes?
10. Finden bei der Ultraschalldiagnostik irgendwelche Schutzmaßnahmen Anwendung?
11. Nach welchem Prinzip werden Ultraschallverfahren in der Medizin durchgeführt?
12. Wie erscheinen Flüssigkeiten und dichtes Gewebe auf dem Ultraschallbild?

40 Verabreichung von Arzneimitteln

1. Arzneimittel können auf verschiedene Weise verabreicht werden. Geben Sie fünf Methoden an.
2. Erläutern Sie die Applikationsarten intramuskulär, perkutan, parenteral, rektal, intraperitoneal.
3. Geben Sie fünf verschiedene Arzneiformen an, die perkutan appliziert werden.
4. Welche Methoden der oralen Applikation von Arzneimitteln gibt es?
5. Welche Arzneiformen sind für die orale Applikation geeignet?
6. Welcher Unterschied besteht zwischen der Verabreichung eines Arzneimittels mit dem Futter und einem Fütterungsarzneimittel? (Kap. 11.1)
7. Ist eine Arzneigabe über das Rektum möglich? Wenn ja, mit welcher Darreichungsform?
8. Welche Arzneiform wird bevorzugt, wenn ein Medikament schnell wirken soll?
9. Welche Kriterien müssen bei der Dosisberechnung berücksichtigt werden?
10. Inwieweit gibt es einen Unterschied zwischen Einzeldosis und Tagesdosis eines Medikamentes?
11. Bei welchen Applikationsarten muss absolut steril gearbeitet werden?
12. Erklären Sie die Begriffe Infusion, Injektion und Transfusion.

41 Physikalische Behandlungsmethoden

1. In der Elektrotherapie werden verschiedene Stromarten verwendet. Nennen Sie die Stromarten.
2. Erläutern Sie den Begriff Iontophorese.

8. Trächtigkeitsuntersuchung, Untersuchung der Bauchhöhlenorgane.
9. Schallkopf.
10. Nein, da es sich hier um Schallwellen handelt.
11. Nach dem Prinzip der Reflexion: Echographie.
12. Darstellung auf dem Ultraschallbild: Flüssigkeiten schwarz (keine Reflexion), Gewebe hell- bis dunkelgrau (mehr oder weniger starke Reflexion).

40 Verabreichung von Arzneimitteln

1. Applikationsarten: parenteral, per os, rektal, perkutan, per inhalationem.
2. Intramuskulär – Injektion in die Muskulatur; perkutan – über die Haut; parenteral – durch Injektion; rektal – über den Mastdarm; intraperitoneal – in die Bauchhöhle.
3. Salbe, Puder, Creme, Tinktur, Gel.
4. Orale Verabreichung: direkte Eingabe, vermischt mit Futter oder Trank, mit Hilfe der Magen- oder Nasenschlundsonde.
5. Tabletten, Kapseln, Dragees, Lösungen, aufgelöste Pulver, Säfte, Sirupe.
6. Arzneimittel mit dem Futter: Beigabe des Arzneimittels zur Futterration; Fütterungsarzneimittel: fertiges Futtermittel mit Arzneimittelvormischung in homogener, deklarierter Mischung.
7. Ja, rektale Applikation von Suppositorien, Rektalkugeln, Ovula, Klistieren.
8. Die Injektionslösung zur intravenösen Verabreichung.
9. Tierart, Körpermasse (Gewicht), Gesamt- oder Teildosis, pharmakologische Wirksamkeit (gleiches Medikament, aber unterschiedliche Darreichungsform), mögliche Wechselwirkung mit anderen Medikamenten.
10. Einzeldosis: Teil einer fraktionierten Tagesdosis; Tagesdosis: Gesamtdosis für 24 Stunden.
11. Bei der parenteralen Applikation.
12. Infusion: langsame Applikation größerer Flüssigkeitsmengen, meist intravenös; Injektion: Applikation kleinerer Flüssigkeitsmengen intravenös, intramuskulär, subkutan, intrakutan, intraartikulär, intraperitoneal; Transfusion: intravenöse Blutübertragung.

41 Physikalische Behandlungsmethoden

1. Galvanischer Gleichstrom, neofaradischer Strom, hochfrequenter Wechselstrom.
2. Iontophorese: zwischen zwei Elektroden können mit Hilfe des galvanischen Stroms Ionen in ein Medium eindringen. Auf die Haut aufgetragene und dafür geeignete Medikamente können dadurch besser an gereizte und schmerzende Sehnen und Muskeln gelangen.

3. Welche Verwendung finden Laserstrahlen in der Medizin?

4. Muss bei Anwendung von Laserstrahlen eine Schutzverordnung beachtet werden?

5. Welcher Effekt soll bei der Anwendung der Wärmetherapie am Tier erreicht werden?

6. Es gibt die elektrischen und die feuchten Wärmequellen zur Behandlung eines Tieres. Was versteht man darunter?

7. Welche Wirkung hat die Kryotherapie?

8. Wozu dient die Thermokaustik?

9. Was wird mit der Aerosoltherapie bezweckt?

10. Was versteht man unter Magnetfeldtherapie?

42 Anästhesie

1. Was sind Analgetika, und was sind Sedativa? (Kap. 11)

2. Welche Methoden der Lokalanästhesie gibt es?

3. Nennen Sie zwei Methoden der Lokalanästhesie, die nicht durch Injektion herbeigeführt werden.

4. Welche Unterschiede bestehen zwischen der Infiltrations- und der Leitungsanästhesie?

5. Ist die Leitungsanästhesie eine lokale Betäubung oder eine Narkose (nähere Erläuterungen).

6. Worin besteht der Wirkungsunterschied zwischen einem Lokalanästhetikum und einem Narkosemittel?

7. Was sind Muskelrelaxantien?

8. Was versteht man unter Narkoseprämedikation?

? Fragen

3. Laserstrahlen werden in der Medizin für die Blutstillung, Steinzertrümmerung, Zerstörung bösartiger Tumore und Behebung der Netzhautablösung eingesetzt.

4. Ja, jedes Lasergerät trägt ein gelbes Warnzeichen; die Augen müssen geschützt werden.

5. Entkrampfung, Schmerzlinderung, Entzündungshemmung, Steigerung der Durchblutung.

6. Elektrische Wärmequellen: alle elektrisch betriebenen Wärmestrahler, z. B. Infrarot-, Rotlichtlampe, Heizkissen; feuchte Wärmequellen: heiße Umschläge, Wickel und Packungen.

7. Die Wirkung der Kryotherapie beruht darauf, durch Kälteeinwirkung dem Körper Wärme zu entziehen. Es kommt zu einer Kontraktion der Blutgefäße.

8. Thermokaustik ist die Anwendung von Hitze in der Chirurgie: Blutgefäßverschluss durch Brennen im Bereich von Sehnen und Gelenken, Gewebeschnitten ohne Blutung.

9. Bei Verwendung von Ultraschallverneblern werden Aerosole in kleinste Teilchen zerstäubt, um bis in die unteren Luftwege zu gelangen.

10. Mit Magnetfeldgeräten werden im Körper Magnetfelder aufgebaut, die einen anregenden Einfluss auf den Zellstoffwechsel nehmen sollen. Diese Art der Behandlung findet bei chronischen Prozessen im Bereich des Bewegungsapparates Anwendung.

42 Anästhesie

1. Analgetika: Schmerzmittel, die vor allem Einfluss auf die Schmerzwahrnehmung im Thalamus haben; Sedativa: Beruhigungsmittel, die zentral dämpfend wirken oder Schlaf herbeiführen.

2. Oberflächen-, Kälte-, Infiltrationsanästhesie, Leitungs- und Extraduralanästhesie.

3. Kälte- und Oberflächenanästhesie.

4. Bei der Leitungsanästhesie wird das Anästhetikum in die Nähe einer Nervenbahn injiziert, bei der Infiltrationsanästhesie wird das Operationsfeld mit dem Anästhetikum »durchtränkt«.

5. Die Leitungsanästhesie ist eine lokale Betäubung, bei der nur einzelne, periphere Nervenbahnen blockiert werden. Die Narkose ist dagegen eine zeitweise Hemmung des zentralen Nervensystems mit Bewusstlosigkeit, Schmerzlosigkeit und verminderten Reflexen.

6. Lokalanästhetika wirken nur im Anwendungsgebiet oder, bei der Leitungs- und Extraduralanästhesie, distal der Injektionsstelle. Narkotika führen dagegen zu einer zentralen Schmerzausschaltung, Bewusstlosigkeit und Areflexie.

7. Muskelrelaxantien: Mittel, die den Muskeltonus herabsetzen oder aufheben.

8. Narkoseprämedikation: Applikation von Medikamenten vor der Narkose, mit günstigem Einfluss auf die Narkose.

! Antworten

9. Welche Vorteile bringt eine Narkoseprämedikation?

10. Was ist eine potenzierte Narkose?

11. Der Wirkungseintritt einer Narkose ist von der Applikationsart abhängig. Geben Sie die Methode für den schnellsten und für den langsamsten Wirkungseintritt an.

12. Wann ist eine Narkose notwendig und wann eine Lokalanästhesie ausreichend?

13. Erklären Sie die Begriffe steuerbare und nicht steuerbare Narkose.

14. Welche Möglichkeiten der Narkose beim Tier kennen Sie?

15. Was versteht man unter dem geschlossenen System bei der Inhalationsnarkose?

16. Nennen Sie verschiedene Applikationsarten für die Narkosemittel.

17. Geben Sie die einzelnen Stadien der Narkose an.

18. Was versteht man unter Narkoseüberwachung? (Kap. 4.2)

19. Wie prüft man die Narkosetiefe?

20. Wie bezeichnet man das Narkosestadium für den chirurgischen Eingriff?

21. Welche Veränderungen sind während der Narkose an den Augen zu beobachten?

22. Erklären Sie die Begriffe Nystagmus, Mydriasis, Miosis.

23. Wozu dient die Reflexprüfung bei der Narkose?

24. Welche Organfunktionen müssen während der Narkose überprüft werden? (Kap. 4.2)

43 Operative Eingriffe

1. Nennen Sie die notwendigen Vorbereitungen zur Operation.

9. Beruhigung des Patienten, leichtere Verabreichung des Narkotikums, Herabsetzung der vegetativen Reflexe, Beseitigung von unerwünschten Nebenwirkungen des Narkotikums.

10. Potenzierte Narkose: Vorgabe eines Neuroleptikums, dadurch Verstärkung der Narkosemittelwirkung.

11. Intravenöse Narkose: Wirkungseintritt nach etwa $1/2-1$ Minute; orale Narkose: Wirkungseintritt nach etwa 15–30 Minuten.

12. Die Entscheidung fällt der Tierarzt. Bei allen zeitaufwändigen, komplizierten Operationen ist die Narkose notwendig. Bei Eingriffen im Bereich der Körperoberfläche, geringerer Ausdehnung des Operationsfeldes und kurzen Eingriffen ist meistens die Lokalanästhesie ausreichend.

13. Steuerbare Narkose: Die Narkosetiefe und -dauer sind von der fortgesetzten oder beendeten Zufuhr des Narkosemittels abhängig (z. B. Inhalationsnarkose); nicht steuerbare Narkose: Der Ablauf der Narkose ist, je nach Art des Mittels, vorgegeben (z. B. Injektions- und orale Narkose).

14. Intravenöse, intramuskuläre und Inhalationsnarkose.

15. Geschlossenes System des Narkosegerätes: Die ausgeatmete Luft des Patienten wird nach der Kohlendioxidabsorption über Kalk wieder mit Sauerstoff und Narkosemittel versetzt und vom Patienten rückgeatmet, d. h. die Ausatmungsluft entweicht nicht aus dem System.

16. Intravenöse, intramuskuläre, intraperitoneale, orale Verabreichung und die Inhalation des Narkotikums.

17. Analgetisches Stadium, Exzitationsstadium, Toleranzstadium, Asphyxiestadium.

18. Überprüfung der Narkosetiefe, der wichtigsten Lebensfunktionen und auch die Kontrolle des Narkosegerätes.

19. Überprüfung von Atmung, Puls, Muskeltonus, Reflexen und der Augen mit Pupillenweite.

20. Toleranzstadium.

21. Die Bewegungen des Augapfels, ein Nickhautvorfall und die Pupillenweite.

22. Nystagmus – Augenzittern, Bewegung des Augapfels in verschiedene Richtungen; Mydriasis – Pupillenerweiterung; Miosis – Pupillenverengung.

23. Die Ausschaltung der Reflextätigkeit vermittelt das günstigste Narkosestadium für die Operation.

24. Atmung, Puls, Schleimhautdurchblutung.

43 Operative Eingriffe

1. Sterilisierung des Operationsbestecks, Bereitstellung weiterer Geräte und von Verbandsmaterial, Vorbereitung des Narkosegerätes, Vorbereitung des Patienten und des Operationspersonals.

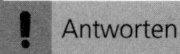

! Antworten

2. Wie werden Operationsinstrumente keimfrei gemacht? (Kurze Schilderung der Arbeitsgänge!) (Kap. 4.3)

3. In welcher Form wird ein Operationsfeld vorbereitet? (Kap. 4.3)

4. Erläutern Sie den Unterschied zwischen Kastration und Sterilisation.

5. Was ist eine Hysterektomie?

6. Was versteht man unter einer Laparotomie? Wann wird sie in der Praxis angewendet?

7. Erläutern Sie die Begriffe Zystotomie, Exstirpation, Sectio caesarea, Amputation.

8. Was verstehen Sie unter Wundrevision und Wundtoilette?

9. Nennen Sie fünf häufige Operationen in der Kleintierpraxis. (Deutsche und Fachausdrücke!)

10. Nennen Sie fünf häufige Operationen in der Großtierpraxis. (Deutsche und Fachausdrücke!)

11. Was verstehen Sie unter einer Osteosynthese?

12. Welche Operationen werden bei krankhaften Veränderungen der Augenlidränder vorgenommen?

13. Was verstehen Sie unter einer Hernie? Nennen Sie drei Beispiele. (Kap. 7.3.2)

14. Erläutern Sie die Begriffe Anastomose, Plastik, Transplantation.

15. Nennen Sie die Aufgaben einer Operationsassistenz. (Kap. 4.2.3)

16. Auf was ist bei der postoperativen Versorgung eines Patienten besonders zu achten? (Kap. 4.2.3.3)

? Fragen

2. Nach dem Gebrauch werden die Instrumente sofort desinfiziert (30 Minuten in gebrauchsfertiger Desinfektionslösung), gründlich gereinigt und abgespült und dann entweder im Heißluftsterilisator (30 Minuten bei 180 °C) oder im Autoklaven (20 Minuten bei 143 °C) sterilisiert.

3. Scheren und Rasur der Haare in ausreichend großem Umfang, Waschen und Entfetten der Haut, Desinfizieren und Abdecken des Operationsfeldes.

4. Kastration – Entfernen der Keimdrüsen (beim männlichen oder weiblichen Tier); Sterilisation – Unterbinden der Samen- oder Eileiter.

5. Hysterektomie – Entfernen der Gebärmutter.

6. Laparotomie – operative Öffnung der Bauchhöhle; notwendig bei der Hysterektomie, Milzexstirpation, Fremdkörperoperation am Darm, Kaiserschnitt und anderen Operationen.

7. Zystotomie – Operation an der Harnblase; Exstirpation – Entfernen eines Organs oder Organteiles; Sectio caesarea – Kaiserschnitt, Schnittentbindung; Amputation – operative Abtrennung eines endständigen Organ- oder Körperteiles.

8. Wundrevision: gründliche Überprüfung der Wunde mit anschließender Versorgung; Wundtoilette: operative Versorgung einer nicht primär verheilenden Wunde mit Auffrischung der Wundränder, Spülung und Entfernen von abgestorbenem Gewebe, Schmutz und Sekret.

9. Hysterektomie – Entfernen der Gebärmutter, Enterotomie – Darmschnitt, Kastration – Entfernen der Keimdrüsen, Tumorexstirpation – Entfernen eines Tumors, Zahnextraktion – instrumentelle Entfernung eines Zahnes.

10. Kastration des Ebers, Pansenschnitt mit Fremdkörperoperation beim Rind, Schnittentbindung bei der Kuh, Kastration des Hengstes, Nageltrittoperation beim Pferd.

11. Osteosynthese: operative Verbindung von Knochenteilen nach einer Fraktur durch Nagelung, Verschraubung, Plattenanlagerung.

12. Entropium-Operation: am eingerollten Augenlid; Ektropium-Operation: am ausgestülpten Augenlid.

13. Hernie – Eingeweidebruch, z. B. Nabelbruch, Zwerchfellhernie, Leistenbruch.

14. Anastomose: Verbindung zweier Hohlorganlichtungen, z. B. bei Blutgefäßen; Plastik: operativer Ersatz oder Wiederherstellung von Körperformen, z. B. bei kosmetischen Operationen; Transplantation: Übertragung und Einpflanzung von Zellen, Geweben oder Organen.

15. Zureichen von Instrumenten, Nahtmaterial, Tupfern, Halten von Schnitträndern und Organteilen, Blutstillung; als »unsterile« Assistenz: Entgegennahme von abgetrennten Organteilen und Fremdkörpern, Vorbereitung und Durchführung von Spülungen, evtl. Applikation von Medikamenten während der Operation.

16. Postoperative Versorgung: geeignete Lagerung des Patienten, ihn vor Auskühlung bewahren, Überwachung von Atmung und Kreislauf, Aufwachphase beobachten, evtl. Infusion überwachen.

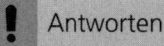

! Antworten

44 Verbandlehre

1. Welche Rohstoffe werden hauptsächlich für die Herstellung von Verbandstoffen verwendet?
2. Nennen Sie verschiedene Arten von Verbandstoffen.
3. Bei welchen Verbänden findet Watte Verwendung?
4. Was ist Verbandmull, und wozu dient er?
5. Wozu dienen Mullkompressen?
6. Geben Sie die Eigenschaften der elastischen Binde an.
7. Welche Verbandarten kennen Sie? (Drei Beispiele mit kurzer Beschreibung!)
8. Wann wird ein Druckverband angelegt?
9. Welche Punkte sind bei der Versorgung und Kontrolle eines Verbandes zu beachten?

45 Notfallpatient (Kap. 4.2.4)

1. Wie können verunfallte Kleintiere am schonendsten zum Tierarzt transportiert werden?
2. Nennen Sie fünf Notfälle bei Tieren, die sofort tierärztlich versorgt werden müssen.

44 Verbandlehre

1. Baumwolle, Zellwolle, synthetische Fasern, Zellstoff.

2. Verbandmull, Mullbinden, Mullkompressen, Tupfer, Gipsbinden, elastische Binden, Schlauchbinden.

3. Watte wird bei Pfotenverbänden zur Zwischenzehenpolsterung, bei Angussverbänden, beim Verband nach Robert Jones benötigt, als Polsterwatte auch bei Schienen- und Gipsverbänden.

4. Verbandmull besteht entweder aus reiner Baumwolle oder aus reiner Zellwolle. Er ist sehr saugfähig, luftdurchlässig und er wird steril verpackt. Er dienst zur direkten Wundabdeckung, zum Auftragen eines Medikamentes und zur Anfertigung von Tupfern.

5. Steril verpackte Mullkompressen sind für die Wundversorgung notwendig. Mit Einlagen aus Watte oder Zellstoff wird die Saugfähigkeit bei stärkerer Wundsekretion und eine Polsterung bei druckempfindlichen Wunden ermöglicht.

6. Elastische Binden weisen eine große Dehnbarkeit auf, passen sich den Körperformen besser an, lassen im Bereich der Gelenke eine ausreichende Beweglichkeit zu, sind rutschfest.

7. Druckverband: Steriler Verbandmull auf einer stärker blutenden Wunde wird mit der ersten Bindentour, möglichst einer elastischen Binde, gehalten. Dann wird ein Druckpolster, z. B. eine Mullkompresse, aufgelegt und mit den nächsten Bindentouren fixiert.

   Fixierverband: Zum Beispiel bei einer Bauchwunde wird zuerst eine Mullkompresse oder Verbandmull auf die Wunde gelegt und diese Auflage mit einer kohäsiven, elastischen Binde fixiert oder ein Netzschlauch über den Rumpf gezogen.

   Angussverband: Zum Beispiel am distalen Extremitätenabschnitt des Pferdes. Der zu behandelnde Bereich wird mit einer dicken Lage Verbandwatte umwickelt und diese durch abwärts- und wieder aufwärtsführende Bindentouren gehalten. Hierzu reicht die Verwendung von Mullbinden aus.

8. Druckverbände sind zur Gefäßkompression bei stärkerer Blutung notwendig.

9. Der Verband muss rutschfest angebracht sein. Er muss gegen Verschmutzung und Durchnässen von außen geschützt werden, indem ein »Schuh« aus undurchlässigem Material übergezogen wird. Stark benagte und zerrissene Verbände müssen wegen der Gefahr der Wundinfektion erneuert werden. Der Verband darf nicht so fest angelegt werden, dass es zu Stauungen und Anschwellungen kommt. Geruchsentwicklung deutet auf starke Wundsekretion und Eiterung hin.

45 Notfallpatient

1. Verunfallte Kleintiere sollten möglichst ausgestreckt transportiert werden, deshalb müssen entsprechend große Behälter gewählt werden. Lässt es das Gewicht des Tieres zu, kann es auch auf dem Arm transportiert werden.

2. Bienen- und Wespenstiche im Mund- und Rachenraum, Schlangenbisse, Bewusstlosigkeit, hochgradige Atemnot, plötzliche Umfangsvermehrung des Abdomens.

! Antworten

3. Wer muss bei Eintreffen eines Notfallpatienten sofort benachrichtigt werden?
4. Geben Sie die wichtigen, unter Umständen lebensrettenden Maßnahmen der »ersten Hilfe« am Tier an.
5. Ein Kleintier muss beatmet werden. Was benötigen Sie dazu?
6. In welcher Form können Sie »erste Hilfe« bei Atemstillstand eines Kleintieres leisten?
7. Auf welche Weise wird der Zustand des Kreislaufs überprüft? (Kap. 4.2.3.2)
8. An welcher Stelle fühlen Sie den Puls des Hundes? (Kap. 9.1.2)
9. Was ist ein Schock, und welche Symptome sind zu beobachten?
10. Welche Veränderung ergibt die Überprüfung der Kapillarfüllungszeit im Schockzustand?
11. Erklären Sie den Begriff Reanimation.
12. Beschreiben Sie kurz die notwendige Herzmassage zur Reanimation eines Notfallpatienten.
13. Wie bekommen Sie größere Blutungen am Notfallpatienten unter Kontrolle?

46 Instrumente

1. Nennen Sie vier verschiedene Gerätschaften zur Bändigung eines Tieres. (Kap. 4.2.2)
2. Was versteht man unter Stockmaß und Bandmaß?
3. Welche Unterschiede bei Fieberthermometern kennen Sie? (Kap. 9)
4. Was wird zur Untersuchung des Ohres eines Hundes vorbereitet?
5. Welche Instrumente benötigt der Tierarzt zur Untersuchung der Lunge? (Kap. 9)
6. Wie heißen die Instrumente zur Untersuchung der Scheide bei Pferd und Rind?
7. Mit welchem Instrument wird der Pferdehuf auf Schmerzhaftigkeit geprüft?

? Fragen

3. Der Tierarzt.

4. Bequeme, wenn möglich rechtsseitige Lagerung des Patienten auf einer warmen Unterlage; Atmung beurteilen, Atemwege freihalten, Zunge vorlagern und evtl. intubieren für Sauerstoffzufuhr; Auskultation des Herzens und Kontrolle des Pulses und der Schleimhäute. Bei Herzstillstand unbedingt Reanimationsversuch unternehmen: Herzmassage und künstliche Beatmung einleiten.

5. Zungenfasszange, Endotrachealkatheter, Injektionsspritze, Arterienklemme, Lichtquelle, Beißröhrchen, Fixierband, Beatmungsgerät.

6. Gestreckte Lagerung von Kopf und Hals, Vorlagerung der Zunge, Pressen des Brustkorbes in Abständen von 1 bis 2 Sekunden oder Intubation und Anschluss an das Beatmungsgerät.

7. Überprüfung des Pulses auf Frequenz und Qualität, Feststellung der Schleimhautfarbe und der Kapillarfüllungszeit.

8. An der Arteria femoralis im oberen Bereich der Schenkelinnenfläche.

9. Der Schock ist ein Kreislaufversagen mit Blutleere in Gehirn und Extremitäten. Schocksymptome sind: verminderte Ansprechbarkeit, kühle Haut und Extremitäten, Untertemperatur, blasse Schleimhäute, verlängerte Kapillarfüllungszeit, frequenter pochender, später schwacher Puls, Tachykardie, Hyperventilation.

10. Verlängerung der Kapillarfüllungszeit auf mehr als 2 Sekunden.

11. Reanimation: Wiederbelebung bei akutem Herz- und Atemstillstand.

12. Herzmassage: Der untere Teil des Brustkorbes wird möglichst beidseitig hinter dem Schulterblatt zweimal kurz und kräftig zusammengedrückt. Nach einer Pause wird diese Prozedur so lange wiederholt, bis Herzschläge auskultiert werden können.

13. Bei größeren Blutungen muss oberhalb der Blutung abgebunden werden, bei kleineren oder Sickerblutungen muss ein Druckverband angelegt werden.

46 Instrumente

1. Nasenbremse (Pferd), Rinderbremse, Bullenführstab, Schnauzenband (Hund), Wurfzeug.

2. Stock- und Bandmaß werden zum Messen der Schulterhöhe (Widerristhöhe des Pferdes) benötigt. Beide Geräte werden lateral an eine Vordergliedmaße angelegt. Die mit dem Bandmaß ermittelte Schulterhöhe beträgt dabei etwas mehr, weil sich das Messband den Körperformen anpasst.

3. Quecksilberthermometer, Alkoholthermometer, elektronisches Thermometer.

4. Otoskop mit geeigneten Ohrtrichtern, Watteträger, Watte, Ohrreinigungsmittel.

5. Perkussionshammer, Plessimeter, Stethoskop.

6. Scheidenspekulum nach Polansky und Röhrenspekulum.

7. Hufuntersuchungszange.

8. Welches Instrumentarium gibt es zum Öffnen der Mundhöhle bei verschiedenen Tierarten?

9. Was sind ein Laryngoskop und ein Laparoskop? (Kap. 9)

10. Welche Instrumente zur Zahnpflege am Tier gibt es?

11. Welche Geräte zur Fellpflege gibt es?

12. Was sagt Ihnen der Begriff Sonde?

13. Wie heißt der Schlauch zur Untersuchung des Magens und Eingabe von Medikamenten beim Pferd?

14. Bei welchem Instrumentarium spricht man von einem Tubus?

15. Nennen Sie fünf verschiedene Pinzettenarten.

16. Wie unterscheidet sich die chirurgische von der anatomischen Pinzette?

17. Nennen Sie vier verschiedene Scherenarten.

18. Nennen Sie vier verschiedene Klemmenarten.

19. Weshalb haben verschiedene Instrumente eine Arretierung?

20. Geben Sie fünf Beispiele für Instrumente mit Arretierung.

21. Welche Instrumente verursachen bei Anwendung eine Verletzung?

22. Welche Unterschiede gibt es bei den Skalpellen?

23. Geben Sie drei verschiedene Klingenformen der Skalpelle an.

24. Welches Instrumentarium kann zum Verschluss einer Wunde verwendet werden?

25. Für welche Nähte werden Nadeln mit rundem Profil benötigt?

26. Nennen Sie alle notwendigen Instrumente für eine chirurgische Naht.

27. Welche Geräte und Instrumente werden für die Blutstillung benötigt?

28. Was sind Wundklammern, und was ist ein Thermokauter?

29. Welche Spritzenarten gibt es?

30. Für welche Zwecke können Spritzen verwendet werden?

? Fragen

8. Maulgatter und Maulkeil (Pferd), Maulöffner (Rind), Beißröhrchen oder Maulgatter (Hund), Kanülhülse aus Kunststoff (Katze), Wangen- und Nagezahnspreizer (Kaninchen oder Meerschweinchen).

9. Laryngoskop – Kehlkopfspiegel, Laparoskop – Endoskop zur Bauchhöhlenspiegelung.

10. Zahnraspel (Pferd), Zahnzangen, Zahnsteinentferner, Zahnfräse.

11. Kämme, Striegel, Bürsten mit unterschiedlicher Borstenqualität, Scheren, Schermaschinen, Trimm- und Rupfmesser.

12. Sonde: Stabsonde aus Metall (z. B. Knopfsonde, Rillensonde) oder biegsame Hohlsonde (z. B. Magensonde, Nasenschlundsonde).

13. Nasenschlundsonde.

14. Trachealtubus, Ohrtrichter (-tubus), geschlitzter Scheidentubus.

15. Hakenpinzette, anatomische Pinzette, Rollpinzette, Splitterpinzette, gekröpfte Pinzette.

16. Chirurgische Pinzetten sind mit Haken versehen, anatomische Pinzetten haben Querrillen an den Schenkelenden.

17. Chirurgische Schere, Augenschere, Knieschere, Knopfschere.

18. Arterienklemme nach Péan, Mosquito, Bauchfellklemme, Darmklemme.

19. Alle Instrumente mit Arretierung können nach Betätigung der Sperrvorrichtung losgelassen werden.

20. Alle Klemmen, Hakenzangen, Tuchklemmen, Wundspreizer, Nadelhalter.

21. Scheren, Skalpelle, Hakenzangen, scharfe Haken, scharfe Löffel und Küretten, Heftnadeln, Trokare, Wundklammern, Kanülen.

22. Feststehende Skalpelle ganz aus Metall oder mit Kunststoffgriff und Skalpellgriffe mit auswechselbaren Klingen.

23. Klingenform: geballt, spitz, geknöpft.

24. Nadelhalter mit Nadeln zur Wundnaht, Zange oder Kreuzpinzette mit Klammern zur Wundklammerung, Thermokauter mit Brennstiften zum Setzen eines Brandschorfes.

25. Augen- und Darmnaht.

26. Nadelhalter, Nadeln, ein bis zwei anatomische Pinzetten, Fadenschere.

27. Arterienklemme, Mosquitos, Nadelhalter, Nadeln, evtl. Deschamps, Thermokauter.

28. Wundklammern sind aus Metall und können so gebogen werden, dass die Spitzen an den Klammerenden gegenseitig in die Haut eindringen. Ein Thermokauter ist ein elektrisch betriebenes Brenngerät zur Gewebsverödung.

29. Glasspritzen, Ganzmetallspritzen und Einwegspritzen aus Kunststoff.

30. Verwendung der Spritzen: Injektionen, Spülung, Instillation, Abziehen von Flüssigkeiten, Eingeben von Flüssigkeiten.

! Antworten

31. Wie sieht die Spritze aus, die als Tuberkulinspritze bezeichnet wird?

32. Was ist eine Janet-Spritze, und wozu wird sie benötigt?

33. Nennen Sie fünf verschiedene Kanülenarten.

34. Für welche Zwecke können Kanülen verwendet werden?

35. Was ist eine Knopfkanüle, und wozu wird sie benötigt?

36. Was bedeutet der Begriff Luer?

37. Geben Sie den Unterschied zwischen Injektion und Infusion an.

38. Welches Instrumentarium und welche Vorbereitungen gehören zur intravenösen Injektion? (Kap. 4.2)

39. Welche Geräte und Instrumente sind für die Infusion notwendig? (Kap. 4.2)

40. Beschreiben Sie die Vorbereitung und Anwendung eines Infusionsgerätes? (Kap. 4.2)

41. Beschreiben Sie die richtige Füllung eines Infusionsgerätes. (Kap. 4.2)

42. Welcher Unterschied besteht zwischen Infusions- und Transfusionsgerät?

43. Welches chirurgische Nahtmaterial kennen Sie?

44. Welches Instrumentarium müssen Sie für die Hautnaht vorbereiten?

45. Benennen Sie die Instrumente (Abb. 13).

? Fragen

31. Die Tuberkulinspritze ist sehr schlank, fasst 1,0 ml und hat eine Graduierung von 0,01 ml.

32. Die Janet-Spritze ist eine Glasspritze mit einem Fassungsvermögen von 50 bis 200 ml. Der Konus kann ausgewechselt werden zum Aufsetzen einer Kanüle oder eines Schlauches. Diese Spritze wird hauptsächlich für Spülungen benötigt.

33. Injektionskanüle, Liquor-Punktionskanüle, Venenverweilkanüle (Braunüle), Aderlasshohlnadel, Analbeutelkanüle.

34. Injektion, Punktion, Spülung, Instillation, Biopsie.

35. Knopfkanülen sind gerade oder gebogene Kanülen ohne Spitze mit aufgesetztem, stumpfem Knopf. Sie werden für Spülungen und Instillationen benötigt.

36. Luer wird in Verbindung mit dem Spritzen- und Kanülenkonus verwendet. Der Luer-Konus ist international verbreitet und hat den so genannten Human-Konus abgelöst.

37. Die Injektion ist die Verabreichung kleinerer Arzneimittelmengen. Die Infusion ist die langsame, meist intravenöse Verabreichung größerer Flüssigkeitsmengen.

38. Instrumentarium: Spritze mit Medikament, Kanüle, Schere, Tupfer, Desinfektionsmittel, Staugummi. Vorbereitung: für die Injektion geeignete Lagerung des Patienten, Scheren der Haare über der geeigneten Vene, Stauung der Vene, Desinfektion der Hautpartie.

39. Sterile Infusionslösung, Infusionsständer, Infusionsgerät, Venenverweilkanüle, Klebestreifen zum Fixieren der Kanüle, Schere, Tupfer, Desinfektionsmittel, Staugummi.

40. Am Infusionsgerät zuerst die Schlauchklemme schließen, dann den Dorn des Gerätes in den Gummistopfen der Infusionsflasche stechen, die Tropfkammer zur Hälfte mit der Infusionslösung füllen, die Schlauchklemme öffnen, damit sich der Schlauch in ganzer Länge blasenfrei mit Flüssigkeit füllt, die Schlauchklemme wieder schließen. Nachdem die Vene punktiert ist, kann der Infusionsschlauch auf die Kanüle aufgesetzt werden. Mit der Schlauchklemme wird die Tropfgeschwindigkeit eingestellt.

41. Bei der Füllung des Infusionsgerätes ist darauf zu achten, dass die Flüssigkeitssäule nicht durch Luftblasen unterbrochen ist. Deshalb muss zuerst bei geschlossener Schlauchklemme die Tropfkammer gefüllt werden (Tropfkammer mehrmals drücken), erst dann durch Öffnen der Schlauchklemme den Infusionsschlauch füllen.

42. Das Infusionsgerät wird nur für die Applikation von wässrigen Lösungen benutzt. Das Transfusionsgerät ist für die Blutübertragung. In der Tropfkammer befindet sich hier noch zusätzlich ein feiner Filter, der Blutgerinnsel des Spenderblutes zurückhalten soll. Die aus dem Filter fallenden Blutstropfen treffen erst noch auf einen Dorn, bevor sie in den Transfusionsschlauch gelangen.

43. Resorbierbares Nahtmaterial: Katgut, Chromkatgut, Brocaphil; nicht resorbierbares Nahtmaterial: Seide, Zwirn, Polyesterfäden, Metalldrähte.

44. Nadelhalter, stärkere, traumatische Nadeln, nicht resorbierbares Nahtmaterial, Schere, zwei Pinzetten.

45. Siehe Seite 124/125.

46 INSTRUMENTE

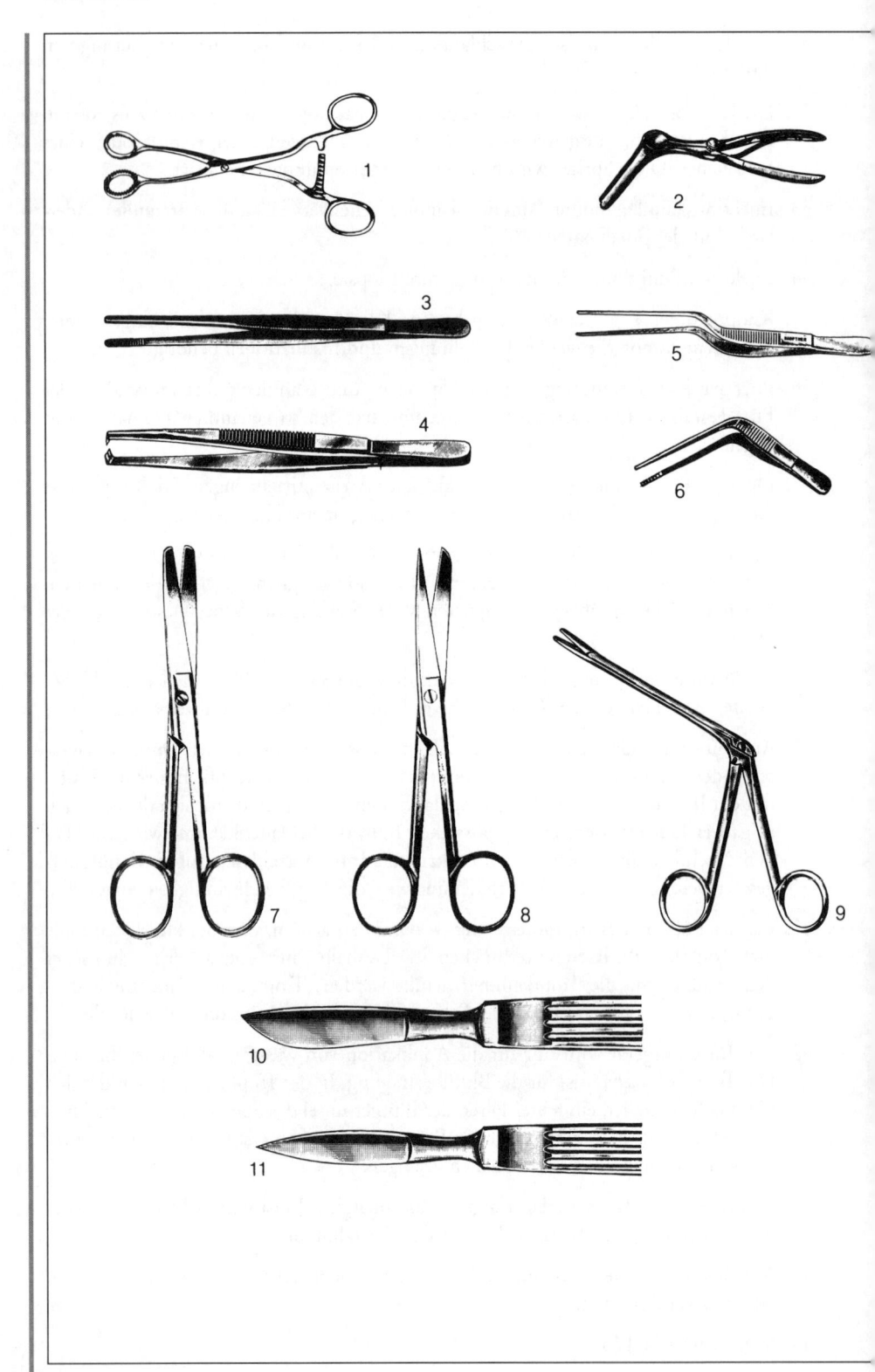

Abb. 13: Gebräuchliches Instrumentarium.

? Fragen

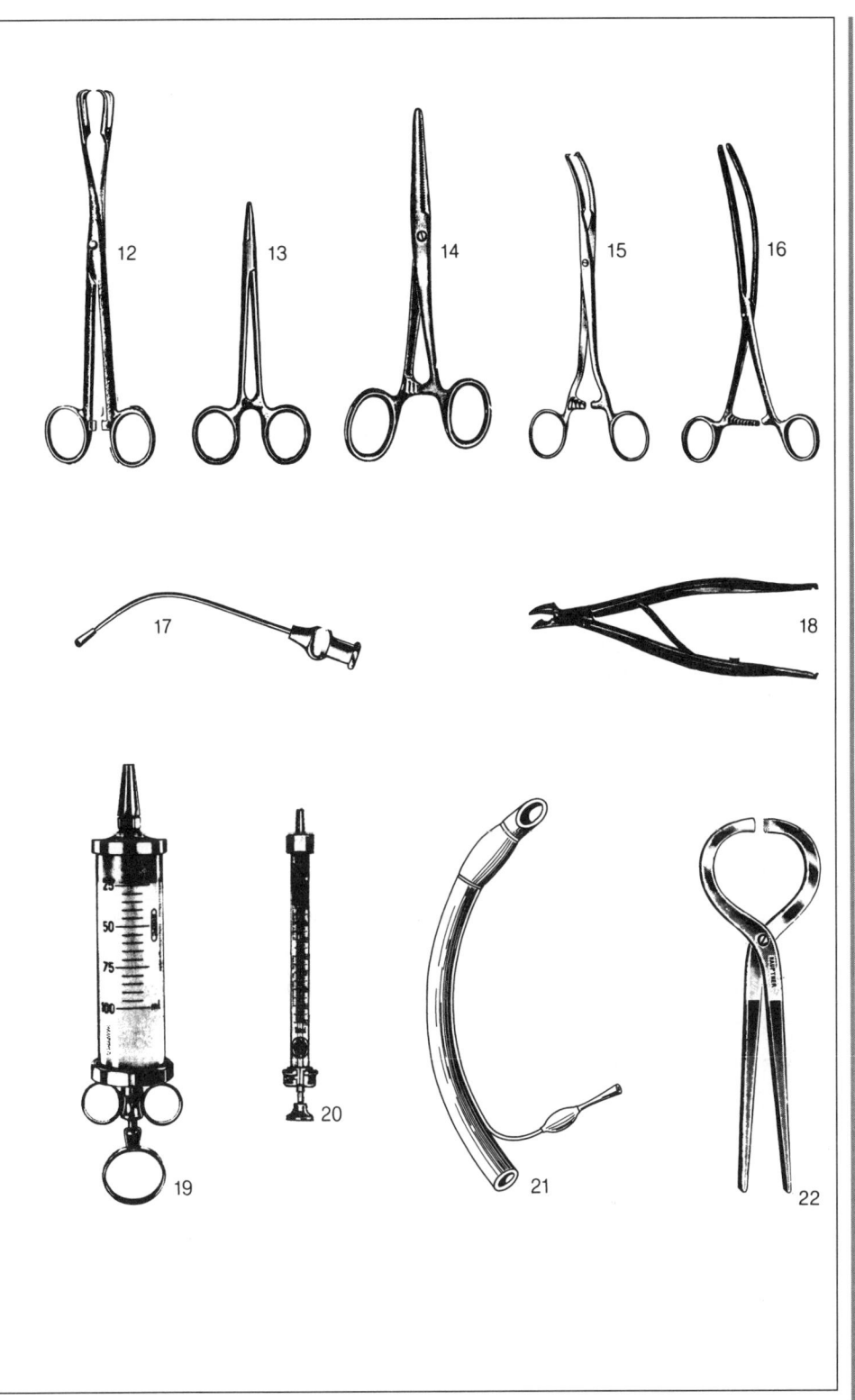

Abbildung 13:
1 Zungenfasszange
2 Spreizspekulum
3 anatomische Pinzette
4 chirurgische Hakenpinzette
5 gekröpfte Pinzette
6 Kniepinzette
7 chirurgische Schere, stumpf-stumpf
8 chirurgische Schere, spitz-stumpf
9 Fremdkörperzange
10 Operationsskalpell, geballt
11 Operationsskalpell, spitz
12 Hakenzange
13 Mosquito
14 Arterienklemme (Péan)
15 Bauchfellklemme
16 Darmklemme
17 Analbeutelkanüle
18 Zange zum Aufsetzen und Entfernen von Wundklammern
19 Janet-Spritze
20 Tuberkulinspritze mit 1/100-Einteilung
21 Endotrachealkatheter
22 Hufuntersuchungszange

! Antworten

46. Welches Instrument benötigt man zur Gewinnung von Harn? (Kap. 10.2.2)

47 Arzneimittel und Betäubungsmittel

1. Was ist ein Arzneimittel?

2. Welche Wissenschaftszweige beschäftigen sich mit den Arzneimitteln?
3. Was versteht man unter Arzneimittelgruppen?
4. Was ist ein Fertigarzneimittel?

5. Geben Sie neun verschiedene Punkte zur Kennzeichnung von Arzneimitteln (auf Verpackung oder Etikett) an.

6. Weshalb werden Chargennummer und Zulassungsnummer auf der Verpackung oder dem Etikett eines Arzneimittels angegeben?

7. Was bedeuten die Begriffe freie Abgabe, apothekenpflichtig, verschreibungspflichtig für den Verkauf von Arzneimitteln?

8. Welche Angabe muss auch auf der kleinsten Verpackungseinheit eines Arzneimittels vorhanden sein?

9. Was versteht man unter Applikationsart und Darreichungsform eines Arzneimittels?

10. Arzneimittelpackungen tragen oft die Bezeichnungen N1, N2 oder N3. Was bedeutet das?

11. Was besagt die Angabe Wartezeit auf einem Tierarzneimittel?

12. Was ist ein Fütterungsarzneimittel?

13. Was ist eine Arzneimittelvormischung?

46. Harnkatheter: für die Hündin: ein Spreizspekulum oder geschlitzten Tubus mit Lichtquelle und einen Metallkatheter; für den Rüden einen flexiblen Kunststoffkatheter.

47 Arzneimittel und Betäubungsmittel

1. Arzneimittel sind Stoffe oder deren Zubereitungen, die am menschlichen oder tierischen Organismus zur Vorbeugung, Linderung, Heilung, Diagnostik und Betäubung angewendet werden können.

2. Pharmakologie, Pharmazie, Toxikologie.

3. Gruppenmäßige Zuordnung von Arzneimitteln zu bestimmten Wirkungsbereichen.

4. Fertigarzneimittel sind von der Industrie hergestellte, in ihrer Zusammensetzung stets gleichbleibende, beim Bundesinstitut für Arzneimittel und Medizinprodukte registrierte, unter einem Handelsnamen in den Verkehr gebrachte Medikamente.

5. Kennzeichnung eines Fertigarzneimittels: Handelsname, Zulassungsnummer, Adresse des Herstellers, Chargennummer oder Herstellungs-Datum, evtl. Verfallsdatum, Inhaltsangabe der Packung, Darreichungsform und Anwendungsart, Angabe des Gehalts an wirksamen Bestandteilen, verschreibungs- und apothekenpflichtig, weitere Hinweise.

6. Bei Unverträglichkeit oder Veränderung eines Arzneimittels während der ordnungsgemäßen Lagerung kann unter Angabe der Chargen- und Zulassungsnummer reklamiert werden.

7. Freie Abgabe eines Arzneimittels: Verkauf auch außerhalb der Apotheke möglich; apothekenpflichtig: Abgabe nur in der Apotheke; verschreibungspflichtig: Abgabe nur gegen Rezept in der Apotheke.

8. Der Handelsname.

9. Applikationsart – Anwendungsweise eines Arzneimittels; Darreichungsform – Form des Arzneimittels für die Verabreichung.

10. Kurzbezeichnungen für die Packungsgrößen eines Arzneimittels:
N1 – kleinste, N2 – mittelgroße, N3 – große Packung.

11. Die Angabe der Wartezeit auf einem Tierarzneimittel bedeutet, dass, bei Anwendung an Tieren, die der Lebensmittelgewinnung dienen, diese angegebene Zeitspanne zwischen letzter Arzneimittelanwendung und Schlachtung des Tieres berücksichtigt werden muss.

12. Fütterungsarzneimittel: Futtermittel und Arzneimittelvormischung in homogener, stabiler Mischung in den Handel gebracht und für die direkte Verfütterung vorgesehen.

13. Arzneimittelvormischung: spezielle Vorbereitung eines Arzneimittels zur Herstellung eines Fütterungsarzneimittels.

! Antworten

14. Was ist ein Rezepturarzneimittel?

15. Welche Angaben eines Rezeptes dürfen von der Tierarzthelferin geschrieben werden?
16. Wie lange ist ein Rezept nach der Ausfertigung gültig?
17. Wozu dient der Beipackzettel eines Arzneimittels, und welche Angaben trägt er?

18. Wer soll durch den Beipackzettel des Fertigarzneimittels informiert werden?

19. Was besagt der Begriff Gegenanzeige auf dem Beipackzettel eines Fertigarzneimittels?

20. Was besagt der Begriff Wechselwirkungen auf dem Beipackzettel eines Fertigarzneimittels?

21. Was versteht man unter Arzneidosierung?

22. Was bedeutet die Halbwertszeit eines verabreichten Arzneimittels?

23. Erläutern Sie die Begriffe Therapie, Indikation, Prophylaxe.

24. Welche Arzneimittel unterliegen einem Verfallsdatum?
25. Was versteht man unter dem tierärztlichen Dispensierrecht?
26. Sie sollen im Auftrag des Tierarztes ein Medikament in kleiner Menge abgeben. Welche Punkte sind zu beachten?
27. Wie kann der Tierarzt der gesetzlich geforderten Nachweispflicht über den Verbrauch von erworbenen Arzneimitteln nachkommen?
28. Nennen Sie fünf Punkte, die für die Aufbewahrung von Arzneimitteln wichtig sind.

29. Welche Temperaturspannen umfassen die Begriffe Raumtemperatur, kühl, Kühlschrank?

? Fragen

14. Rezepturarzneimittel: Auf dem ärztlichen Rezept werden die Grundstoffe mit notwendigen Gewichtsmengen angegeben, die dann vom Apotheker nach Anweisung vermischt und abgefüllt werden.
15. Alle Angaben, außer der Rezeptunterschrift.
16. Ein Rezept hat eine Gültigkeitsdauer von 6 Monaten ab Ausfertigungsdatum.
17. Der Beipackzettel dient zur Information des Verbrauchers. Die Angaben des Zettels beziehen sich auf die Anwendungsgebiete des Arzneimittels, mögliche Gegenanzeigen, Neben- und Wechselwirkungen und die Dosierungsanleitung sowie Hinweise zur Aufbewahrung.
18. Von der Gebrauchsinformation des Arzneimittels sollte der Verbraucher oder der Tierhalter Kenntnis nehmen. Die Packungsbeilage ist aber auch für den Tierarzt eine Kurzinformation. Ein Exemplar aus den verschiedenen Medikamentenpackungen sollte in einem Ordner aufbewahrt werden.
19. Gegenanzeige: Bei bestimmten Organerkrankungen oder einer Überempfindlichkeit ist das Medikament kontraindiziert oder es besteht eine Anwendungsbeschränkung.
20. Wechselwirkung: Bei gleichzeitiger oder kurz aufeinander folgender Anwendung von Arzneimitteln kann es zur Interaktion kommen, d. h. die Mittel können sich gegenseitig beeinflussen in Form einer Abschwächung oder Verstärkung, einer Verkürzung oder Verlängerung der Wirkung.
21. Arzneidosierung: Die Applikationsart, Einzel- oder Tagesdosis, Dauer der Anwendung und tierartliche Unterschiede sind vermerkt.
22. Mit der Halbwertszeit eines Arzneimittels ist der Zeitpunkt gemeint, nach dem nur noch die Hälfte der ursprünglich verabreichten Wirkstoffmenge im Körper vorhanden ist.
23. Therapie – Behandlung eines Erkrankten; Indikation – die Anzeige, der Grund, eine bestimmte Therapieform anzuwenden; Prophylaxe – Vorbeugung, Maßnahmen zur Verhütung einer Krankheit.
24. Vor allem Antibiotika, Impfstoffe, Seren, Hormon- und Vitaminpräparate.
25. Das tierärztliche Dispensierrecht erlaubt dem Tierarzt, Arzneimittel selbst herzustellen oder einzukaufen, sie zu lagern und an den Tierhalter abzugeben.
26. Passende und sichere Verpackung, Kennzeichnung der Verpackung mit Namen und verordneter Dosierung des Arzneimittels, Kopie des Beipackzettels.
27. Eintragung des Verbrauchs oder der Abgabe jedes Medikamentes in der Patientenkartei, Anwendungs- und Abgabebeleg, Arzneimittelbuch.
28. Bei der Aufbewahrung von Arzneimitteln müssen die Lagerungshinweise des Herstellers beachtet werden; sie müssen deutlich gekennzeichnet sein; sie müssen übersichtlich geordnet gelagert werden; Beschädigung, Verschmutzung und Witterungseinflüsse sind zu vermeiden; praxisfremden Personen dürfen die Medikamente nicht zugänglich sein.
29. Raumtemperatur: 15 bis 25 °C; kühl: 6 bis 15 °C; Kühlschrank: 0 bis 6 °C.

30. Was ist bei der Aufbewahrung von Arzneimitteln in anderen Behältnissen als den Originalverpackungen zu beachten?

31. Wo können Arzneimittel aufbewahrt werden?

32. Nennen Sie fünf Punkte, die für die Betreuung von Arzneimitteln wichtig sind.

33. Wie werden verfallene oder verdorbene Arzneimittel entsorgt?

34. Nennen Sie drei verschiedene Arzneimittelgesetzgebungen.

35. Wozu dienen die Arzneimittelgesetzgebungen?

36. Was ist das DAB?

37. Was versteht der Gesetzgeber unter Betäubungsmitteln?

38. Sind Betäubungsmittel frei verkäuflich?

39. Was ist die Betäubungsmittelverschreibungsverordnung?

40. Was wissen Sie über Bezug, Lagerung und Verbrauchsnachweis von Betäubungsmitteln in der tierärztlichen Praxis?

41. Wie lange ab Ausstellungsdatum haben Betäubungsmittelrezepte Gültigkeit?

42. Welche Angaben auf den Betäubungsmittelrezepten dürfen von der Tierarzthelferin geschrieben werden?

43. Worauf ist der tägliche Einzelverbrauch an Betäubungsmitteln einzutragen?

44. Welche Unterlagen müssen laut Betäubungsmittelverschreibungsverordnung wie lange aufbewahrt werden?

Fragen

30. Die Behältnisse der Medikamente dürfen zu keiner Verwechslung mit anderen Stoffen, Lebensmitteln oder Getränken führen; deshalb sind Behälter, die ursprünglich für Lebensmittel gedacht waren, zu vermeiden. Eindeutige Kennzeichnung jeder Verpackung.

31. Arzneimittel werden in der Praxis in den Behandlungsräumen, in einem anderen, kenntlich gemachten Raum und in der Autoapotheke aufbewahrt.

32. Arzneimittel werden derart betreut, dass auf das Verfalldatum geachtet wird, leicht verderbliche Stoffe häufiger überprüft werden, die Etikettierung der Behälter und der Inhalt auf Aussehen und Geruch kontrolliert werden.

33. Entsorgung der unbrauchbaren Arzneimittel über die Stadtapotheke oder Sondermüllaktionen der Gemeinden bzw. Hausmüll

34. Arzneimittelgesetz, Verordnung über tierärztliche Hausapotheken, Betäubungsmittelgesetz.

35. Die Arzneimittelgesetzgebungen regeln die Herstellung, die Zulassung, den Handel und die Verwendung von Arzneimitteln.

36. DAB = Deutsches Arzneibuch.

37. Betäubungsmittel nach dem Gesetz sind Stoffe oder deren Zubereitungen, die als Suchtmittel beim Menschen gelten.

38. Nein, der freie Verkauf ist nach dem Betäubungsmittelgesetz verboten.

39. Betäubungsmittel dürfen nur von Ärzten, Zahnärzten und Tierärzten auf Betäubungsmittelrezepten verschrieben werden. Der Bezug, Verbrauch und Bestand der in der Praxis verwendeten Betäubungsmittel wird auf amtlichen Formblättern nachgewiesen.

40. Betäubungsmittel werden vom Tierarzt meistens direkt vom Hersteller bezogen, seltener mit einem Betäubungsmittelrezept über die Apotheke erworben. Betäubungsmittel müssen gesondert, unter Verschluss und diebstahlsicher aufbewahrt werden. Der Verbrauch wird unter Angabe des Tierhalters, der Tierart und des Verwendungszweckes durch Eintragungen in amtliche Formblätter nachgewiesen.

41. Das Betäubungsmittelrezept verliert 7 Tage nach Ausstellungsdatum seine Gültigkeit.

42. Datum, Name des Mittels, sein Betäubungsmittelgehalt sowie die Menge und die Gebrauchsanweisung sind vom Tierarzt auf dem Rezept handschriftlich vorzunehmen und zu unterschreiben.

43. Eintragung des Betäubungsmittelverbrauchs auf amtlichen Formblättern.

44. Aufbewahrungsfrist für die Verbrauchsnachweise und Teil III des Betäubungsmittelrezeptes beträgt 3 Jahre.

IV. Laboruntersuchungen

48 Mikroskopie

1. Zählen Sie die wichtigen mechanischen und optischen Teile des Mikroskops auf.

2. Was sind Objektive des Mikroskops?

3. Was versteht man unter dem Trockensystem eines Mikroskops?

4. Was versteht man unter Ölimmersion?

5. Wozu dient der Kondensor des Mikroskops?

6. Wozu dient der Kreuztisch und wozu die Feintriebschraube des Mikroskops?

7. Wird mit der Ölimmersion mikroskopiert, sollten sich Kondensor und Blende in einer bestimmten Stellung befinden. In welcher?

8. Mit welcher Einrichtung kann man die Helligkeit im Mikroskop regulieren?

9. Was bedeutet das Dunkelfeldverfahren bei der Mikroskopie?

10. Wie berechnet man die Vergrößerung eines Objekts bei der mikroskopischen Darstellung?

49 Probengewinnung und Aufbereitung

1. Aus welchen Gründen werden in der tierärztlichen Praxis Proben (von Blut, Harn usw.) gewonnen?

2. In welchen Fällen muss eine Futteraufnahme vor der Blutentnahme berücksichtigt werden?

3. Wie wird eine Blutentnahme zur Gewinnung von Plasma vorbereitet?

4. Welche Gerinnungshemmer für Blutproben kennen Sie?

5. Beschreiben Sie die Arbeitsgänge zur Plasmagewinnung.

6. Welche Serum- oder Plasmaveränderungen sind nach dem Zentrifugieren makroskopisch zu erkennen?

Fragen

IV. Laboruntersuchungen

48 Mikroskopie

1. Stativ, Tubus mit Okular und Objektiv, Objekttisch, darunter Kondensor und Blende, Lichtquelle.
2. Objektive sind Linsensysteme mit unterschiedlicher Vergrößerungsmöglichkeit; sie sitzen im so genannten Objektivrevolver am unteren Ende des Tubus.
3. Mit dem Trockensystem des Mikroskops sind alle Objektive gemeint, die für die mikroskopische Darstellung kein Öl als Medium zwischen Frontlinse und Objekt benötigen.
4. Bei der Ölimmersion ist Öl als Medium zwischen Frontlinse des speziellen Objektivs und dem zu mikroskopierenden Objekt notwendig.
5. Mit Hilfe des Kondensors wird das Licht gebündelt, d. h. konzentriert.
6. Der Kreuztisch trägt den Objektträger und ist mit dem Tischtrieb waagerecht in verschiedene Richtungen zu bewegen. Die Feintriebschraube erlaubt die Scharfeinstellung des Objekts.
7. Bei der Ölimmersion wird der Kondensor näher an das Objekt gebracht und die Blende geöffnet.
8. Mit den Blenden und einem Dimmer (Helligkeitsregler).
9. Beim Dunkelfeldverfahren tritt das Licht nicht von unten durch das Objekt, sondern seitlich auf das Objekt, wodurch die Konturen besser zu erkennen sind.
10. Multiplikation der Vergrößerungszahl des Objektivs mit der des Okulars.

49 Probengewinnung und Aufbereitung

1. Die Untersuchung von Probenmaterial im Labor ist ein wichtiger Teil der Diagnostik und dient zur Überprüfung der Wirksamkeit von Medikamenten und zur Verlaufskontrolle bei verschiedenen Krankheiten.
2. Bei der Bestimmung des Blutzuckers und der Blutfette.
3. Die Blutprobe wird sofort in einem mit Antikoagulans beschichteten Röhrchen aufgefangen.
4. EDTA, Natriumcitrat, Natriumfluorid, Lithiumheparinat.
5. Das in einem Röhrchen mit Antikoagulans aufgefangene Blut wird etwa 10 Minuten bei ca. 3000 U/Min. zentrifugiert (abhängig vom Zentrifugentyp), danach das Plasma abpipettiert und in ein anderes, sauberes Probenröhrchen gegeben.
6. Nach dem Zentrifugieren können Farbabweichungen an Serum oder Plasma festgestellt werden: Gelbfärbung (Hyperbilirubinämie), Rotfärbung (Hämolyse), weißliche Trübung (Hyperlipidämie).

! Antworten

7. Wie lange kann EDTA-Blut aufbewahrt werden, bis ein Differentialblutbild angefertigt wird?

8. Welche Maßnahmen sind bei der Probenverwahrung von Blut zu beachten?

9. Bei welcher Temperatur können Serum- oder Plasmaproben ohne Veränderung der Inhaltsstoffe aufbewahrt werden?

10. Geben Sie die Untersuchungsfristen für Serum- und Plasmaproben bei Lagerung bei Raumtemperatur und Kühlschranktemperatur an.

11. Welche Fehler müssen bei der Blutentnahme vermieden werden?

12. Welche Fehler müssen bei der Aufbereitung und Aufbewahrung von Proben vermieden werden?

13. Was ist eine Hämolyse?

14. Welche Ursachen können zu einer unerwünschten Hämolyse in der Blutprobe führen?

15. Mit Hilfe welcher Maßnahmen lässt sich eine Hämolyse der Blutprobe vermeiden?

16. Beschreiben Sie kurz die Vorbereitungen zum Versand einer Blutprobe.

17. Weshalb ist die längere Aufbewahrung einer Harnprobe nicht ratsam?

18. Innerhalb welcher Zeit sollten Harnsedimentuntersuchungen vorgenommen werden? (Mit Begründung!)

19. Ist die bakteriologische Untersuchung einer Harnprobe ratsam, die der Tierbesitzer selbst vom Tier aufgefangen hat?

20. Welchem Zweck dient der Zusatz von 10-prozentiger Kalilauge zum Hautgeschabsel?

? Fragen

7. EDTA-Blut sollte spätestens 6 Stunden nach Probengewinnung aufbereitet sein, da es sonst zu Blutzellveränderungen kommt.

8. Probenverwahrung in geschlossenen Gefäßen, um Kontamination mit anderen Stoffen und Verdunstung zu vermeiden, vor Lichteinwirkung geschützt, bei Raumtemperatur oder bei Kühlschranktemperatur. Für eine längere Aufbewahrung müssen Serum oder Plasma eingefroren werden.

9. Aufbewahrung der Serum- und Plasmaproben bei Raumtemperatur etwa 4 Stunden, bei Kühlschranktemperatur etwa 24 Stunden, tiefgefroren auch längere Zeit möglich.

10. Bilirubin- und Enzymbestimmungen sollten sofort, spätestens 2 Stunden nach Probengewinnung vorgenommen werden. Andere Blutuntersuchungen können z. T. noch nach mehrtägiger Aufbewahrung im Kühlschrank durchgeführt werden.

11. Unsaubere Gerätschaften für die Blutentnahme, falsche Wahl des Antikoagulans, Verdünnungsfehler mit dem Antikoagulans, zu starke Venenstauung, Schaumbildung durch Schütteln der Probe, fehlende oder ungenügende Beschriftung der Probenröhrchen.

12. Ungenügende Gerinnung und Trennung des Blutkuchens vor der Serumgewinnung, das Zentrifugieren mit zu hoher Umdrehungszahl, Aufbewahrung bei Lichteinwirkung, zu hohe Temperaturen, Überschreitung der zulässigen Aufbewahrungszeit.

13. Hämolyse: Auflösung, Zerstörung der Erythrozyten mit Austritt von Hämoglobin und anderen Inhaltsstoffen der Erythrozyten in Plasma oder Serum.

14. Ursache der Hämolyse in Blutproben: übermäßige Venenstauung, unvorsichtiges Hantieren (Aspirieren, Mischen, Ausspritzen) mit der Probe, Überschreiten der zulässigen Aufbewahrungszeit, verspätete Aufbereitung von Blutproben für die Serumgewinnung, Kontamination des Blutes mit anderen Stoffen, stärkere Erwärmung des Vollblutes, Zentrifugieren mit überhöhter Umdrehungszahl.

15. Vermeidung der Hämolyse in Blutproben: Verwendung von Einmalartikeln, mäßige Venenstauung, vorsichtiges Hantieren (Aspirieren, Mischen) mit der Probe, baldiges Zentrifugieren des Vollblutes zur Serumgewinnung, kein Versand von Vollblut, kein Erwärmen und Einfrieren von Vollblut.

16. Blut-, Serum- oder Plasmaproben für den Versand: Probenröhrchen fest verschließen, wasserfest beschriften, bruchsichere Verpackung, Begleitschreiben mit Untersuchungsantrag beilegen.

17. Bei längerer Aufbewahrung einer Harnprobe kommt es zu Verfälschungen der Untersuchungsergebnisse durch Zersetzung von Inhaltsstoffen und Denaturierung der zelligen Bestandteile des Harns.

18. Harnsedimentuntersuchungen sind innerhalb von 2 Stunden nach Harnprobenentnahme vorzunehmen, da es nach dieser Zeit zu einer Veränderung der zelligen Bestandteile durch Bakterien und Pilze kommt.

19. Nein, da die Proben meistens in unsauberen oder mit anderen Stoffen kontaminierten Gefäßen aufgefangen wurden.

20. Der Kalilaugezusatz zum Hautgeschabsel dient der schnelleren Zerstörung der Krusten, Schuppen und Haare des Geschabsels.

! Antworten

21. Warum müssen Kotproben möglichst frisch untersucht werden?

22. Was sind Agarplatten?

23. Wie lange und bei welcher Temperatur müssen beimpfte Agarplatten im Brutschrank bleiben?

24. Welche Maßnahmen müssen bei der Entsorgung von verbrauchten Agarplatten beachtet werden?

50 Laborgegenstände und Laborgeräte

1. Wie unterscheiden sich die Zentrifugengläser für die Harnsedimentgewinnung von denen für die Serumgewinnung?

2. Welcher Unterschied besteht zwischen Reagenzglas und Zentrifugenglas?

3. Was ist ein Blockschälchen, und wozu dient es?

4. Wie unterscheiden sich die Deckgläschen für die Zählkammer von denen für die Harnsedimentuntersuchung?

5. Für welche Untersuchungen werden Objektträger benötigt?

6. Womit wird die Harndichte gemessen?

7. Was ist ein Refraktometer?

8. Erläutern Sie kurz das Prinzip der Fotometrie.

9. Was sind Petrischalen?

21. Die Zuordnung gefundener Wurmeier wird durch die Weiterentwicklung (z. B. Embryonierung) der Eier in einer alten Kotprobe erschwert.

22. Agarplatten sind Nährböden in Petrischalen, die mit Bakterien- oder Pilzmaterial beimpft werden können.

23. Beimpfte Agarplatten werden zur Bebrütung mindestens 18 bis 24 Stunden bei einer Temperatur von 37 °C im Brutschrank belassen.

24. Verbrauchte Agarplatten mit Bakterien- und Pilzkulturen sind vor der Entsorgung zu autoklavieren oder mit einer Desinfektionslösung zu behandeln.

50 Laborgegenstände und Laborgeräte

1. Zentrifugengläser für die Harnsedimentgewinnung sind Spitzbodengläser, für die Serumgewinnung benutzt man Rundbodengläser.

2. Reagenzgläser sind dünnwandig, leicht zerbrechlich, etwa 16 cm hoch, Zentrifugengläser sind dickwandig und etwa 10 cm lang.

3. Blockschälchen sind kleine quadratische Glas- oder Porzellanblöcke mit einer muldenförmigen Vertiefung. Geringe Mengen Flüssigkeit können daraus leichter pipettiert werden.

4. Deckgläschen für die Zählkammer sind etwas dickere Glasplättchen mit geschliffenem Rand, gewöhnliche Deckgläschen sind hauchdünn und ungeschliffen.

5. Objektträger werden für das Differentialblutbild, für Hautgeschabsel, Sekretausstriche, Kotuntersuchungen, mikrofeine Gewebsschnitte in der Histologie und Harnsedimente benötigt.

6. Die Bestimmung der Harndichte ist die Messung des spezifischen Gewichts des Harnes und wird entweder mit dem Urometer (Harnspindel) oder mit dem Refraktometer vorgenommen.

7. Ein Refraktometer ist ein optisches Gerät, mit dem der Eiweißgehalt des Plasmas und die Harndichte bestimmt werden können. Die Messung beruht auf der Brechung von Lichtstrahlen durch die aufgetragene Untersuchungsflüssigkeit.

8. Prinzip der Fotometrie: quantitative Bestimmung eines Stoffes durch Lichtmessung mittels eines Fotometers. Durch eine zu untersuchende, chemisch aufbereitete Probe in einer Küvette wird Licht geschickt. Die Teilchen des zu bestimmenden Stoffes in der Farblösung absorbieren Licht, d. h. die Menge des austretenden Lichtes ist geringer. Je höher die Konzentration des zu bestimmenden Stoffes, desto geringer die austretende Lichtmenge.

9. Petrischalen: flache, runde Glas- oder Kunststoffschalen, die vor allem für die Anzüchtung von Bakterien und Pilzen oder als »feuchte Kammer« verwendet werden.

51 Qualitätssicherung

1. Definieren Sie kurz den Begriff Qualitätskontrolle.

2. Was besagt die Präzision im Rahmen der Qualitätskontrolle?
3. Was besagt die Richtigkeit im Rahmen der Qualitätskontrolle?

4. Wozu dienen Kontrollseren mit Sollwertangaben?

5. Was besagt die Standardabweichung innerhalb der Präzisionskontrolle?

6. Was besagt der Mittelwert innerhalb der Präzisionskontrolle? Wie wird er berechnet?

7. In welcher Beziehung stehen Warngrenzen und Kontrollgrenzen zur Standardabweichung bei der Präzisionskontrolle?

8. In welchen Fällen der Präzisionskontrolle ist eine Messmethode außer Kontrolle geraten?

9. Welche Angaben können mit dem Variationskoeffizienten bei der Qualitätskontrolle gemacht werden?

10. Was wird mit dem Richtigkeitsmaß bei der Qualitätskontrolle ausgedrückt?

11. Wie hoch darf das Richtigkeitsmaß bei der Qualitätskontrolle sein?

12. Wie oft sollte die Richtigkeitskontrolle innerhalb der Qualitätskontrolle durchgeführt werden?

13. Was versteht man unter der externen Qualitätskontrolle?

14. Nennen Sie die drei Gruppen von Fehlerarten, die bei Laboruntersuchungen auftreten können.

15. Weshalb ist die Beachtung der Chargennummer eines Kontrollserums notwendig?

16. Zählen Sie einige grobe, aber vermeidbare Fehler bei der Durchführung von Laboruntersuchungen auf.

? Fragen

51 Qualitätssicherung

1. Qualitätskontrolle: Ermittlung der Zuverlässigkeit von klinisch chemischen Analysen im Labor. Es werden die Richtigkeit und Präzision der Messergebnisse kontrolliert.
2. Die Präzision gibt die wiederholbare Genauigkeit eines Analysenwertes an.
3. Die Richtigkeit gibt die Übereinstimmung des Messwertes mit dem Sollwert einer Kontrollprobe an.
4. Kontrollseren mit Sollwertangaben werden ein- bis zweimal wöchentlich für die Richtigkeitskontrolle benötigt oder an etwa zwanzig Tagen für die Präzisionskontrolle.
5. Die Standardabweichung bezeichnet die Streuung der Einzelwerte um den Mittelwert und drückt die Präzision aus, mit der im Labor gearbeitet wird.
6. Der Mittelwert ist der Durchschnitt aus allen Einzelwerten. Die Einzelwerte werden summiert und durch die Anzahl der durchgeführten Bestimmungen geteilt.
7. Standardabweichungen werden auf einer Kontrollkarte zur Präzisionskontrolle eingetragen. Zuerst wird der Mittelwert errechnet. Zum Mittelwert wird die zweifache Standardabweichung addiert oder subtrahiert, das ergibt die obere und untere Warngrenze. Wird die dreifache Standardabweichung addiert oder subtrahiert, ergibt das die obere oder untere Kontrollgrenze.
8. Eine Messmethode ist außer Kontrolle geraten, wenn ein Wert außerhalb des Kontrollbereiches liegt oder sieben Werte hintereinander auf einer Seite (ober- oder unterhalb) des Mittelwertes liegen oder sieben Werte hintereinander eine ansteigende oder abfallende Tendenz zeigen.
9. Der Variationskoeffizient, auch relative Standardabweichung genannt, gibt die prozentuale Abweichung vom Mittelwert an.
10. Das Richtigkeitsmaß bezeichnet die Abweichung (in Prozenten) des ermittelten Wertes vom Sollwert.
11. Das Richtigkeitsmaß darf nicht größer als das Dreifache des ermittelten Variationskoeffizienten sein.
12. Richtigkeitskontrollen sind ein- bis zweimal wöchentlich durchzuführen.
13. Die externe Qualitätskontrolle ergänzt die eigenen, intern durchgeführten Präzisions- und Richtigkeitskontrollen. Es werden Proben ohne Sollwertangabe an verschiedene Labors verschickt (Ringversuch).
14. 1. Zufällige, unvermeidbare Fehler; 2. systematische, vermeidbare Fehler; 3. grobe Fehler.
15. Mit dem Verbrauch einer Charge des Kontrollserums ist die Kontrollperiode beendet, eine neue beginnt.
16. Grobe, aber vermeidbare Fehler: Verwechslung von Proben, Reagenzien, Pipetten; falsche Bedienung der Messgeräte; fehlerhafte Berechnungen oder Eintragungen.

17. Auf welche Weise sind Fehler bei den Laboruntersuchungen zu vermeiden?

18. Welchen Sinn hat die Führung eines Qualitätskontrollbuches?

52 Blutuntersuchungen

1. Welche Untersuchungen gehören zu einem Blutstatus?

2. Geben Sie kurz die Technik der Erythrozyten- und Leukozytenzählung mit Hilfe der Zählkammer an.

3. Welche Lösung wird für die Leukozytenzählung benötigt?
4. Welches Mischverhältnis weist das Blut in der Leukozytenpinzette auf?
5. Welche Lösung wird für die Erythrozytenzählung benötigt?
6. Welches Mischverhältnis weist das Blut in der Erythrozytenpipette auf?
7. Geben Sie die Maßeinheit für die Blutwerte von Erythrozyten und Leukozyten an.
8. Mit Hilfe welcher Untersuchung kann eine Hämokonzentration festgestellt werden?
9. Was bezeichnet man als Hämatokrit?
10. Wie wird eine Hämatokritbestimmung durchgeführt?

11. Mit Hilfe welcher Labortechnik können Leukozyten voneinander unterschieden werden?
12. Beschreiben Sie die Anfertigung eines Differentialblutbildes.

13. Mit welchem Objektiv des Mikroskops wird ein Blutausstrich differenziert?
14. Auf welche Weise wird ein Blutausstrich durchgemustert?

? Fragen

17. Durch konzentriertes, diszipliniertes Arbeiten im Labor: Beachtung der Arbeitsanleitungen und Bedienungsvorschriften an Geräten, Verwendung von Monotestpackungen, sorgfältige Reinigung aller verwendeten Geräte, regelmäßige Wartung der Messgeräte, Durchführung der Qualitätskontrollen.
18. Die im Qualitätskontrollbuch unter dem jeweiligen Datum gemachten Eintragungen dienen dem Nachweis regelmäßig durchgeführter Wartungen von Messgeräten und Kontrolluntersuchungen.

52 Blutuntersuchungen

1. Blutstatus: Zählung der Erythrozyten und Leukozyten, Bestimmung des Hämoglobins und Hämatokrits, Differentialblutbild, Blutsenkung.
2. Erythrozytenzählung: Aufziehen des Vollblutes in die Erythrozytenpipette bis zur Marke 0,5 und vorsichtiges Auffüllen der Pipette mit Hayemscher Lösung bis Marke 101; Mischen durch Drehen oder Schwenken der Pipette oder auf einem Schüttelapparat; Beschicken der Zählkammer mit der gemischten Blutverdünnung; Auszählen der Erythrozyten in fünf Gruppenquadraten und Berechnung.

   Leukozytenzählung: Aufziehen des Vollblutes bis Marke 0,5 der Leukozytenpipette, Auffüllen mit Türkscher Lösung bis Marke 11; Mischen und Beschicken der Zählkammer; Auszählen der Leukozyten in zwei Großquadraten und Berechnung der Leukozytenzahl in 1 mm^3 Blut.
3. Türck Lösung oder verdünnte Essigsäurelösung.
4. Das Mischverhältnis in der Leukozytenpipette beträgt 1:20.
5. Hayemsche Lösung.
6. Das Mischverhältnis in der Erythrozytenpipette beträgt 1:200.
7. Erythrozyten: 10^6/ul (= Millionen pro Mikroliter),
   Leukozyten: 10^3/ul (= Tausend pro Mikroliter).
8. Bestimmung des Hämatokrits.
9. Hämatokrit: Volumenanteil der Erythrozyten am Gesamtblut.
10. Hämatokritbestimmung: Füllung von zwei heparinisierten Kapillaren zu drei Viertel mit Blut, Verschluss der unteren Kapillarenden mit Spezialkitt, Zentrifugation 8 Minuten in einer Hämatokritzentrifuge.
11. Leukozytendifferenzierung mit Hilfe der mikroskopischen Beurteilung eines Blutausstriches (sowie QBC und große Hämatologieautomaten).
12. Auf einem entfetteten Objektträger wird ein Tropfen Blut ausgestrichen, danach muss der Ausstrich lufttrocknen. Auf einer Färbebank wird der Blutausstrich nach Pappenheim gefärbt, anschließend wieder luftgetrocknet. Er ist dann fertig für die Durchmusterung unter dem Mikroskop.
13. Objektiv der Ölimmersion (100fache Vergrößerung).
14. Mäanderförmige Durchmusterung des Ausstrichs.

! Antworten

15. Wie viele Leukozyten müssen für die Differenzierung des Blutausstriches gezählt werden?
16. Welche Leukozytenarten können auf Grund der Färbung des Blutausstriches unterschieden werden?
17. Wie unterscheiden Sie einen stabkernigen von einem segmentkernigen Granulozyten im mikroskopischen Bild?
18. Wie unterscheiden Sie einen eosinophilen und einen basophilen von einem neutrophilen Granulozyten im mikroskopischen Bild?
19. Was kann bei der Leukozytendifferenzierung im Blutausstrich außerdem noch beurteilt werden?
20. Welche Tierart weist ein lymphozytäres Blutbild auf?
21. Mit welchem Prozentsatz dürfen physiologischerweise stabkernig Leukozyten im Blutbild vorkommen?
22. Wie wird Blutplasma gewonnen?
23. Was sind Antikoagulantien?
24. Beschreiben Sie kurz die Gewinnung von Blutserum.
25. Wie wird eine Urämie nachgewiesen?
26. Geben Sie die Maßeinheit für die Blutwerte von Hämoglobin und Gesamteiweiß an.
27. Für welche Untersuchungen benötigt man ein Fotometer?
28. Weshalb ist die Einhaltung der Reaktionstemperatur bei der Bestimmung der Enzymaktivitäten wichtig?
29. Was ist ein Unit (U) der Enzymaktivität?
30. Was ist mit dem Begriff Trockenchemie gemeint?
31. Was verstehen Sie unter einem Reflexionsfotometer?
32. Welcher Unterschied besteht in der Gewinnung von Blutserum und Blutplasma?

? Fragen

15. Mindestens 100 Leukozyten.

16. Lymphozyten, Granulozyten (neutrophile, eosinophile, basophile), Monozyten.

17. Starbkerniger neutrophiler Granulozyt: stabförmiger, S- oder U-förmig gebogener Kern; segmentkerniger neutrophiler Granulozyt: Der Kern besteht aus mehreren Segmenten, die fadenförmig miteinander verbunden sind.

18. Unterscheidung der Granulozyten nach der Anfärbbarkeit der Granula im Zellplasma: Eosinophile Granulozyten haben rote Granula, basophile Granulozyten haben blaue Granula, neutrophile Granulozyten zeigen nur blasslila angefärbte Granula.

19. Das rote Blutbild im Ausstrich: Anfärbung, Größe, Form, evtl. vorhandener Zellkern und Einschlüsse in den Erythrozyten.

20. Rinder weisen ein lymphozytäres Blutbild auf.

21. Stabkernige Granulozyten sind physiologischerweise im Blutbild mit 2 bis 4 %, je nach Tierart, vertreten.

22. Blutplasmagewinnung: Das Blut wird im Probenröhrchen mit Antikoagulanszusatz aufgefangen, sofort zentrifugiert und das überstehende Plasma in ein anderes Röhrchen abpipettiert.

23. Antikoagulantien sind gerinnungshemmende Substanzen.

24. Gewinnung von Blutserum: Das Blut wird in Zentrifugengläsern aufgefangen, bleibt danach bis zur vollständigen Gerinnung stehen, der Blutkuchen wird dann mit einem Glasstäbchen vorsichtig vom Glas gelöst, anschließend wird das Blut zentrifugiert und das überstehende Serum in ein Probenröhrchen pipettiert.

25. Urämie bedeutet Anstieg der harnpflichtigen Substanzen im Blut und wird am leichtesten durch den Anstieg der Harnstoffkonzentration im Blut nachgewiesen.

26. Der Hämoglobin- und Gesamteiweißgehalt des Blutes werden mit g/dl angegeben.

27. Fotometer sind notwendig für die Bestimmung von Hämoglobin, Substraten und Abbauprodukten des Stoffwechsels sowie von Enzymen und Elektrolyten.

28. Bei Nichteinhalten der Reaktionstemperatur von 25 °C kommt es zu Verfälschungen der Ergebnisse um 8 bis 10 %.

29. Ein Unit ist diejenige Enzymaktivität, die bei optimalen Testbedingungen 1 µmol Substrat pro Minute umsetzt.

30. Trockenchemie: Bestimmung von Blutbestandteilen mit Trockenreagenzträgern (Teststäbchen) im Reflexionsfotometer.

31. Im Reflexionsfotometer wird reflektiertes Licht gemessen. Die von einem Referenzempfänger gemessene Lichtintensität wird in Beziehung gesetzt zur reflektierten Lichtmenge des Testfeldes einer Probe.

32. Für die Plasmagewinnung ist ein Probenröhrchen mit Antikoagulans notwendig, damit die Blutflüssigkeit nicht gerinnt. Zur Serumgewinnung lässt man das Blut im Probenröhrchen gerinnen und pipettiert nach dem Zentrifugieren die Blutflüssigkeit ab.

! Antworten

53 Harnuntersuchungen

1. Welche Untersuchungen gehören zu einem Harnstatus?

2. Wovon ist die Farbe des Harns abhängig?

3. Der Harn welcher Tierarten ist physiologischerweise trüb?
4. Was ist das spezifische Gewicht des Harns, und wie wird es bestimmt?

5. Was versteht man unter dem pH-Wert des Harns?
6. Ab welchem pH-Wert spricht man von einer alkalischen Reaktion des Harns?
7. Welche Haustiere haben physiologischerweise einen sauren und welche Tiere einen alkalischen Harn?
8. Welche Untersuchungen des Harns können mit Teststreifen durchgeführt werden?
9. Wie heißen die beiden Gallenfarbstoffe, die mit dem Harnteststreifen nachgewiesen werden können?
10. Wie wird Blut im Harn nachgewiesen?

11. Wie wird ein Harnsediment gewonnen?

12. Welche Bestandteile sind mikroskopisch im Harnsediment nachweisbar?
13. Erklären Sie nach Abb. 14 die Befunde im Harnsediment.

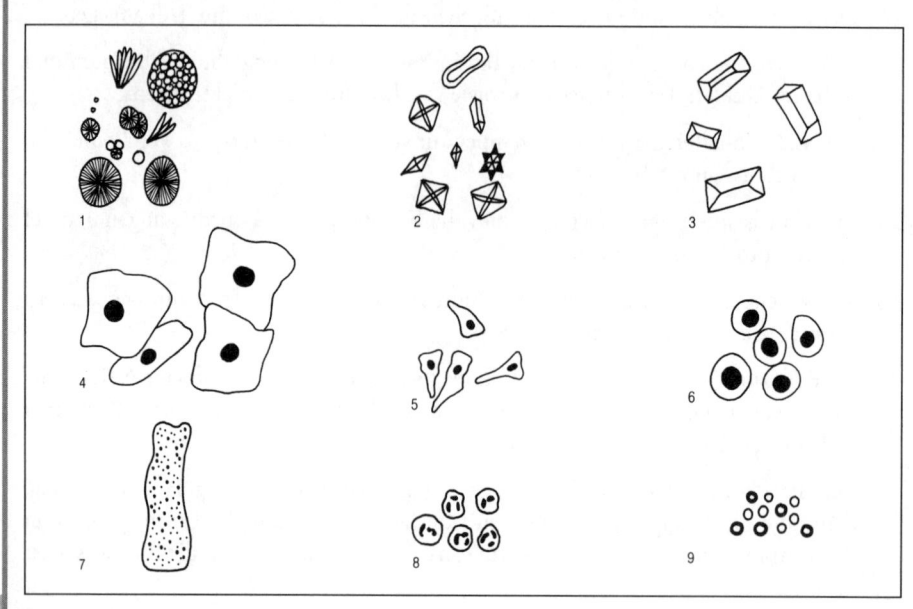

Abb. 14: Befunde im Harnsediment.

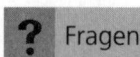

? Fragen

53 Harnuntersuchungen

1. Harnstatus: physikalische Prüfung: Farbe, Transparenz, Konsistenz sowie Geruch; chemischer Nachweis von Harnbestandteilen, des pH-Wertes; Bestimmung der Harndichte; mikroskopische Untersuchung des Harnsediments.

2. Die Harnfarbe ist abhängig von der Harnkonzentration, Beimengungen von Blut oder Blutfarbstoff, Gallenfarbstoff oder Medikamenten.

3. Pferde-, Wiederkäuer- sowie Kaninchenharn sind physiologischerweise trüb.

4. Das spezifische Gewicht des Harns ist abhängig von den in ihm gelösten oder enthaltenen korpuskulären Substanzen. Das spezifische Gewicht wird mit der Harnspindel (Urometer) oder dem Refraktometer gemessen.

5. Der pH-Wert gibt die Wasserstoffionenkonzentration an.

6. Ein pH-Wert von mehr als 7 wird als alkalisch bezeichnet.

7. Hunde und Katzen haben einen sauren Harn, Pferde und Wiederkäuer einen alkalischen Harn.

8. Nitrit, pH-Wert, Eiweiß, Glukose, Ketonkörper, Gallenfarbstoffe, Blut, Hämoglobin.

9. Urobilinogen, Bilirubin.

10. Der Blutnachweis auf dem Teststreifen gilt für den Erythrozyten- und Hämoglobinnachweis. Blutzellen können im Sediment gefunden werden.

11. Der Harn wird in einem Zentrifugenglas 3 Minuten bei 1500 U/Min. zentrifugiert, danach der überstehende Harn abgegossen, ein Tropfen des Sediments vorsichtig auf einen Objektträger gegeben und mit einem einfachen Deckgläschen abgedeckt.

12. Zellige Bestandteile aus Blut oder Gewebe, kristalline Bestandteile und Bakterien.

13. **Abbildung 14:**

    1 kohlensaurer Kalk (Kalziumcarbonate) 6 Rundepithelien

    2 oxalsaurer Kalk (Kalziumoxalate) 7 granulierter Zylinder

    3 Tripelphosphate 8 Leukozyten

    4 Plattenepithelien 9 Erythrozyten

    5 geschwänzte Epithelien

14. Welches Objektiv benutzten Sie zur mikroskopischen Untersuchung des Harnsediments?

15. Wie sind Leukozyten von Rundepithelzellen im Harnsediment zu unterscheiden (Abb. 14)?

16. Was wird als Detritus im Harnsediment bezeichnet?

17. Welche Zylinderformen können im Harnsediment nachgewiesen werden?

18. Für welche Organerkrankung spricht das Auftreten von Harnzylindern?

19. Welche Harnkristalle sind ein physiologischer Bestandteil des Pferdeharns?

20. Beschreiben oder skizzieren Sie den Unterschied zwischen Tripelphosphatkristallen und Oxalatkristallen im Harnsediment (Abb. 14).

21. Wie können Harnsedimentbestandteile deutlicher erkennbar gemacht werden?

54 Kotuntersuchungen

1. Weshalb ist auch die makroskopische Betrachtung des Kotes erforderlich?

2. Wie heißen die Fortpflanzungsgebilde der Bandwürmer, die makroskopisch am Kot feststellbar sind?

3. Weshalb muss Kot möglichst frisch einer parasitologischen Untersuchung unterzogen werden?

4. Geben Sie die Namen der in Abb. 15 dargestellten Parasiteneier an.

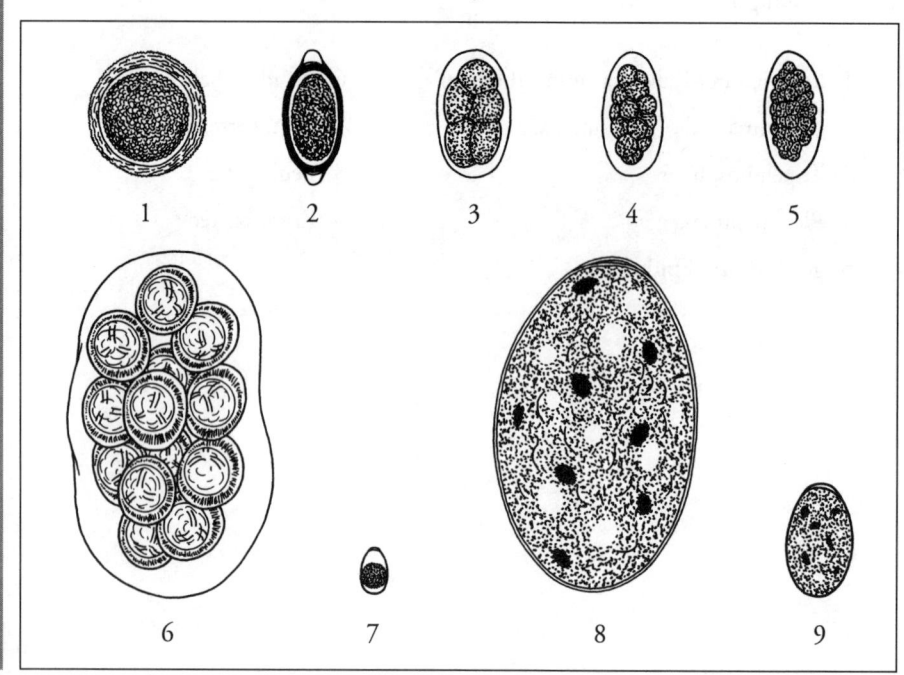

Abb. 15: Häufige Parasiteneier im Kot.

14. Beurteilung des Harnsediments zuerst mit 10fachem dann mit 40fachem Objektiv.

15. Rundepithelzellen sind die kleinsten Epithelzellen im Harnsediment, transparent, mit einem deutlich erkennbaren, runden Kern. Leukozyten sind kleiner, ihr Kern ist wegen der Segmente nicht so deutlich erkennbar.

16. Detritus: Reste zerfallener Gewebs- und Zellanteile.

17. Harnzylinder sind Ausgüsse aus den Nierentubuli und bestehen aus Eiweiß (hyaliner Zylinder). Je nach Beteiligung der verschiedenen Zellarten unterscheidet man Erythrozyten- und Leukozytenzylinder, Epithelzylinder, granulierte Zylinder.

18. Harnzylinder werden im Harnsediment bei Erkrankungen der Niere gefunden.

19. Kalziumcarbonate.

20. Tripelphosphatkristalle weisen eine so genannte Sargdeckelform auf, Oxalatkristalle haben meist eine Briefkuvertform.

21. Durch Anfärbung des Sediments (handelsübliche Farbstoffe) wird die Beurteilung der Bestandteile erleichtert.

54 Kotuntersuchungen

1. Bei der makroskopischen Betrachtung des Kotes können Wurmexemplare oder Bandwurmglieder festgestellt werden.

2. Proglottiden.

3. Die Zuordnung gefundener Wurmeier wird durch Weiterentwicklung der Eier in einer alten Kotprobe erschwert.

4. **Abbildung 15:**

   1 Spulwurm (Toxocara)
   2 Peitschenwurm (Trichuris)
   3 Hakenwurm (Ancylostoma)
   4 Pferdestrongylide
   5 Trichostrongylus
   6 Hundebandwurm (*Dipylidium caninum*, Eipaket)
   7 Kokzidienoozyste
   8 Großer Leberegel (Fasciola)
   9 Lanzettegel

5. Was ist mit dem Nativpräparat bei der Kotuntersuchung gemeint?
6. Nach welchen Verfahren können Eier von Darmparasiten bestimmt werden? (Kurze Beschreibung der Verfahren!)
7. Was versteht man unter dem Begriff Flotationsverfahren?
8. Erläutern Sie das Prinzip der Kotuntersuchung bei Verwendung hochkonzentrierter Lösungen.
9. Warum muss die Flotationszeit bei der Kotuntersuchung eingehalten werden?
10. Welche Kriterien dienen zur mikroskopischen Unterscheidung von Parasiteneiern im Kot (Abb. 10.16)?
11. Mit welchen anderen Gebilden können Parasiteneier im Kot verwechselt werden?
12. Nach welchen Verfahren können Larven von Endoparasiten nachgewiesen werden?
13. Welche Endoparasitenart wird am günstigsten im Larvenstadium nachgewiesen?
14. Geben Sie die deutschen Namen folgender Parasitenarten an: Strongylide, Askaride, Trichuris, Ankylostoma, Capillaria.

55 Hautuntersuchungen

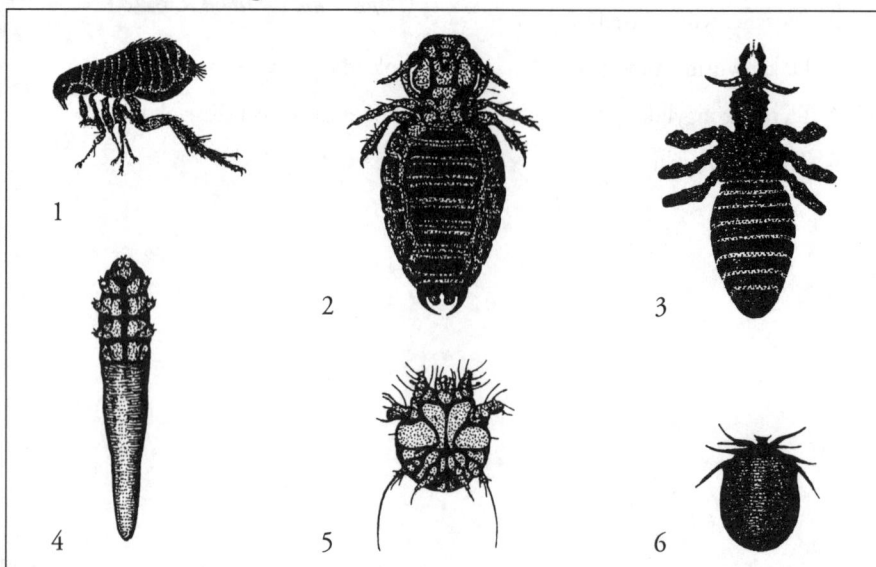

Abb. 16: Einige Ektoparasiten in unterschiedlicher Vergrößerung.

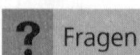

5. Nativpräparat: Ausstrich einer unbehandelten Kotprobe auf dem Objektträger.
6. Anreicherungsverfahren: Flotations-, Sedimentations- und Auswanderverfahren. Beim Flotationsverfahren wird durch Zusatz einer hoch konzentrierten Lösung (z. B. NaCl) zum Kot das spezifisch leichtere Gewicht der Parasiteneier ausgenutzt, sie schwimmen an der Oberfläche. Beim Sedimentationsverfahren wird durch Zusatz von Wasser das höhere spezifische Gewicht der Parasiteneier genutzt, sie sind im Bodensatz zu finden. Beim Auswanderverfahren werden Lungenwurmlarven nachgewiesen, die ins feuchte Milieu (Wasser) auswandern.
7. Flotation ist die Ansammlung von Stoffen, deren spezifisches Gewicht geringer ist als das der umgebenden Flüssigkeit an der Oberfläche.
8. Wird Kot mit einer hochkonzentrierten Lösung gut vermischt und eine gewisse Zeit stehen gelassen, trennen sich alle spezifisch leichteren Teile des Kotes, auch die Parasiteneier, und steigen an die Oberfläche der Lösung, Die schweren Kotpartikel bleiben als Bodensatz liegen.
9. Die Flotationszeit muss deshalb eingehalten werden, weil es nach dieser Zeit zu einem Platzen der Wurmeier durch die hypertone Lösung kommt und die zerstörten Wurmeier wieder absinken. Das Ergebnis der Kotuntersuchung könnte dadurch falsch-negativ ausfallen.
10. Merkmale der Wurmeier: Größe, Form, Schalendicke, Farbe, Deckel oder Polpfröpfe, embryoniert oder mit Furchungskugeln.
11. Verwechslung der Wurmeier im mikroskopischen Bild mit Pflanzenteilen, Pollenkörnern, Pilzsporen.
12. Mit dem Auswanderverfahren werden Larven der Endoparasiten nachgewiesen.
13. Lungenwürmer.
14. **Strongylide** – Palisadenwurm, **Askaride** – Spulwurm, **Trichuris** – Peitschenwurm, **Ankylostoma** – Hakenwurm, **Capillaria** – Haarwurm.

55 Hautuntersuchungen
Abbildung 16:

1	Floh	4	Haarbalgmilbe (Demodex)
2	Haarling	5	Grabmilbe (Sarkoptes)
3	Laus	6	Zecke

1. Wozu dient die parasitologische Untersuchung der Haut?
2. Nennen Sie vier Ektoparasiten des Hundes, die bereits makroskopisch erkennbar sind.
3. Welche Ektoparasiten kann man nur mit dem Mikroskop nachweisen, und wie wird das gemacht?
4. Weshalb ist die Verwendung von Kalilauge bei der Anfertigung eines Hautgeschabsels vorteilhaft?
5. Wie lange kann ein Hautgeschabsel mit Kalilauge bis zur Beurteilung liegen bleiben?
6. Wie kann man Räudemilben nachweisen?
7. Geben Sie ein typisches Unterscheidungsmerkmal (Abb. 16, vergl. auch Lehrbuch, Abb. 10.46 und Abb. 10.49) im mikroskopischen Bild zwischen Laus und Haarling des Hundes an.
8. Was versteht man unter einer histologischen und was unter einer mykologischen Hautuntersuchung?
9. Welches Gerät ist für die Gewinnung von Biopsieproben der Haut erforderlich?
10. Was für ein Material wird für die mykologische Hautuntersuchung entnommen?
11. Wie werden Hauptpilze nachgewiesen?
12. Was für ein Material wird für die bakteriologische Hautuntersuchung entnommen?
13. Warum sollte eine Probe von Krusten und Bläscheninhalt der Haut nur mit einem sterilen Tupfer entnommen werden?
14. Wie heißt der Test zum Nachweis von allergisch wirkenden Stoffen?
15. Auf welche Weise können Hautgeschabsel mazeriert werden?

56 Spezielle Laboruntersuchungen

1. Wie wird der Test zur Ermittlung einer Euterentzündung genannt und durchgeführt?
2. Welchem Zweck dient die Anwendung der Rivalta-Probe?
3. Was ist ein ELISA-Test, und in welchen Fällen wird er eingesetzt?

Fragen

1. Feststellung von Ektoparasiten.
2. Flöhe, Läuse, Haarlinge, Zecken.
3. In der Haut sitzende Milben und Ohrmilben sind nur mikroskopisch nachweisbar. Dazu wird ein Hautgeschabsel angefertigt. Von den befallenen Stellen wird mit einem Skalpell Hautmaterial abgeschabt, dieses auf einem Objektträger breit ausgestrichen, mit ein bis zwei Tropfen 10prozentiger Kalilauge versetzt und mit einem zweiten Objektträger abgedeckt. Für den Nachweis von Ohrmilben wird mit dem Watteträger Material aus dem äußeren Gehörgang geholt und auf einem Objektträger ausgestrichen.
4. Durch Kalilauge werden alle epithelialen Anteile des Geschabsels angegriffen und mazeriert.
5. Möglichst nicht länger als 3 Stunden, weil dann auch die Milben selbst zerstört werden.
6. Nachweis von Räudemilben durch ein Hautgeschabsel.
7. Die Laus hat einen sehr kleinen, schmalen Kopf. Der Kopf des Haarlings ist fast so breit wie der Körper.
8. Die histologische Untersuchung der Haut dient der Beurteilung des Gewebes, die mykologische Untersuchung dient der Ermittlung von Hautpilzen.
9. Biopsieproben der Haut werden mit der Drillstanze gewonnen.
10. Für die mykologische Untersuchung wird Haarmaterial benötigt.
11. Hautpilze werden durch Züchtung auf Nährböden nachgewiesen. Bei Verdacht auf Mikrosporie kann eine Voruntersuchung mit der Woodschen Lampe erfolgen.
12. Für die bakteriologische Untersuchung wird das während einer Entzündung entstandene Material benötigt: Bläschen- oder Pustelinhalt, Wundsekret, Krusten.
13. Beim Arbeiten mit unsterilen Instrumenten kann es zu einer unerwünschten, zusätzlichen Keimbesiedlung des Nährbodens kommen, wodurch die Feststellung der ursächlichen Keime der Hauterkrankung erschwert wird.
14. Intrakutantest.
15. Hautgeschabsel können mit 10prozentiger Kalilauge mazeriert werden.

56 Spezielle Laboruntersuchungen

1. Schalm-Test: Die Milch aus den Eutervierteln wird in eine Testschale mit vier Vertiefungen gemolken und mit einer Testlösung vermischt. Gelbildung und ein Farbumschlag deuten auf eine Euterentzündung.
2. Mit der Rivalta-Probe kann bei einer Ergussflüssigkeit zwischen Exsudat und Transsudat unterschieden werden. Exsudattropfen, in verdünnte Essigsäure gegeben, führen zu einer Trübung.
3. ELISA-Test: ein spezieller Test zum Antigennachweis, z. B. des Leukosevirus der Katze.

4. Was versteht man unter einem Antibiogramm?
5. Von welchen Körperausscheidungen können Resistenztests durchgeführt werden?
6. Wie stellt sich die Resistenz der Bakterien auf einem Nährboden mit Hemmstoffzusatz dar?
7. Welche Zellenart wird bei der Liquoruntersuchung ausgezählt und differenziert?

57 Einsendung von Untersuchungsmaterial

1. Was ist beim Versand von Untersuchungsmaterial zu beachten?

2. Welche Maßnahmen müssen beim Verpacken von Untersuchungsmaterial aus Sicherheitsgründen beachtet werden?

3. Was muss dem Untersuchungsmaterial schriftlich beigelegt werden?
4. Was ist zu beachten, wenn Untersuchungsmaterial bei Verdacht einer Krankheit nach dem Infektionsschutzgesetz verschickt werden muss?
5. An welche staatlichen Stellen wird Untersuchungsmaterial eingeschickt?
6. In welchen Fällen ist eine telefonische Anfrage vor Einsendung des Untersuchungsmaterials notwendig?
7. Beschreiben Sie kurz, wie Proben in Glasbehältern vor dem Versand bruchsicher verpackt werden.
8. Woher kann man Verpackungsmaterial für flüssige Proben beziehen?
9. Zur Untersuchung können Nativblut und EDTA-Blut verschickt werden. Für welche Untersuchungen sind die Proben geeignet?
10. Weshalb müssen Organproben vor der Verpackung und vor dem Versand ausgekühlt sein?
11. Warum dürfen unfixierte Organproben nicht in luftdichten Behältnissen verschickt werden?

4. Antibiogramm: Überprüfung der Resistenz von Bakterien gegen Antibiotika oder Sulfonamide.

5. Nasen- und Augensekret, Liquor, Milch, Harn, Körperhöhlenflüssigkeit, Wundsekret.

6. Die Resistenz der Bakterien ist vorhanden, wenn sich um die Antibiotika- und Sulfonamid-Testblättchen keine Hemmhöfe bilden.

7. In der Liquorprobe werden die Leukozyten gezählt und differenziert.

57 Einsendung von Untersuchungsmaterial

1. Versand von Untersuchungsmaterial: schnellstmögliche Versendung, nur ausgekühltes Untersuchungsgut verschicken, bruchsichere und flüssigkeitsundurchlässige Verpackung wählen, Begleitbericht und Untersuchungsantrag beifügen.

2. Menschenpathogenes Untersuchungsmaterial muss gekennzeichnet sein, z. B. »Infektiöses Material«. Flüssige Proben werden möglichst in Original-Verpackungsröhrchen der Landesuntersuchungsämter verschickt. Glasbruch und Auslaufen von Flüssigkeit müssen vermieden werden.

3. Begleitbericht mit Untersuchungsantrag.

4. Besondere Kennzeichnung des Versandgutes, z. B. »Vorsicht, Tollwut!«

5. Einsendung an das zuständige Veterinäruntersuchungsamt.

6. Eine telefonische Anfrage ist vor und an Sonn- und Feiertagen notwendig, da nur zu bestimmten Zeiten Untersuchungsmaterial angenommen wird.

7. Proben in Glasgefäßen werden vor der Verpackung zuerst entweder in eine gut schließende Metallhülse oder in ein Holzkästchen getan.

8. Verpackungsmaterial für flüssige Proben ist von den Landesuntersuchungsämtern zu bekommen.

9. Nativblut für die Untersuchung auf virusbedingte oder bakterielle Infektionskrankheiten, EDTA-Blut für die hämatologischen Untersuchungen in diagnostischen Labors.

10. Durch die noch bestehende Eigenwärme der Organproben kann es zur Denaturierung des Gewebes kommen. Die Probe wird dadurch für eine Untersuchung unbrauchbar.

11. In luftdicht verschlossenen Behältern kann bei unfixierten Organproben eine Fäulnis durch Anaerobier beginnen.

Teil II:

Kleines medizinisches Wörterbuch für Tierarzthelfer/innen

Abkürzungen: s. a. = siehe auch, s. d. = siehe dort, v. a. = vor allem.

Hinweis: Fachbegriffe werden lateinisch mit C, deutsch mit K oder Z geschrieben. Sofern die eingedeutschte Schreibweise üblich ist, werden beide Formen aufgeführt.

A

Abdomen: Bauch
Abdominalhernie: Bauchmuskelbruch
Abdominozentese: Punktion der Bauchhöhle, s. a. Zöliozentese
Abduktor, Abductor: Auswärtszieher
Abberation: Verirrung, s. a. Chromosomenaberration
Ablatio: operative Entfernung, Ablösung
– **corneae:** operative Abtragung des Hornhautepithels
– **retinae:** Netzhautablösung
AB0-System: Blutgruppensystem beim Menschen
Abomasum: Labmagen
Abortus, Abort: vorzeitige Beendigung einer Schwangerschaft bzw. Trächtigkeit; Verwerfen der Frucht
Abrasio: Ausschabung, Auskratzung, z. B. bei Entzündung des dritten Augenlids beim Hund
– **corneae:** therapeutische Abschabung des Hornhautepithels
Absorption: Aufsaugung; Schwächung von Strahlen beim Durchgang durch ein Medium
Absorptionsphotometer: Laborgerät zur quantitativen Bestimmung von Bestandteilen einer klinisch-chemischen Probe unter Verwendung von Analysenlösungen in Küvetten (Nasschemie)
Abszedierung: Hohlraumbildung mit Gewebseinschmelzung; Abszessbildung
Abszess: im Gewebe abgekapselte Eiteransammlung
Abszisse: waagerechte Achse im Koordinatensystem
Acanthosis nigricans: Hauterkrankung beim Hund mit übermäßiger Verhornung und Pigmentablagerung
Acetabulum: Beckenpfanne; Gelenkgrube für den Oberschenkelkopf

ACTH, adrenokortikotropes Hormon: regt die Nebennierenrinde zur Hormonbildung an
ad libitum: nach Belieben
ad usum humanum (ad us. hum.): zum Gebrauch beim Menschen
ad usum proprium: zum eigenen Gebrauch des Arztes
ad usum veterinarium (ad us. vet.): zum Gebrauch bei Tieren
Adaptation: Anpassung an die umgebende Helligkeit
Adduktor, Adductor: Einwärtszieher
Adenohypophyse: Vorderlappen der Hypophyse (HVL), Drüsenteil
Adenokarzinom: bösartige Drüsengeschwulst
Adenom: gutartige Drüsengeschwulst
Adenoviren: verbreitete DNS-Viren bei Mensch und Tier; Erreger des Zwingerhustens
Aderlass: therapeutische Entnahme größere Blutmengen aus einer Vene mittels weitlumiger Kanüle
Adhäsion: Aneinanderhaften; Verklebung und Verwachsung von Organabschnitten nach Bauchoperationen
Adipositas: Fettleibigkeit
Aditus: Zugang
– **nasolacrimalis:** Zugang zum Tränen-Nasen-Kanal
Adjuvans: Zusatzstoff mit begünstigender Wirkung auf Arzneimittel bzw. Antigene
Adrenalektomie: operative Entfernung der Nebenniere
Adrenalin: Hormon des Nebennierenmarks; Stresshormon
Adrenergika: kreislaufanregende und blutdrucksteigernde Mittel
Adsorbat-Impfstoff: Impfstoff mit Adsorbatzusatz zur langsameren Resorption und stärkeren Antikörperbildung

Adsorbentia: Präparate in Pulver- oder Granulatform mit der Fähigkeit, andere Stoffe physikalisch zu binden, z. B. Kohle
Adsorption: physikalische Anhaftung von Stoffen
Adspektion: Besichtigen der Körperoberfläche und der natürlichen Körperöffnungen
Adstringentia: äußerliche Mittel mit entzündungshemmender, austrocknender und blutstillender Wirkung auf Haut und Schleimhäuten
adult: erwachsen; voll entwickelt
Adventitia: Außenschicht der Blut- und Lymphgefäße
aerob: mit Sauerstoff
Aerosoltherapie: Behandlung durch Anwendung von Inhalaten
Aerozystitis, Aerocystitis: Luftsackentzündung
Äther: flüchtige, wasserabweisende und sehr leicht entzündliche Flüssigkeit mit berauschender Wirkung; als Narkose-Äther früher verbreitetes Narkosemittel zur Inhalation
Ätiologie: Lehre von den Krankheitsursachen
Affinität: Neigung, Tendenz zur Verbindung
Afrikanische Pferdepest: schwere Allgemeinerkrankung beim Pferd durch das Pferdepestvirus; anzeigepflichtige Tierseuche!
Agarplatte: Gussplatte aus getrocknetem Schleim von roten Meeresalgen zur Bakterienanzüchtung, s. a. Nähr- und Blutagar
Agglutination: Verklumpung des Blutes
Aggregation: Zusammenballung, z. B. von Blutplättchen
Agonie: Todeskampf; Endstadium eines Krankheitszustandes
Agranulozytose: starke Verminderung oder Fehlen von Granulozyten im peripheren Blut
AIDS: erworbenes Immunschwäche-Syndrom beim Menschen
Akkomodation: Scharfeinstellung des Auges; Anpassung an die Entfernung eines Objekts
Akne follicularis: eitrige Entzündung der Haarfollikel
Akren: Körperspitzen, z. B. Nasen-, Ohrspitze, Gliedmaßenenden
Aktinomyzeten: fadenförmige Stäbchenbakterien; Erreger der Strahlenpilzerkrankung (Wundinfektion) bei Rind und Schwein
Aktionspotential: Zustand elektrischer Spannung bei der Muskelkontraktion
Aktionsstrom: bioelektrischer Strom, der bei Erregung von Muskel- oder Nervenfasern auftritt
aktive Immunisierung: Herbeiführen einer Immunität durch direkten Kontakt des Organismus mit einem Antigen (Lebend- oder Totvakzine)
Akupunktur: Behandlung von Krankheiten und Schmerzzuständen durch Einstich von Nadeln an geeigneten Punkten der Körperoberfläche
akustische Impedanz: spezifischer Widerstand eines Mediums gegenüber Schallwellen
akut: plötzlich auftretend; von kurzer Dauer
akzessorische Genitaldrüsen: zusätzliche Geschlechtsdrüsen zur Bildung der Genitalsekrete
Albumin: wichtiger Eiweißkörper im Blut, Trägerstoff
Albuminurie: Ausscheidung von Albumin im Harn
alimentär: durch die Nahrung bedingt
alkalische Phosphatase (AP): wichtiges Enzym zur Diagnostik von Leber- und Knochenkrankheiten
Alkaloide: basische Pflanzenstoffe mit spezifischer Wirkung auf verschiedene Organe
Alkalose: Vermehrung von Basen in Blut und Geweben
Allantois: mittlere Eihautaussackung, Harnsack der Frucht
Allergene: körperfremde Stoffe, auf die der Organismus überempfindlich reagiert
Allergie: Zustand der Überempfindlichkeit gegen verschiedenartigste Stoffe
Allgemeininfektion: Ausbreitung der Erreger über den gesamten Körper

Allopathie: Heilmethode mit Arzneimitteln, die gegen die Krankheit wirken (Schulmedizin)
Alloplastik: operative Wiederherstellung mit künstlichem, körperfremdem, aber gewebefreundlichem Material
Alopezie: Haarausfall
Alteration: Schädigung von Geweben oder Organen
Alveole: Zahnfach; Lungenbläschen
Amaurosis: schwarzer Star; Lähmungszustände des Sehnerven oder der Netzhaut; Blindheit
ambulante Behandlung: Patientenversorgung in der Praxis oder in der Klinik ohne stationären Aufenthalt
Aminosäure: Eiweißbaustein; Endprodukt der Eiweißspaltung
Amitose: direkte Zellteilung
Amnesie: Bewusstlosigkeit, Erinnerungslücke
Amnion: innere Eihaut, Schafshaut
Amöben: Wurzelfüßer; harmlose Dickdarmbewohner und Erreger von ruhrartigen Durchfällen beim Menschen
Amplitude: Scheitelwert; jeweils höchster Wert einer veränderlichen Größe, z. B. Puls- oder Blutdruckamplitude
Ampulle: bauchige Erweiterung
Amputation: operatives Abtrennen eines endständigen Körper- oder Organabschnitts
Amylase: kohlenhydratspaltendes Verdauungsenzym
Anabolika: Medikamente, die den Eiweißaufbau fördern
Anabolismus: aufbauende Stoffwechselvorgänge
anaerob: ohne Sauerstoff lebend, ohne Sauerstoffzufuhr
Analbeutel: drüsiges Hautorgan beidseits der Afteröffnung bei Hund und Katze
Analeptika: Weckmittel, zentral erregende Mittel
Analgetika: Schmerzmittel
analgetisches Stadium: erstes Narkosestadium mit Dämpfung der Schmerzempfindung
Analyse: Zerlegung; Untersuchung von Bestandteilen

Analysenprobe: zu untersuchende Farblösung, mit der eine Küvette gefüllt ist
Anamnese: Vorbericht
Anaphylaxie: Schutzlosigkeit; Sonderform der Allergie mit schockartiger Sofortreaktion
Anastomose: Verbindung zweier Hohlorganlichtungen, z. B. bei Darmnaht; physiologisch zwischen zwei Blutgefäßen
Anatomie: Lehre vom Bau des Körpers
Anämie: Blutarmut
Anästhesie: Unempfindlichkeit, Unempfindlichmachung
Ancylostoma caninum: Hakenwurm des Hundes
Androgene: Hormone, die zur Ausbildung der männlichen Geschlechtsmerkmale führen, z. B. Testosteron
Andrologie: Lehre von den Krankheiten der männlichen Geschlechtsorgane
Aneurysma: Erweiterung von Arterien, z. B. von Baucharterien beim Pferd durch Wurmschäden
Angina: klinischer Ausdruck für Entzündungen im gesamten Rachenraum
Angina pectoris: Brustenge durch organisch bedingte Herzschmerzen
Angiographie: Röntgen-Kontrastdarstellung von Blutgefäßen
Angiokardiographie: Röntgen-Kontrastdarstellung des Herzens und herznaher Blutgefäße
Angiopatie: Gefäßerkrankung
Angiospasmus: Gefäßkrampf
Anion: elektronegativ geladenes Teilchen, z. B. Cl^-
Anioskorie: ungleiche Pupillenweite
Anisozytose: ungleiche Größe der Erythrozyten
Ankylose: Gelenkversteifung
Anode: positive Elektrode
Anomalie: Abweichung von der Norm
Anopheles-Mücke: Überträger der Malaria-Plasmodien
Anoplocephala: Bandwurm beim Pferd
Anorexie: Nahrungs- bzw. Futterverweigerung
Anöstrie: Brunstlosigkeit

Antagonisten: Gegenspieler; Muskeln mit entgegengesetzter Wirkung
ante partum: vor der Geburt
anterior: vorne liegend
anterograd: nach vorn gerichtet
Anthelminthika: Wurmmittel
Anthropozoonose: vom Mensch auf das Tier übertragbare Krankheit
Antiallergika: Mittel gegen Allergien
Antianämika: Mittel gegen Blutarmut
Antiarrhythmika: Arzneimittel zur Behandlung von Herzrhythmusstörungen
Antibiogramm: Resistenzprüfung von Bakterien gegenüber Antibiotika
Antibiotika: Mittel gegen bakterielle Infektionen
Antidot: Gegengift
Antiepileptika: Mittel gegen epileptische Anfälle
Antigen: Fremdstoff, der eine Immunantwort des Körpers auslösen kann
Antigen-Antikörper-Reaktion: die Wechselwirkung zwischen einem Fremdstoff (Antigen) und Abwehrstoffen (Antikörper) im Organismus; s. a. Immunreaktion
Antihistaminika: Mittel gegen Histaminfreisetzung
Antihypertonika: Mittel gegen hohen Blutdruck
Antihypotonika: Mittel gegen niedrigen Blutdruck
Antikoagulans: Gerinnungshemmer
Antikonzeptiva: Mittel zur Verhinderung der Empfängnis bzw. der Befruchtung
Antikörper: Eiweißkörper, die spezifisch gegen Fremdstoffe (Antigene) gebildet werden
Antimykotika: Mittel gegen Pilzbefall
Antiparasitaria: Mittel gegen Hautparasiten
Antiphlogistika: entzündungshemmende Mittel
Antiproliferativa: Mittel gegen Gewebszubildung oder Tumore, z. B Kortisonpräparate
Antisepsis: Maßnahmen zur Erzielung weitgehender Keimarmut, z. B. im Operationsgebiet (Desinfektion)
Antiseptika: keimtötende Mittel
Antitussiva: Hustenmittel
Antrum: Höhle, Hohlorgan

Anurie: fehlender Harnabsatz
Anus: After
Anzeigepflicht: gesetzliche Pflicht zur Anzeige von Krankheiten nach dem Tierseuchengesetz beim zuständigen Veterinäramt
Aorta: Hauptschlagader
– **abdominalis:** Bauchschlagader
Aortenstenose: Verengung der Aortenklappe
Apathie: Teilnahmslosigkeit
Aphakie: Fehlen der Augenlinse
apikal: spitzenwärts
Apnoe: Atemstillstand
Apoplexie: Gehirnschlag, Schlaganfall
Appendicitis: Entzündung des Wurmfortsatzes am Blinddarm des Menschen
Appendix: Anhangsgebilde
Applikation: Verabreichung eines Arzneimittels
Approbation: staatliche Zulassung der Berufsausübung, Bestallung
Arachnoidea: bindegewebige mittlere Gehirn- und Rückenmarkshaut
Archiv: Einrichtung zur Verwahrung von Schrift- und Bildgut
Areflexie: Fehlen von physiologischen Reflexen
Argentum nitricm: Silbernitrat; Höllenstein
Arrhythmie: Rhythmusstörung; Unregelmäßigkeit z. B. der Herzaktion
Artefakt: Kunstprodukt
Arteria, Arterie: Schlagader
– **carotis:** Halsschlagader
– **femoralis:** Schlagader an der Innenseite des Oberschenkels
– **maxillaris externa:** äußere Oberkieferarterie
– **pulmonalis:** Lungenschlagader
Arteriitis: Entzündung der Arterienwand
Arteriole: kleinstes arterielles Blutgefäß vor den Kapillaren
Arteriosklerose: Verhärtung und Verkalkung der Arterien
Arthritis: Gelenkentzündung
– **urica:** Gicht; Gelenkentzündung durch Ausfällung von harnsauren Salzen
Arthrodese: operative Gelenkversteifung
Arthropathie: Gelenkserkrankung

Arthroplastik: Gelenkplastik zur Wiederherstellung der Beweglichkeit, z. B. bei Hüftgelenken
Arthropoden: Gliederfüßer
Arthrose: Gelenkabnutzung und -verknöcherung, s. a. Degeneration
Arthroskopie: innere Betrachtung der Gelenkhöhle
Articulatio: Knochenverbindung, Gelenk
artifiziell: künstlich
Arytaenoid: Stellknorpel im Kehlkopf
Asepsis: Verhütung von Infektionen durch alle Maßnahmen zur Erzielung von Keimfreiheit, z. B. bei Operationen (Sterilisation)
Askariden: Spulwürmer
Aspergillose: Pilzinfektionskrankheit der Atemwege durch Aspergillusarten
Aspergillus: Gießkannenschimmel; Gattung von Schimmelpilzen
Asphyxie: Pulslosigkeit
Asphyxistadium: viertes Narkosestadium mit maximaler Pupillenerweiterung, fehlendem Puls und Atemlähmung
Aspiration: Ansaugen von festen, flüssigen oder gasförmigen Stoffen
Assimilation: Aufbau von Nährstoffen in körpereigene Substanzen
assistiert: gestützt
assistierte Atmung: künstliche Atemhilfe bei nicht ausreichender spontaner Atmung, z. B. in Narkose, bei Vergiftung
Assoziation: Verknüpfung, Verkoppelung
Asthenie: Kraftlosigkeit, allgemeine körperliche Schwäche
Asthma: anfallsweise hochgradige Atemnot
Asystolie: Ausbleiben der Herzkontraktion, Herzstillstand
Aszites: Bachwassersucht
Ataxie: Störung der Bewegungskoordination
Atelektase: fehlende Entfaltung der Lunge; Lungenkollaps
Atherom: Talg- und Grützbeutel
Atlas: erster Halswirbel
Atonie: mangelnder bis fehlender Spannungszustand der Muskulatur, z. B. Darmatonie
Atopie: erbliche Überempfindlichkeit

Atresie: Fehlen der natürlichen Mündung eines Hohlorgans, z. B. an der Zitze, am Anus
Atriovenrikularklappen: Herzklappen zwischen Vorhöfen und Kammern
Atrium: Herzvorhof
Atrophie: Gewebeschwund
Atropin: Gift der Tollkirsche, hemmt die Wirkung des Parasympathikus
attenuiert: abgeschwächt; verminderte Infektionskraft eines Erregers ohne Schwächung der antigenen Wirkung
Attest: ärztliche Bescheinigung
Aujeszkysche Krankheit (Pseudowut): seuchenartig verlaufende Herpesviruserkrankung beim Schwein; bei Hund, Katze und Rind akute, tödliche Gehirnentzündung; anzeigepflichtige Tierseuche!
Auskultation: Abhorchen von Organen, die durch ihre Tätigkeit Geräusche erzeugen, z. B. Lunge, Darm
Auswanderverfahren: geeignete Methode zum Nachweis von Lungenwurmlarven; Trichterverfahren
Autoantigen: vom Immunsystem nicht als körpereigen akzeptierte Substanz
autochthon: an Ort und Stelle ohne Fremdwirkung entstanden
autogen: von selbst im Körper entstehend
autoimmune hämolytische Anämie: Zerfall von roten Blutzellen durch Autoimmunreaktionen
Autoimmunkrankheit: krankhafte Störung des Abwehrsystems mit Bildung von Antikörpern gegen körpereigene Substanzen
Autoimmunreaktion: Bildung spezifischer Antikörper gegen Autoantigene als Grundlage der Autoimmunkrankheit
Autointoxikation: Selbstvergiftung durch Stoffwechselprodukte, z. B. bei Darmverschluss
Autoklav: Spezialgefäß für die Sterilisation mit gespanntem Dampf; »Dampfkochtopf«
Autolyse: Selbstverdauung von abgestorbenen Zellen durch Enzyme
autonom: unabhängig, selbständig
Autopsie: Eröffnung und Untersuchung eines toten Tieres oder Menschen zur Feststellung der Krankheits- und Todesursache

Wörterbuch

AV-Knoten: Herznervenknoten zwischen Vorhöfen und Kammern
aviär: den Vogel bzw. das Geflügel betreffend
Avitaminose: Vitaminmangelkrankheit
Azeton: Abbauprodukt des Intermediärstoffwechsels; tritt vermehrt bei Hungerzuständen und Störungen des KH-Stoffwechsels im Harn auf; Ketonkörper, s. d.
Azetonämie: schwere Stoffwechselstörung beim Rind mit Vermehrung von Ketonkörpern im Blut
Azetonurie: Ausscheidung von Ketonkörpern im Harn
Azidität: saure Eigenschaft einer Flüssigkeit
azidophil: säureliebend; auf sauren Nährböden gut wachsend
Azidose, Azidämie: Übersäuerung des Blutes
Azotämie: Vermehrung von Harnstoffen im Blut

B

B-Lymphozzyten: beim Säuger im Knochenmark gebildete Lymphozyten, die auf ihrer Oberfläche Immunglobuline tragen
Babesia canis: Blutzellparasit beim Hund, der eine Anämie verursacht
Babesiose: durch Babesiaarten hervorgefene schwere Blutkrankheit mit Anämie bei Hund, Rind und Pferd
Bacillus anthracis: Anthraxbazillus; Erreger des Milzbrandes bei Mensch und Tier
Bateriämie: Anwesenheit und Vermehrung von Bakterien im Blut
Bakterien: einzellige Kleinlebewesen mit großer biologischer Bedeutung
Bakterienflora: Lebensgemeinschaft von nützlichen Bakterien auf Schleimhäuten und in Körperhöhlen, z. B. Pansen-, Darmflora
Bakteriologie: Lehre von den Bakterien und den durch sie hervorgerufenen Krankheiten
bakteriostatisch: das Bakterienwachstum hemmend
bakterizid: bakterienabtötend
Balanoposthitis: Entzündung der Schleimhäute von Schwellkörper und Vorhaut

Barbiturate: »Schlafmittel«; intravenöse Narkosemittel
basophil: Zellen, die sich bevorzugt mit basischen Farbstoffen anfärben lassen, z. B. Mastzellen
basophile Granulozyten: weiße Blutzellen, deren Granula mit basischen Farbstoffen anfärbbar sind
Basophilie: Vermehrung der basophilen Granulozyten
Bazillen: sporenbildende Stäbchenbakterien
Becquerel (BQ): Einheit für die Aktivität einer radioaktiven Substanz
benigne: gutartig
Benignität: Gutartigkeit einer Krankheit
Betarezeptoren: Aufnahmestellen des sympathischen Nervensystems an Herz-, Gefäß-, Bronchial- und Uterusmuskulatur
Betarezeptorenblocker: Mittel, die die Reaktion von Betarezeptoren hemmen; Einsatz v. a. bei bestimmten Störungen des Herzrhythmus und zur Blutdrucksenkung
Betäubungsmittel: Arzneimittel und sonstige Stoffe und ihre Zubereitungen, die als Suchtstoffe im Sinne des Gesetzes gelten
Bikuspidalis, Bicuspidalis: zweizipflige Herzklappe zwischen linkem Vorhof und linker Herzklappe
Bilirubin: gelbbrauner Gallenfarbstoff
Bilirubinurie: Auftreten von Bilirubin im Harn; nur beim Hund in geringen Mengen physiologisch
Biokatalysator: Wirkfaktor im Körper; Stoffwechselbeschleuniger
Biometrie: Anwendung statistischer Methoden in der Medizin
Biopsie: Gewebsentnahme zur histologischen Untersuchung
Bioptat: durch Biopsie entnommenes Gewebsstück
Biosynthese: Auf- und Umbau von körpereigenen Stoffen im Organismus, z. B. Eiweißbiosynthese
Biotop: Lebensraum von Organismen
bipolare Ableitung: Stromableitung zwischen zwei Polen
Blastula: Keimblase
Blepharitis: Lidentzündung

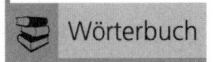

Blepharon: Augenlid
Blepharorrhaphie: Nahtvereinigung von Ober- und Unterlid zur Verkleinerung der Lidspalte, z. B. bei der Entropiumoperation
Blepharospasmus: Lidkrampf
Blutagar: mit Blut versetzter Nähragar zum Nachweis von Bakterienwachstum mit Hämolyse
Blutkörperchensenkungsreaktion (BSR): Sichabsetzen der roten Blutzellen in ungerinnbar gemachtem Blut entsprechend der Schwerkraft nach unten
Blutstatus: Erhebung von Blutbefunden; Blutbild
Bluttransfusion: Blutübertragung
Bogengänge des Labyrinths: Sitz des Gleichgewichtssinns im Innenohr
Bornasche Krankheit: virusbedingte Gehirn- und Rückenmarksentzündung beim Pferd
Botulismus: Vergiftung durch Toxine des Botulinusbazillus in Lebensmitteln, besonders in Konserven
bovin: das Rind betreffend
Brachycephalie: Verkürzung des Gesichtsschädels als Rassemerkmal, z. B. beim Boxer, Pekinesen
Bradykardie: Verminderung der physiologischen Herzschlagfolge
Bradypnoe: verlangsamte Atmung
Braunüle: Venenverweilkanüle zur Infusion
Brillantkresylblaulösung: geeignete Lösung zur Färbung von unreifen, kernlosen Erythrozyten (Retikulozyten, s. d.)
Bronchialasthma: wiederkehrende Atemnotanfälle infolge funktioneller Verengung der unteren Atemwege
Bronchialkarzinom: bösartige Geschwulst der Bronchien
Bronchialödem: Schwellung der Bronchialschleimhäute
Bronchiektasie: krankhafte Erweiterung der Bronchien
Bronchien: Luftröhrenaufzweigungen
Bronchioli: knorpellose Verzweigungen der Segmentbronchien
Bronchiolitis: Entzündung der Bronchiolen
Bronchitis: Entzündung der Bronchien
Bronchopneumonie: Entzündung der Bronchien und des Lungengewebes
Bronchospasmolytika: Medikamente zur Lösung des Bronchialkrampfes
Bronchospasmus: Bronchialkrampf
Brucellen: kleine Stäbchenbakterien; Verwerfenserreger beim Rind und Erreger des Mittelfiebers bei Schafen
Brucellose (Bangsche Krankheit): durch Brucellen verursachtes seuchenhaftes Verkalben; Zoonose! Anzeigepflichtige Tierseuche!
Bürzeldrüse: Talgdrüse im Kreuzbeinbereich beim Geflügel, die ein wasserabstoßendes Sekret für das Gefieder liefert
Buiatrik: Lehre von den Krankheiten des Rindes
Bulbus oculi: Augapfel
Bundesseuchenschutzgesetz: gesetzliche Grundlage zum Schutz des Menschen vor übertragbaren Krankheiten
Bursa Fabricii: wichtiges lymphatisches Organ der Vögel; Bildungsort der B-Lymphozyten
Bursitis: Schleimbeutelentzündung
Bypass: operativ herbeigeführter Umgehungskreislauf

C
(s. a. K und Z)

Calcaneus: Fersenbein
Calcinosis, Kalzinose: Verkalkung
Calor: Wärme
Cancer: Krebs
Candida: Gattung von Hefepilzen; Erreger der Soorkrankheit
canin, kanin: den Hund betreffend
Canini: Haken- oder Eckzähne
Capillaria plica: Blasenhaarwurm bei Hund und Katze
Capillaria tenue: Lungenhaarwurm des Igels
Caput: Kopf
Carcinoma, Karzinom: vom Epithelgewebe ausgehender bösartiger Tumor; Krebsgeschwulst
Cardiaca: Arzneimittel zur Behandlung einer Herzschwäche

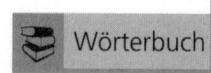

cardiale Hypertrophie: Zunahme von Herzmuskelgewebe durch Zellvergrößerung
Cardiomyopathie: Herzmuskelerkrankung
Cataracta, Katarakt: Linsentrübung; grauer Star
Cauda: Schwanz
Causa: Ursache
Cavum: Höhle
– **abdominis:** Bauchhöhle
– **oris:** Mundhöhle
– **pectoris:** Brusthöhle
– **pelvis:** Beckenhöhle
– **tympani:** Paukenhöhle; Mittelohr
CEM: ansteckenden Metritis des Pferdes; bakterielle Deckseuche
Cerebellum: Kleinhirn
Cerebrum: Großhirn
Cervix uteri: Gebärmutterhals
Charge: Herstellungsserie, z. B. eines Fertigarzneimittels, Impfstoffes oder Kontrollserums
Chemotherapeutika: Infektions- und Tumorbehandlung mit chemischen Mitteln
Cheyletiella: Raubmilbe
Chirurgie: Handwirkung; medizinisches Fachgebiet, in dem Krankheiten mechanisch oder durch operative Eingriffe behandelt werden
Chlamydien, Bedsonie: Zwischenformen zwischen Viren und Bakterien, Zellparasiten; Erreger der Ornithose und Psittakose
Cholangitis: Gallengangsentzündung
Cholagoga: den Gallenfluss anregende Mittel
Cholelithiasis: Gallensteinkrankheit
Cholesterin: fettähnlicher Stoff im Organismus
Cholezystitis: Gallenblasenentzündung
Cholezystographie: Kontrastdarstellung der Gallenblase
Cholinesterase: plasmaspezifisches Enzym, das in der Leber gebildet wird
Chondritis: Knorpelentzündung
Chondrom: gutartige Geschwulst des Knorpelgewebes
Chondromalazie: krankhafte Erweichung der Knorpelgrundsubstanz
Chondrosarkom: bösartige Geschwulst des Knorpelgewebes

Chondrotom: spezielles Knorpelmesser
Chorioidea: Aderhaut des Auges
Chorioiditis: Aderhautentzündung
Choriomeningitis: virusbedingte Gehirnhautentzündung, s. a. LCM
Chorion: äußere Eihaut, Zottenhaut
Chromatographie: Labormethode zur Anreicherung und Trennung löslicher Stoffe für analytische Zwecke
Chromosomen: Träger der Erbanlagen; Kernschleifen
Chromosomenaberration: genetisch oder durch äußere Einwirkung (Strahlen, Gifte) eintretende Änderung der Struktur oder natürlichen Zahl von Geschlechtschromosomen
chronisch: schleichend, von langer Dauer
chronisch obstruktive Pneumopathie (COPD): chronische Lungenerkrankung durch Verschluss der Bronchien mit zähem Sekret
Chylothorax: krankhafte Ansammlung von Chylus in der Brusthöhle
Chylus: fettreiche Darmlymphe; Milchsaft
Chymotrypsin: labähnliches, eiweißspaltendes Pankreasenzym
Cilium, Zilie: Wimper
Citratblut: durch Natriumzitratlösung ungerinnbar gemachtes Blut
CK: Abkürzung für Kreatinkinase, s. d.
Clavicula: Schlüsselbein
Clearance: Bestimmung eines Klärwertes zur Ermittlung der Funktion von Niere oder Leber
Clostridien: sporenbildende Erreger des Wundstarrkrampfs, des Rausch- und Gasbrandes und des Botulismus (Lebensmittelvergiftung)
Clostridium tetani: Erreger des Wundstarrkrampfs
Cnemidocoptes: Kalkbeinmilbe beim Vogel
Collum: Hals
Columna vertebralis: Wirbelsäule
Coma diabeticum: schwere Bewusstseinsstörung bei Zuckerkrankheit
Coma hepaticum: Leberkoma; Bewusstseinsstörung bei schweren Leberkrankheiten
Combustio: Verbrennung

Commotio cerebri: Gehirnerschütterung
Compressio: Quetschung einer Körperregion oder eines Organs
Computertomographie: röntgenologisches Schichtaufnahmeverfahren mit elektronischer Verarbeitung der Messdaten
Computerdiagnostik: medizinische Diagnostik mit Einsatz elektronischer Datenverarbeitung
Congelatio: Erfrierung
Conjunctivitis, Konjunctivitis: Bindehautentzündung
Conjunctivitis follicularis: Entzündung der Lymphknötchen in der Nickhaut
Contusio, Kontusion: Prellung mit Quetschungsfolge
Coombs-Test: Labormethode zum Nachweis von Antikörpern gegen Erythrozyten
Cor: Herz
Cor pulmonale: Vergrößerung des rechten Herzens infolge einer hochgradigen Lungenerkrankung
Coronaviren: RNS-Virusgruppe bei Mensch und Tier; Erreger der felinen infektiösen Peritonitis
Corpus, Korpus: Körper
– **ciliare:** Strahlenkörper; Linsenhalteapparat
– **luteum:** Gelbkörper
– **luteum graviditatis:** bleibender Gelbkörper in der Trächtigkeit
– **luteum periodicum:** Gelbkörper im Zyklus
– **luteum-Phase:** Zeit der Gelbkörperbildung und -reifung
– **vitreum:** Glaskörper; gallertige Masse im Augeninneren
Cortex, Kortex: Rinde
Cortisches Organ: Sinnesorgan des Gehörs in der Schnecke des Innenohrs
Costa: Rippe
Coxarthrose: Hüftgelenksabnutzung
Crenosoma: Lungenwürmer des Igels
Ctenocephalides canis: Hundefloh
Cumarin: gerinnungshemmender Pflanzenstoff

Cushing-Syndrom: spezifisches Krankheitsbild mit Haarausfall, Stammfettsucht und Ödembildung bei Überfunktion der Nebennierenrinde
Cyanhämoglobinverfahren: Verfahren zur photometrischen Bestimmung von Hämoglobin

D

Dämpfigkeit: chronische, unheilbare Erkrankung der Lunge und/oder des Herzens beim Pferd (Hauptmangel)
Dasselbeule: Hauterkrankung, v. a. beim Rind durch Larven der Dasselfliege
Dauerausscheider: laufende Ausscheidung von Krankheitserregern, z. B. von Salmonellen, bei Mensch oder Tier, die klinisch nicht krank erscheinen
debil: schwächlich
Defibrillation: Beseitigung eines Herzkammerflimmerns
Degeneration: Entartung, minderwertiger Gewebsersatz
Dehydratation: Wassermangel im intra- und extrazellulären Raum
Dekompensation: nicht mehr gewährleisteter Ausgleich einer gestörten Funktion
Dekubitus, Decubitus: Wundliegen
Delta-Liste: kaufmännisches Verzeichnis von veterinärmedizinischen Präparaten
Demodex canis: Haarbalgmilbe beim Hund
Demodikose: durch die Haarbalgmilbe verursachte tiefgreifende Hauterkrankung des Hundes
Denaturierung: Zerstörung von Eiweißkörpern, z. B. durch Fällung, Erhitzen oder Bestrahlung
Dentes: Zähne
Dentin: Zahnbein
Depotpräparat: Arzneimittel mit verzögert eintretender und länger anhaltender Wirkung
Dermatika: Mittel zur Behandlung von Hautkrankheiten
Dermatitis: Hautentzündung
Dermatologie: Lehre von den Hautkrankheiten
Dermatomykose: Hautpilzerkrankung

Desinfektion: gezielte Vernichtung von Krankheitserregern
Desmopathie: Erkrankung der Bänder
Desmotomie: Durchschneiden eines Bandes, z. B. bei Kniescheibenverrenkung des Pferdes
Desoxyribonukleinsäure (DNS): Träger der Erbinformation im Zellkern
Detergentien: synthetische Netzmittel zur Herabsetzung der Oberflächenspannung von Flüssigkeiten, z. B. Seifen
dexter, -tra, -trum: rechts, der rechte ...
Dexamethason: synthetisch hergestelltes Nebennierenrindenhormon
Diabetes insipidus: Störung des Wasserstoffwechsels: »Wasserharnruhr«
Diabetes mellitus: Zuckerkrankheit
Diagnose: Erkennen und Benennung einer Krankheit
Diagnostik: Methoden und Maßnahmen zur Krankheitserkennung
Diagramm: zeichnerische Darstellung von Rechenwerten
Dialyse: physikalisches Verfahren zur Ausscheidung von Schlackenstoffen (z. B. bei Nierenversagen)
Diaphragma: Zwerchfell
Diaphyse: Knochenschaft
diaplazentar: auf dem Wege durch die Plazenta
Diarrhoe: Durchfall
Diastole: Füllungszeit der Herzkammern
Diathermie: Maßnahmen zur Elektrowärmebehandlung
Diathese: Krankheitsbereitschaft
Dichte: spezifische Masse eines Stoffes pro Volumeneinheit; Wasser hat die Dichte 1 kg/l; die physiologische Harndichte beträgt 1,015 bis 1,040 kg/l; s. a. spezifisches Gewicht
Dicrocoelium: Lanzettegel; kleiner Leberegel bei Schaf und Ziege
Dictyocaulus: Lungenwürmer bei Wiederkäuern und beim Esel
Dicumarolintoxikation: Vergiftung durch Aufnahme von Rattengift, das zu Gerinnungsstörungen führt
Diencephalon: Zwischenhirn, s. a. Thalamus

Differentialblutbild: prozentuale Verteilung der weißen Blutzellen im gefärbten Blutausstrich
Differentialdiagnose: Abgrenzung und Bestimmung einer Krankheit gegenüber anderen Diagnosen
Differenzierung: Unterscheidung
diffus: ausgebreitet, zerstreut
Diffusion: Streuung; gleichmäßige Verteilung von Molekülen nach Übertritt in ein anderes Medium
Diffusionsstörung: Gasaustauschstörung in der Lunge
Digestion: Verdauung
Digit-us, -i: Finger, Zehen
digital: die Finger oder Zehen betreffend; mit Ziffern arbeitend (Datenverarbeitung)
Digitalis: Pflanzengattung »Fingerhut«
Digitalisglykoside: Pflanzeninhaltsstoffe aus dem Fingerhut zur Herzbehandlung, z. B. Digoxin
Digitalisintoxikation: Vergiftung durch Überdosierung mit Digitalispräparaten
Digitalrechner: datenverarbeitender Rechner, der mit Ziffern mathematische Vorgänge ausführt
Dignität: Krankheitswert oder -bedeutung, bes. bei Tumoren
Dilatation: Erweiterung
Dilution: Verdünnung
Diöstrus: brunstfreie Zeit bei der Hündin
Diphterie: akute, ansteckende bakterielle Infektionskrankheit des Rachenraums, v. a. beim Säugling
diphtheroid: entzündlicher Prozess, der diphtherieähnlich mit Bildung einer Pseudomembran verläuft
Diphyllobothrium: Bandwurm bei Fleischfresser und Schwein
Diplococcus pneumoniae: bakterieller Erreger einer Lungenentzündung
diploid: zweifach
Diplokokken: paarweise auftretende Kugelbakterien
Dipylidium caninum: kürbiskernartiger Bandwurm des Hundes
Dirofilaria immitis: Herzwurm
Discus intervertebralis: Bandscheibe

Diskette: Speicherplatte zur elektronischen Datenverarbeitung
Diskopathie, Discopathie: Verknöcherung in den Bandscheiben, z. B. bei Dackellähme
Dislocatio abomasi: Labmagenverlagerung
Dispensette: Laborgerät als Flaschenaufsatz zur automatischen Abmessung einer gewünschten Flüssigkeitsmenge
Dispensierrecht: Recht des Tierarztes, Arzneimittel selbst herzustellen, vom Großhandel zu beziehen, zu lagern und abzugeben
Disposition: Krankheitsbereitschaft, Veranlagung
disseminiert: Streuung, z. B. von Krankheitserregern innerhalb des Organismus
Dissertation: wissenschaftliche Arbeit; Doktorarbeit
Dissimilation: Abbau von Nährstoffen unter Energiefreisetzung
Dissoziation: Aufhebung oder Zerfall einer chemischen Verbindung; Störung eines natürlichen Zusammenspiels von Organen
distal: weiter entfernt von Körpermitte; bei Gliedmaßen im Sinne: entfernt vom Rumpf
Distorsion: Verstauchung, Zerrung der Gelenkkapselbänder
Distractio cubiti: operative Streckung der Gliedmaße im Ellbogenbereich
Diurese: Harnbildung und -ausscheidung
Diuretika: harntreibende Mittel
Divergenz: Auseinanderweichen
Diverticulum, Divertikel: sackförmige Ausstülpung eines Hohlorgans
– **tubae auditivae:** Luftsack des Pferdes
DNS-Viren: Viren mit doppelsträngiger DNS als genetisches Material, z. B. Adeno-, Herpes-, Pockenviren
Dokumentation: Erfassen, Einordnen und Sammeln von Daten, z. B. klinischer Befunde
Dolor: Schmerz
Domestikation: Haustierwerdung; Umformung von Wildtieren zu Haustieren durch genetische Auslese
dominant: beherrschend; im Erbgang vorherrschend

Doping: künstlich herbeigeführte Leistungssteigerung durch bestimmte Medikamente
Doppelkontrastverfahren: gleichzeitige Verwendung eines positiven Kontrastmittels und von Luft zur röntgenologischen Darstellung
dorsal: rückenwärts, oben, oberer Teil
Dosimeter: Messgerät, in Plaketten- oder Stabform, das unter der Bleischürze beim Röntgen getragen wird
Dosis: das verordnete Maß; Arzneigabe
Dottersackkreislauf: geschlossenes Blutkreislaufsystem des Embryos
Drain: Gaze oder Schlauch zur Ableitung von Wundsekret
Druse: durch *Streptococcus equi* bedingte, eitrig abszedierende Entzündung der Kehlgangslymphknoten beim Pferd
Ductus: Gang, Kanal
– **arteriosus Botalli:** im Fetalkreislauf angelegte arterielle Verbindung zwischen Aorta und Lungenarterie
– **choledochus:** Gallengang außerhalb der Leber, s. a. Ductus hepaticus
– **hepaticus:** Hauptgallengang
– **pancreaticus:** Ausführungsgang der Bauchspeicheldrüse
– **parotideus:** Ohrspeicheldrüsengang
Dummkoller: chronische, unheilbare Gehirnerkrankungen beim Pferd (Hauptmangel)
Duodenitis: Entzündung des Zwölffingerdarms
Duodenum: Zwölffingerdarm
Dura mater: harte Gehirn- und Rückenmarkshaut
Dysenterie: Störung der Darmfunktion; ruhrartige Durchfälle
Dysfunktion: Fehlfunktion
Dyskrinie: Sekretionsstörung
Dysphagie: Schluckbeschwerden
Dysplasie: angeborene Fehlbildung, z. B. des Hüftgelenks bei jungen Schäferhunden
Dyspnoe: Atembeschwerde, Atemnot
Dysproteinämie: Missverhältnis zwischen der Albumin- und Globulinkonzentration im Blut
Dysregulation: Fehlregulation

Dystokie: abnormer Geburtsverlauf; Schwergeburt
Dystrophie: durch Mangel- oder Fehlernährung entstehende Störung eines Organs, z. B. Leberdystrophie

E
Echinococcus granulosus: Hülsenbandwurm des Hundes
Echinokokkose: durch die Finnenblase des Hülsenbandwurms des Hundes verursachtes schweres Krankheitsbild, besonders beim Menschen; Zoonose!
Echographie: Aufzeichnung von reflektiertem Ultraschall (Echo)
EDTA: Äthylendiamintetraessigsäure; geeigneter Gerinnungshemmer für Blutuntersuchungen
EDV: elektronische Datenverarbeitung
Effloreszenzen: Hautveränderungen
Einbrennzeit: Zeitdauer der Aufheizung eines Photometers bis zur Funktionsbereitschaft
Einschlussphlegmone: flächenhafte Gewebsvereiterung mit Lymphstauung, bes. an den Hintergliedmaßen beim Pferd auftretend
Ejakulation: Samenerguss
Eklampsie: falsche Bezeichnung für im Zusammenhang mit Geburt und Laktation stehende Krampfzustände (besser: puerperale Tetanie) aufgrund Kalziummangels bei Hündin oder Kätzin in der Säugezeit
Ektoderm: äußere Keimschicht
Ektomie: Herausschneiden; vollständige operative Entfernung eines Organs
Ektoparasiten: Hautschmarotzer
Ektropium: Auswärtsstülpung des Lidrandes
Ekzem: häufig mit Juckreiz einhergehende Hautentzündung
Elektrode: Kontaktfläche eines Leiters; Übertrittstelle elektrischer Energie
Elektroenzephalogramm (EEG): Hirnstromkurve
Elektrokardiogramm (EKG): Herzstromkurve
Elektrokardiographie: Aufzeichnung von Herzströmen
Elektrokoagulation: operative Verödung und Zerstörung von Gewebebezirken bei Tumoren oder von blutenden Gefäßen zum Zwecke der Blutstillung durch elektrischen Strom
Elektrolyte: in Wasser gelöste Salze, die in ionisierter Form im Organismus vorkommen
Elektromyogramm (EMG): Muskelstromkurve
Elektronenmikroskop: optisches Gerät zur Darstellung von Zellorganellen oder Viren unter Benutzung von Elektronenstrahlen als Lichtquelle
Elektrophorese: Verfahren zur Auftrennung bestimmter Stoffe, z. B. von Serumeiweiß, mit Hilfe von elektrischem Strom
Elektroschocktherapie: geeignete Wechsel- oder Gleichstromstöße über Elektroden an die Thoraxwand zur Wiederbelebung bei Herzstillstand
Elektrotherapie: Behandlungsverfahren durch Anwendung von elektrischem Strom
Elimination: Ausscheidung; Beseitigung
ELISA-Test: wichtiges immunologisches Untersuchungsverfahren durch einen Antigen-Antikörper-Test auf enzymchemischer Basis, z. B. zur Untersuchung der Leukämie der Katze
Embolie: Verschluss von Blutgefäßen durch einen weggeschwemmten Thrombus oder Fremdkörper im Blut
embolisch-thrombotische Kolik: Koliken beim Pferd durch Verschluss von Darmarterien als Folge von Wurmschäden
Embryo: Keimling bis zum Ende der Organentwicklung
Embryologie: Lehre von der Entwicklung des Embryos
Embryopathie: krankhafte Schädigung des Embryos
Embryotomie: Zerlegung von toten Früchten bei Stute und Kuh im Geburtskanal
Embryotransfer: Übertragung von befruchteten Säugetiereizellen
Emesis: Erbrechen
Emetika: Brechmittel

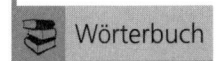

Emission: Entleerung; Abgabe von Stoffen in die freie Luft; Aussendung elektromagnetischer Wellenstrahlung
Emphysem: Luftansammlung in Geweben oder Körperhöhlen
empirisch: auf Erfahrung beruhend
Empyem: Eiteransammlung in einer Körperhöhle
Emulsion: Feinverteilung zweier ineinander nicht oder nur begrenzt löslicher Flüssigkeiten, z. B. Öl in Wasser
End- oder Hauptwirt: Wirtstier, in dem Parasiten mit Wirtswechsel die Geschlechtsreife erlangen
Endemie bzw. Enzootie: (Infektions-)Krankheit bei Mensch bzw. Tier, die ohne zeitliche Beschränkung in einem bestimmten Gebiet bodenständig vorkommt
endogen: innerlich bedingt; von innen entstanden
Endokard, Endocard: Herzinnenschicht
Endokarditis, Endocarditis: Entzündung der Herzinnenhaut
endokrin: nach innen, ins Blut absondernd
Endokrinium: Gesamtheit der hormonbildenden Drüsen (endokrines System)
Endokrinologie: Lehre von den Hormonen und Drüsen innerer Sekretion
Endolymphe: Flüssigkeit im Innenohr
Endometritis: Gebärmutterentzündung
Endometrium: Gebärmutterschleimhaut
Endoparasiten: Schmarotzer im Inneren des Wirtstieres
Endoplasmatisches Retikulum: Netzwerk mit wichtigen Zellbestandteilen im Zellkörper
Endoskop: starres oder flexibles, röhrenförmiges optisches Gerät
Endoskopie: innere Betrachtung von Körperhohlräumen
Endothel: Innenschicht von Blut- und Lymphgefäßen
Endotoxin: Giftstoff, der bei der Zellauflösung von Darmbakterien freigesetzt werden kann
Endotrachealkatheter: röhrenförmiges Instrument aus Gummi mit aufblasbarer Manschette, das zur künstlichen Beatmung im Notfall und bei der Narkose in die Luftröhre eingeführt wird
Enteritis: Darmschleimhautentzündung
Enterokokken: nützliche Darmkeime
Enterozentese: Punktion des Darms, z. B. bei Aufblähung
Entoderm: innere Keimschicht
Entropium: Einstülpung des Lidrandes
Entwesung: Beseitigung von Ungeziefer; Schädlingsbekämpfung
Enzephalitis: Gehirnentzündung
Enzephalon: Gehirn
Enzootie: in einem Gebiet bodenständig vorkommende Tierkrankheit bzw. Tierseuche
Enzym: unentbehrlicher Eiweißkörper zur Regulierung des Stoffwechsels; Ferment
Enzymdiagnostik: Erkennung von Organkrankheiten durch Bestimmung von Enzymen
Eosin: saurer, roter Farbstoff
Eosinopenie: Verminderung der eosinophilen Granulozyten
eosinophil: Zellen, die sich bevorzugt mit Eosin anfärben lassen
eosinophile Granulozyten: weiße Blutzellen, deren Granula sich mit Eosin oder sauren Farbstoffen anfärben lassen
eosinophiles Granulom: Entzündungsgeschwulst in der Haut mit Vermehrung von eosinophilen Zellen, v. a. bei der Katze
Eosinophilie: Vermehrung der eosinophilen Granulozyten
Epidemie: gehäuftes Auftreten einer seuchenhaften Infektionskrankheit beim Menschen
Epidemiologie: Infektions- und Seuchenlehre
Epidermis: Oberhaut
Epididymis: Nebenhoden
Epididymitis: Nebenhodenentzündung
Epiduralanästhesie: Betäubung der Rückenmarksnerven durch Einspritzung eines örtlichen Betäubungsmittels in den Epiduralraum
Epiduralraum: sackartige Ausstülpung des Wirbelkanals zwischen harter Rückenmarkshaut und Wirbelknochenhaut
Epiglottis: Kehldeckel
Epikard, Epicard: Herzaußenschicht

Epilepsie: plötzliche, wiederholte Krampfanfälle »Fallsucht«
Epiphyse: Knochenende; Zirbeldrüse
Epiphysiolyse: krankhafte Lösung der Knochenenden
Epistaxis: Nasenbluten
Epistropheus: zweiter Halswirbel
Epithelgewebe: Oberflächen- oder Deckgewebe
Epitheliom: gutartige Geschwulst des Epithelgewebes
Epizootie: gehäuftes Auftreten einer seuchenhaften Infektionskrankheit beim Tier
Epulis: Zahnfleischgeschwulst
equin: das Pferd betreffend
Erlenmeyer-Kolben: Laborgerät aus einem konisch zulaufenden Glaskolben mit breiter Grundfläche und engem Hals
Erosion: nässender, nicht blutender Epithelverlust an Haut oder Schleimhaut
Erysipelothrix: grampositives Stäbchenbakterium; Erreger des Schweinerotlaufs
Erythem: Hautrötung
Erythropenie: Verminderung der Erythrozyten im Blut
Erythropoese: Bildung der roten Blutkörperchen
Erythrozyten: rote Blutkörperchen
Erythrozytenagglomeration: Zusammenballung der roten Blutzellen, »Geldrollenbildung«
Erythrozytose: Vermehrung der Erythrozyten im Blut
Escherichia coli: Kolibakterienart
essentiell: selbstständig; lebensnotwendig
Ethmoid: Siebbein
Ethologie: Verhaltensforschung
Eustachische Röhre: Ohrtrompete; Verbindung zwischen Rachen und Mittelohr
Euthanasie: schmerzlose Tötung
Exanthem: Hautausschlag mit Quaddel-, Bläschen- oder Pustelbildung
Exenteration: Herausnahme der Baucheingeweide, z. B. bei einer Sektion
Exitus letalis: Tod; tödlicher Ausgang
Exkremente: Kot (Stuhl) und Harn (Urin)
Exkret: Absonderung von Drüsen äußerer Sekretion, z. B. Talg, Schweiß, Galle, Verdauungssaft

exogen: äußerlich bedingt; von außen entstanden
exokrin: nach außen absondernd
Exophthalmus: Vorfall des Augapfels
Exostose: Knochenauswuchs, zackenartige Knochenzubildung
expansiv: sich ausbreitend, verdrängend
Expectorantia: auswurffördernde Medikamente
Exprimat: das ausgedrückte Drüsensekret, z. B. der Prostata, oder Organmaterial
Exsikkose: Austrocknung durch Flüssigkeitsverlust
Exspiration: Ausatmung
Exstirpation: Entfernung eines umschriebenen Gewebeteils oder Totalentfernung eines Organs
Exsudat: entzündlicher, zellhaltiger Erguss
Exsudation: »Ausschwitzung«, Austritt von Flüssigkeit aus den venösen Gefäßen ins Gewebe oder in Körperhöhlen
Extension: Streckung; Dehnung; Zug
Extensor: Strecker
extern-us, -a, -um: außen liegend
Extinktion: Verhältniszahl bei der Photometrie, die sich aus der Konzentration der Farblösung und der Schichtdicke der Küvette ergibt
extrahieren: herausziehen
extrakardial: außerhalb des Herzens
Extrakt: Auszug
Extraktion: Herausziehen, z. B. Fruchtextraktion, Zahnextraktion
extrarenale Urämie: Vergiftung des Körpers mit harnpflichtigen Stoffen, deren Ursache außerhalb der Niere liegt, z. B. im Magen oder Darmkanal
Extrasystole: vorzeitige Kontraktion des Herzmuskels infolge fehlerhafter Erregungsbildung
extrazellulär: außerhalb der Zelle
Extremitäten: Gliedmaßen
Extremitätenableitungen: Ableitungen der Herzströme durch Anlegen von Elektroden an den Gliedmaßen
Exzision: Entfernung eines Gewebe- oder Organteils
Exzitation: Aufregung, Erregung

Exzitationsstadium: zweites Narkosestadium mit verstärkter Muskelerregung

F
Facies: Gesicht
Färbeindex (FI): Hämoglobingehalt der Erythrozyten
Fäzes, Faeces: Stuhl, Kot
fakultativ pathogen: unter Umständen, möglicherweise krankmachend
falsus, falsa: falsch, unecht
Faradisation: Anwendung von Reizstromgeräten bei Kombination von niederfrequentem Wechselstrom und Gleichstrom
Fasciola hepatica: großer Leberegel beim Rind; Saugwurm
Faszie, Fascia: Muskelbinde
Faszientransplantation: operative Überpflanzung von Muskelbinden
Fauna: Tierwelt
Favus: Grind; Hautpilzkrankheit
Fazialislähmung: meist einseitige Lähmung der Gesichtsmuskeln durch Ausfall des Nervus facialis
Febris: Fieber
Fecundatio: Befruchtung
Federlinge: flügellose Insekten; Vogelläuse
Feedback-Mechanismus: Regulationsvorgänge mit Selbststeuerung, s. a. Rückkoppelungseffekt
felin: die Katze betreffend
feline infektiöse Peritonitis (FIP): chronische, virusbedingte Bauch- und Brustfellentzündung mit Ergussbildung bei der Katze
felines urologisches Syndrom (FUS): Krankheitsbild bei der Katze mit Entzündung und Verschluss der Harnwege durch Konkremente
FeLV: Leukämievirus der Katze
Femur: Oberschenkelknochen
Ferment: ältere Bezeichnung bes. für Verdauungsenzyme
Fermentation: Gärungsprozess
Fertilität: Fruchtbarkeit
Fetalkreislauf: Blutkreislaufsystem der Frucht zwischen Nabelschnurgefäßen und Plazentagefäßen

Fetotom: Instrument zur Zerlegung von toten Früchten
Fetus, Foetus, Fötus: Frucht nach Abschluss der Organentwicklung
Fiberskop: flexibles Endoskop, das über ein Lichtleitkabel mit einer Kaltlichtquelle verbunden ist
Fibrillen: mikroskopisch erkennbare feine Fasern
Fibrin: Blutfaserstoff, der bei der Blutgerinnung entsteht
Fibrinogen: Faktor I der Blutgerinnung aus Eiweiß
Fibrinolyse: Auflösung von Fibringerinnseln im Körper
fibrinös: fibrinhaltig
Fibrom: Bindegewebsgeschwulst
Fibrosarkom: bösartige Bindegewebsgeschwulst
Fibrose: krankhafte Bindegewebszubildung in Organen, z. B. Lungenfibrose
Fibula: Wadenbein
Filarien: subtropische und tropische Fadenwürmer bei Mensch und Tier, die innere Krankheiten und Hautgeschwüre verursachen
Filter: Einrichtung, die der Abtrennung von festen Stoffen aus Flüssigkeiten und Gasen sowie der Zurückhaltung von Lichtwellen dient
Filtration: Vorgang der Abtrennung fester Stoffe durch Siebwirkung und Teilchenablagerung
Finne: besonderes Larvenstadium bei Bandwürmern
Fissur: Knochenriss, Haarbruch des Knochens
Fistel, Fistula: abnormer, röhrenförmiger Gang, der von einem Hohlraum im Gewebe oder einem Hohlorgan ausgeht und an der Körperoberfläche mündet
Fistulektomie: komplette operative Entfernung eines Fistelgangs
FIV: Immunschwächevirus der Katze
Flagellaten: Geißeltierchen; tierische Einzeller
Flexor: Beuger
Flexur: Biegung

Flöhe: flügellose Insekten; temporäre Hautparasiten
Flora: Pflanzenwelt; s. a. Bakterienflora
Flotation: Aufsteigen von spezifisch leichteren Stoffen im umgebenden Lösungsmittel
Flotationsverfahren: geeignete Methode zum Nachweis von Parasiteneiern, die spezifisch leichter als das Lösungsmittel sind
Fluktuation: Schwankung; wellenförmige Flüssigkeitsbewegung, z. B. bei Aszites oder Abszess
Fluor vaginalis: Scheidenausfluss
Fluoreszenz: farbiges Aufleuchten von Substanzen im UV-Licht
Fluoreszenzmikroskop: optisches Gerät zur Betrachtung organischer Bestandteile, die durch Zusatz fluoreszierender Substanzen zum Aufleuchten gebracht werden
Fluoreszein-Augenprobe: Prüfung der Intaktheit der Hornhautoberfläche durch Einträufeln von Fluoreszein in den Bindehautsack
Foetor ex ore: übler, stinkender Mundgeruch
Fokus: Brennpunkt; Herd, lokale Gewebeveränderung
Follikel: bläschenartiges oder festes Gebilde, z. B. Eierstocksfollikel oder Lymphfollikel
Follikelkontrolle: Eierstocksuntersuchung während der Brunst
Follikelphase: Zeit der Follikelbildung und -reifung im Eierstock
Fontanelle: Knochenlücke am Schädel des Neugeborenen
Foramen: Loch, Öffnung
– **lumbosacrale:** Lenden-Kreuzbein-Öffnung
– **occipitale:** Hinterhauptsloch
Forensik: gerichtliche Medizin; Rechtsmedizin
Fossa: Grube, Graben
Fragment: Bruchstück, z. B. Knochenfragment
Fraktionierung: Aufteilung in Einzelportionen
Fraktur: Knochenbruch

Frequenz: Häufigkeit einer Tätigkeit oder Schwingungszahl pro Minute, z. B. Anzahl der Pulswellen
Fruchtmazeration: Erweichung einer abgestorbenen Frucht durch das Fruchtwasser
FSH: Follikelreifungshormon
Fuchsinrot: Farbstoff zur Anfärbung von Bakterien, Zell- und Gewebebestandteilen
Fütterungsarzneimittel: besteht aus einer Arzneimittelvormischung und einem Futtermittel
Functio laesa: gestörte Funktion eines Organs
Fundus: Grund oder Bodenteil eines Hohlorgans
– **oculi:** Augenhintergrund
– **ventriculi:** Magengrund
fungizid: pilzabtötend
Funktion: Tätigkeit, Ablauf von physikalischen und chemischen Vorgängen
Furunkel: Eitergeschwür, schwere Haarbalgentzündung

G

Galvanisation: Anwendung von Reizstromgeräten mit konstantem Gleichstrom (galvanischer Strom)
Galvanometer: Messgerät für galvanischen Gleichstrom
Gamet: reife, befruchtungsfähige Keimzelle
Gamma-GT: Gamma-Glutamyltranspeptidase; wichtiges, v. a. in der Leber und Niere vorhandenes Enzym
Ganglienzellen: Zellen des Nervengewebes
Ganglion: Nervenzellknoten außerhalb des Zentralnervensystem
Gangrän: Brand; durch tiefgreifende Schädigung und Fäulnis hervorgerufener Gewebsuntergang
Gasbrand: Luftansammlung im Gewebe durch anaerobe Bazillen
Gaster: Magen
Gasteorphilus: Magendassellarve beim Pferd
Gastritis: Magenschleimhautentzündung
Gastroenteritis: Magen- und Darmschleimhautentzündung

Gastropexie: operative Anheftung des Magens an die Bauchwand, z. B. bei Torsio ventriculi
Gastroskopie: Magenspiegelung
Gastrotomie: operative Mageneröffnung
Gaze: Verbandmull
Gebärparese: durch Kalziummangel auftretendes Festliegen der Kuh mit Lähmungserscheinungen
Geflügelcholera: durch Pasteurellen verursachte, bei allen Vogelarten auftretende ansteckende Infektionskrankheit; anzeigepflichtige Tierseuche!
Geflügelpest: virusbedingte, septikämische Allgemeinerkrankung der Hühner; anzeigepflichtige Tierseuche!
Geflügeltuberkulose: bakterielle Infektionskrankheit durch den aviären Typ des Tuberkelbakteriums; Zoonose!
Gen: Erbanlage, Erbfaktor
Generalisierung: Ausbreitung einer Krankheit auf den ganzen Körper
Generationswechsel: Wechsel zwischen vegetativer und geschlechtlicher Entwicklung bei einem Parasiten
Generationszyklus: Lebensdauer einer Körperzelle von Teilung über Wachstum und Differenzierung zur erneuten Teilung
Genese, Genesis: Entstehung, Entwicklung
Genetik: Vererbungslehre
Genitalien: Geschlechtsorgane
Genitalsekret: Absonderung aus Geschlechtsdrüsen
Genotyp: das anteilig von beiden Elternteilen stammende Erbgut eines Organismus
Gentechnologie: Wissenschaft, die sich mit der Übertragung von Genen auf fremde Organismen befasst
Gentianaviolett: antiseptisch wirkender Farbstoff zur Färbung von Bakterien (GRAM-Färbung) und von Gewebeschnitten
Gentransfer: Übertragung von Erbanlagen
genuin: echt, selbstständig
Geriatrie: Altersheilkunde
Geriatrika: kräftigende und anregende Arzneimittel im Alter
Gerinnungsenzyme: Stoffwechselregulatoren beim Gerinnungsvorgang

Gestagene: Schwangerschaftsschutzhormone aus Gelbkörper und Plazenta
Gewährfrist: Zeit, innerhalb der ein Hauptmangel festgestellt werden muss (14-Tage-Frist)
Gewährs- oder Hauptmangel: gesetzlicher Fehler oder definierte Krankheit beim Tierkauf mit Haftung des Verkäufers
Gicht: krankhafte Ablagerung von harnsauren Salzen in den Gelenken
Giemsa-Lösung: geeignete Azur-Eosin-Methylenblau-Lösung zur differenzierenden Färbung von Blutparasiten, Zell- und Knochenmarkausstrichen
Gingiva: Zahnfleisch
Gingivektomie: operative Entfernung des Zahnfleisches
Gingivitis: Zahnfleischentzündung
Glandula: Drüse
– **bulbourethralis:** Harnröhrenzwiebeldrüse
– **lacrimalis:** Tränendrüse
– **palpebrae tertiae:** Nickhautdrüse
– **sublingualis:** Unterzungenspeicheldrüse
Glaukom: grüner Star, erhöhter Augeninnendruck
GLDH: Glutamat-Dehydrogenase; wichtiges Enzym in den Mitochondrien der Leberzelle
Gliagewebe: Nervenstütz- und Nervennährgewebe
Gliom: Geschwulst der Gliazellen
Globuline: wichtige Eiweißkörper im Blut, Transportstoffe
Glomerul-um, -a: in der Rindenschicht der Niere liegende Gefäßknäuel
Glomerulonephritis: Nierenentzündung der Gefäßknäuel
Glossa: Zunge
Glossitis: Zungenentzündung
Glottis: stimmbildender Teil des Kehlkopfes; Stimmritze
Glukagon: Pankreashormon, das den Glykogenabbau in der Leber fördert; Gegenspieler des Insulins
Glukokortikoide: Gruppe natürlicher und synthetisch hergestellter Nebennierenrindenhormone, s. a. Kortisone
Glukosurie: Ausscheidung von Glukose im Harn

Glutarsel-Test: einfache Blutuntersuchung zum Nachweis chronischer Entzündungsprozesse bei Rind und Schwein
Glykogen: tierische Stärke, Speicherform des Zuckers im Körper
Glykogenolyse: Glykogenabbau
Glykolyse: Abbau von Glukose im Zellplasma
Golgi-Apparat: Membransystem im Zellkörper zur Speicherung und zum Transport von Stoffen
Gonaden: Keimdrüsen
Gonadotropine: Hormone, die die Keimdrüsen zur Hormonbildung anregen
Gonarthrose: Kniegelenksverknöcherung
Gonitis: Kniegelenksentzündung
GOT (AST): Aspartat-Amino-Transferase; wichtiges Enzym im Leber- und Muskelstoffwechsel
GPT (ALT): Alanin-Amino-Transferase; wichtiges Enzym der Leberzelle
Gram-Färbung: Bakterienfärbung mit Gentianaviolett und Fuchsinrot zur Differenzierung
gramnegativ: nach GRAM rot gefärbte Bakterien, v. a. Darmbakterien
grampositiv: nach GRAM dunkelblau erscheinende Bakterien
Granula: körnchenartige Gebilde
Granulationsgewebe: Gewebsneubildung bei der Wundheilung
granulierter Zylinder: häufig vorkommende Ausgüsse bei Nierenentzündungen, die durch Degeneration von Epithelzellen und Leukozyten zustande kommen
Granulom: Geschwulst, die bei chronischer Entzündung und Wundheilung entstehen kann
Granulozyten: weiße Blutzellen mit Körnchen im Zellplasma (Mikrophagen); dienen der Infektionsabwehr
Gravidität: Trächtigkeit
grippaler Infekt: durch Viren verursachte katarrhalische Entzündung der oberen Luftwege
Grundimmunisierung: wiederholte Impfung zur Erreichung einer belastungsfähigen Immunität

Gutachten: fachmännische Beurteilung eines Sachverhaltes
Gynäkologie: Lehre von den Krankheiten der weiblichen Geschlechtsorgane

H

Haarlinge: flügellose Insekten; Beißläuse bei Hund, Pferd und Wiederkäuern
habituell: gewohnheitsgemäß; wiederholt auftretend
Habitus: Aussehen, Eigenart des Körperbaus und des Verhaltens
Habronema: Magenwurm beim Pferd
Hämagglutination: Verklumpung von Erythrozyten durch Antikörper
Hämangiom: gutartige Geschwulst durch Wucherung von Blutgefäßen mit Neigung zu maligner Entartung
hämatogen: in oder auf dem Blutweg entstanden
Hämatokrit: Bestimmung des prozentualen Anteils der Blutzellen im Gesamtblut (Volumenprozente der Erythrozyten)
Hämatom: Bluterguss
Hämatopoese: Blutbildung
Hämaturie: Absatz von blutigem Harn
Hämodilution: Blutverdünnung
Hämoglobin: roter Blutfarbstoff
Hämoglobinurie: Auftreten von Hämoglobin im Harn nach Hämolyse durch Giftstoffe oder Infektionserreger
Hämokonzentration: Bluteindickung durch Flüssigkeitsverlust
Hämolyse: Auflösung der roten Blutkörperchen; Austritt von Blutfarbstoff
hämolysierende *E. coli*: bakterielle Erreger ruhrartiger Durchfälle bei Jungtieren, der Pyometra bei der Hündin und der Euterentzündung bei der Kuh
hämolysierende Steptokokken: Eitererreger der Schleimhäute, v. a. der Atemwege und der Gebärmutter
hämolytische Anämie: Blutarmut durch Auflösung der roten Blutkörperchen
hämolytischer Ikterus: Gelbsucht durch verstärkte Auflösung und Abbau von roten Blutkörperchen

Hämometra: Blutansammlung in der Gebärmutter, bes. beim Hund vorkommend; s. a. Metrorrhagie
Hämophilie: Bluterkrankheit
hämoretikuläres Gewebe: Teil des Bindegewebes; Bildungsort von Granulozyten und Erythrozyten (Knochenmark)
Hämorrhagie: Blutung
hämorrhagisch: blutig
hämorrhagische Diathese: Blutungsbereitschaft
hämorrhagische Infarzierung: blutige Durchtränkung von Geweben oder Organen mit Behinderung des Blutabflusses
Hämorrhoiden: Erweiterung venöser Gefäße im Analbereich
Hämostase: Blutgerinnung
Hämostyptika: blutstillende Mittel
Hämothorax: krankhafte Ansammlung von Blut in der Brusthöhle
Halbwertszeit: Zeit, in der nur noch die Hälfte der Ausgangskonzentration eines Stoffes vorhanden ist
Halothan: flüssiges Narkosemittel zur Inhalation
haploid: einfach
Hardware: Zentraleinheit, Tastatur, Bildschrim und Drucker einer EDV-Anlage
Harnstatus: Erhebung von Harnbefunden
Hayemsche Lösung: Verdünnungsflüssigkeit für die Erythrozytenzählung
HD: Abkürzung für angeborene Fehlbildung des Hüftgelenks (Hüftgelenksdysplasie)
Heilimpfung: Impfung von erkrankten Tieren
Heliotherapie: Wärmebehandlung durch UV- und Infrarotstrahlen
Helminthen: parasitisch lebende Würmer
Hemianopsie: einseitige Blindheit
Hemiparese: unvollständige Halbseitenlähmung
Hemiplegia, Hemiplegie: einseitige Lähmung
– **laryngis:** einseitige Kehlkopflähmung
– **laryngis sinistra:** linksseitige Kehlkopflähmung, verursacht Kehlkopfpfeifen (s. d.)
Hemisphäre: Gehirnhälfte

Hepar: Leber
Heparin: Wirkstoff, der die Blutgerinnung hemmt und die Auflösung des Fibrins fördert
Hepatitis: Leberentzündung
Hepatitis contagiosa canis (HCC): ansteckende, hochfieberhafte, virale Leberentzündung der Junghunde
Hepatomegalie: Lebervergrößerung
Hepatose: degenerative Leberveränderung
Herbivoren: Pflanzenfresser
hereditär: erblich
Hernia, Hernie: Eingeweidebruch
– **diaphragmatica:** Zwerchfellsbruch
– **inguinalis:** Leistenbruch
– **omentalis:** Netzbeutelbruch
– **perinealis:** Dammbruch
– **umbilicalis:** Nabelbruch
Herniotomie: operative Behandlung eines Eingeweidebruchs
Herpesviren: artenreiche DNS-Virusgruppe mit vielen Erregern von Infektionskrankheiten bei Mensch und Tier
Herpes simplex: Bläschenausschlag beim Menschen
– **zoster:** Gürtelrose
Hertz (Hz): Frequenzeinheit, benannt nach dt. Physiker (1857–1894)
Herzblock: Verzögerung oder Unterbrechung der Erregungsausbreitung im Herzen
Herzglykoside: die Arbeitskraft des Herzens stärkende Mittel
heterogen: ungleichartig, von verschiedenartiger Struktur
heterolog: nicht übereinstimmend, artfremd
heterozygot: mit ungleichartiger Erbanlage versehen
Hiatus: Spalt, Öffnung
Hiatushernie: Eingeweidebruch durch Spalt im Zwerchfell
Hilus: strangförmige Einziehung eines Organs mit Gefäßen, Nerven und Ausführungsgängen, z. B. Nierenhilus oder Lungenhilus
Hippologie: Lehre vom Pferd
Histamin: Gewebshormon aus den Mastzellen; wird bei allergischen Reaktionen freigesetzt
Histologie: Gewebelehre

Hitzschlag: mit Wärmestau verbundene, schwerste Form des Hitzeschadens
HIV: Immunschwächevirus des Menschen
Hochfrequenzstrom: Strom mit einer Frequenz zwischen 10 kHz und 300 MegaHz
holosystolisch: während der gesamten Systole verlaufend
homogen: gleichartig, von gleicher Struktur
homolog: übereinstimmend
homozygot: mit gleichartiger Erbanlage versehen
Homöopathie: Heilmethode mit kleinsten Dosen von Stoffen, die bei Gesunden gleiche Krankheitserscheinungen hervorrufen würden
Homöopathika: Arzneimittel, die v. a. aus pflanzlichen oder tierischen Stoffen in abgestuften Verdünnungen hergestellt werden
Homöostase: Selbstregulation eines Organismus in einem dynamischen Gleichgewicht
Hordeolum: Gerstenkorn; eitrige Lidrandentzündung
horizontal: waagerecht
Hormone: Wirkstoffe aus spezialisierten Drüsenzellen, die direkt mit dem Blut- und Lymphstrom verbunden sind
Humerus: Oberarmknochen
humorale Immunität: Reaktion von B-Lymphzyten bzw. Plasmazellen im Blut
Hyalin: elastische Eiweißsubstanz im Knorpel
hyaline Zylinder: entstehen bei Proteinurie und kommen durch Eiweißgerinnung zustande
Hydatide: Wasserblase, Zyste der Echinokokkus-Finnen
Hydramnion: übermäßige Fruchtwasserbildung; Eihautwassersucht
hydrophob: wasserabstoßend
Hydrops: krankhafte Ansammlung von Flüssigkeit in Körperhöhlen
Hydrothorax: krankhafte Ansammlung von Flüssigkeit in der Brusthöhle
Hydrozephalus: Wasserkopf bei extremer Liquorbildung
Hygiene: Gesundheitslehre; Gesundheitspflege
hygroskopisch: wasseranziehend

Hypästhesie: Unterempfindlichkeit
Hyperammonämie: Vermehrung von Ammoniak im Blut
Hyperämie: verstärkte Durchblutung
Hyperästhesie: Überempfindlichkeit
Hyperbilirubinämie: Vermehrung von Bilirubin im Blut; Gelbsucht
Hyperglykämie: Erhöhung der Blutzuckerkonzentration
Hypergranulation: überschießende Wundheilung
Hyperkrinie: vermehrte Drüsenabsonderung
Hyperlipämie: Vermehrung von Fettstoffen im Blut
Hypermetropie: Weitsichtigkeit
Hyperplasie: Gewebszubildung
Hyperproteinämie: Erhöhung der Bluteiweißmenge
Hyperreflexie: erhöhte Reflexerregbarkeit
Hyperthermie: erhöhte Körpertemperatur, z. B. bei Fieber, nach körperlichen Belastungen, bei Hitzschlag
Hyperthyreose: Schilddrüsenüberfunktion
Hypertrophie: Gewebszunahme durch Zellvergrößerung
Hyperurikämie: zu viel Harnsäure im Blut, Ursache der Gicht (s. d.)
Hyperventilation: vertiefte und beschleunigte Atmung
Hypervitaminose: krankhafte Störung durch übermäßige Vitaminzufuhr
Hypnotika: den Schlaf herbeiführende Mittel mit der Gefahr der Gewöhnung und suchtähnlichen Abhängigkeit
Hypoderma bovis: Dasselfliege des Rindes
Hypoglykämie: Blutzuckermangel
Hypokalzämie: Verminderung des Kalziumgehaltes im Blut, bes. um die Geburt
Hypokrinie: verminderte Drüsenleistung
Hypophyse: Hirnanhangsdrüse
Hypoproteinämie: Bluteiweißmangel
Hypothalamus: Teil des Zwischenhirns
Hypothermie: Untertemperatur, z. B. bei Kälte, Schock, im Koma
Hypothyreose: Schilddrüsenunterfunktion
Hypovitaminose: Vitaminmangelkrankheit
Hypoxie: Sauerstoffmangel

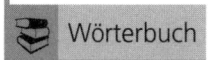

Hysterektomie: operative Gebärmutterentfernung
Hysteroskopie: Gebärmutterspiegelung

I
iatrogen: durch ärztliche Einwirkung entstanden
Idiosynkrasie: Überempfindlichkeit ohne Nachweis einer vorausgegangenen Sensibilisierung, s. a. Allergie, Atopie
idiopathisch: ohne erkennbare Krankheitsursache
Ikterus: Gelbsucht; Gelbfärbung von Haut und Schleimhäuten
Ileitis: Darmentzündung im Bereich des Hüftdarms
Ileum: Darmverschluss, Verlegung des Darmlumens
Imago: voll entwickeltes, geschlechtsreifes Insekt
Immersion: Eintauchen; s. a. Ölimmersion
Immobilisation: Unbeweglichkeit, Unbeweglichmachung
Immundefekt, Immundefizit: Störung der physiologischen Immunität; Immunschwäche
Immundiffusion: wichtige immunologische Untersuchungsmethode, die auf der Diffusion von Antigenen und Antikörpern in ein Gel beruht und zu einer sichtbaren Ausfällung des Immunkomplexes führt
Immunglobuline: Antikörper zur spezifischen körpereigenen Abwehr
Immunisierung: Herbeiführen einer Immunität; Impfung
Immunität: Feiung, Verschontbleibung; spezifische Unempfindlichkeit durch Auftreten spezifischer Antikörper und Zellen
Immunkompetenz: Fähigkeit, auf ein bestimmtes Antigen spezifisch mit einer Antikörperbildung zu reagieren
Immunkörper: Antikörper, Abwehrstoffe aus Eiweiß
Immunoblasten: verantwortliche Lymphozyten für die zellvermittelte Immunität
Immunogenität: die Fähigkeit eines Antigens, Immunität herbeizuführen

Immunprophylaxe: vorbeugende Maßnahmen zur Erreichung einer Immunität; Impfung
Immunreaktion: Bildung eines Antigen-Antikörper-Komplexes, um Antigene durch Antikörper im Plasma zu binden und dadurch unwirksam zu machen
Immunserum: Serum mit spezifischen Antikörpern zur passiven Immunisierung
Immunstimulantien: Substanzen, die das Immunsystem aktivieren, z. B. Interferon
Immunsuppression: künstliche Unterdrückung von Immunreaktionen
Impetigo: Eiter-, Pustelflechte
Implantation: Einpflanzung
Impotentia, Impotenz: Unvermögen, Unfähigkeit
Impression: Eindruck, Eindellung
Impuls: Antrieb, Anstoß
in vitro: im Reagenzglas, außerhalb des Körpers
in vivo: im lebenden Körper
Inaktivierung: Unwirksammachung
Inaktivität: Untätigkeit
Inanition: Hungerzustand
inapparent: nicht in Erscheinung tretend, symptomlos
Inappetenz: Appetitlosigkeit
Incisio, Inzision: operatives Eröffnen; Operationsschnitt
Incisivi: Schneidezähne
Incontinentia urinae: unwillkürlicher Harnabgang; Harninkontinenz
Index: Anzeiger; Inhaltsverzeichnis
Indigestion: Verdauungsstörung
Indikan: Darmfäulnisprodukt
Indikation: Anzeige; Grund der Durchführung einer ärztlichen Maßnahme
Indikator: Anzeiger; Substanz zur Sichtbarmachung und Messung z. B. einer chemischen Reaktion
indiziert: angezeigt
Induktion: Beeinflussung, Veranlassung oder Auslösung eines Vorgangs
Induration: Verhärtung des Gewebes
induriert: verhärtet, verdichtet
inert: untätig, träge

Infarkt: Durchblutungsstörung in einem von dem verschlossenen Blutgefäß versorgten Bereich
infaust: aussichtslos
Infektion: Ansteckung; Eindringen, Haftung und Vermehrung von Krankheitserregern
Infektionskette: typische Ausbreitung von Erregern einer Seuche
Infektionskrankheit: Krankheitsbild nach Auftreten einer Infektion
Infektiosität: ungehinderte Vermehrung eines Krankheitserregers in der Wirtszelle
infektiös: ansteckend
Infektiöse Anämie der Pferde (EIA): ansteckende, zur Blutarmut führende Virusinfektionskrankheit der Pferde
Infektiöse bovine Rhinotracheitis (IBR): seuchenartig verlaufende, hochansteckende, virale Entzündung der Schleimhäute der oberen Luftwege beim Rind
inferior: unten liegend
Infestation: parasitäre Infektion
Infiltrat: körpereigene oder Fremdsubstanz, die in ein Körpergewebe eingedrungen ist
Infiltration: krankhaft vermehrtes Eindringen bes. von Tumorzellen ins benachbarte gesunde Gewebe und in Blutgefäße
Infiltrationsanästhesie: Durchtränkung eines Operationsgebietes mit einem örtlichen Betäubungsmittel
Infizierung: Eindringen von Krankheitserregern
Inflammatio: Entzündung
Influenzavirus: Grippevirus; Erreger der echten Grippe bei Mensch und Tier
infraorbital: unterhalb der Augenhöhle
Infrarotstrahlen: elektromagnetische Wellen mit Wärmewirkung
Infusion: Zufuhr größerer Flüssigkeitsmengen, »Eingießung«
Infusorien: tierische Einzeller der Pansenflora
Ingesta: aufgenommene feste und flüssige Nahrung
Ingestion: Nahrungs- bzw. Futteraufnahme
Inguinalhernie: Leistenbruch

Inhalat: Arzneimittel, das in Form von Dampf- oder Gasteilchen eingeatmet wird
Inhalationsnarkose: allgemeine Betäubung durch Einbringen eines gasförmigen Narkosemittels über die Atemluft in den Organismus
Inhibitor: Hemmstoff
Initialdosis: Anfangsmenge einer Arzneimittelgabe
Initialsymptom: zu Beginn einer Krankheit auftretendes Zeichen
Injektion: Einspritzung
Inkarzeration: Einklemmung von Darmabschnitten
Inkompatibilität: Unverträglichkeit, z. B. von Arzneimitteln
Inkoordination: Gleichgewichtsstörung
Inkret: Absonderung von Drüsen innerer Sekretion; Hormone
Inkubationszeit: Ausbrütungszeit; Zeitspanne von der Infektion bis zum Auftreten der ersten Krankheitssymptome
Innervation: Versorgung einer bestimmten Körperregion mit Nerven
Insektizid: Insektenvertilgungsmittel
Insemination: Besamung
Inspektion: Betrachtung der Körperhöhlen und Hohlorgane, s. a. Endoskopie
Inspiration: Einatmung
Instillation: tropfenweises Einbringen einer Flüssigkeit, z. B. in das Euter
instillieren: einträufeln
Insuffizienz: ungenügende Arbeitsleistung; Schwäche
Insulin: Hormon, das für den Einbau des Blutzuckers in die Körperzelle sorgt
Insulinom: gutartiger Tumor der insulinbildenden Zellen des Pankreas
Insult: plötzlich eintretendes Ereignis, Anfall
Interaktionen: Wechselwirkungen
Interferenz: Wechselwirkung, wechselseitige Beeinflussung
Interferon: Proteine aus virusinfizierten Zellen, die die Virusvermehrung in der Zelle hemmen
Interkostalraum: Zwischenrippenraum
intermediär: zeitlich und räumlich dazwischen liegend

Intermediärstoffwechsel: Gesamtheit aller Zwischenstufen (Metaboliten) des Stoffwechsels
intermittierend: zeitweilig auftretend; streckenweise
intern-us, -a, -um: innen liegend
Internist: Facharzt für innere Krankheiten
Interstitium: Zwischenraum zwischen Zellen und Geweben
interzellulär: zwischen den Zellen
intestinal: zum Darm gehörend
Intestinum: Darmkanal
Intoleranz: Unduldsamkeit; Unverträglichkeit
Intoxikation: Vergiftung
intra partum: in und während der Geburt
intra vitam: im Leben oder während des Lebens
intraabdominal: in die/der Bauchhöhle
intraarteriell: in die/der Arterie
intraartikulär (i. a.): in die/der Gelenkhöhle
intradermal: in die/der Haut
intraglutäal: in den/im Gesäß- bzw. Kruppenmuskel
intrakardial: in das/im Herz
intrakutan (i. c.): in die/der Haut
Intrakutantest: Untersuchungsverfahren zum Nachweis von allergischen Stoffen durch Einspritzen von bestimmten Testlösungen in die Haut (Bildung von Hautquaddeln)
intramuskulär (i. m.): in den/im Muskel
intramuskuläre Narkose: Einspritzung eines Narkosemittels in den Muskel und Aufnahme durch das Blut
intraperitoneal (i. p.): in die/der Bauchhöhle
intraperitoneale Narkose: Einspritzung eines Narkosemittels in die Bauchhöhle und dortige Aufnahme durch die Serosa
intrathorakal: in den/im Brustraum
intratracheal: in die/der Luftröhre
intrauterin: in die/der Gebärmutter
intravenös (i. v.): in die/der Vene
intravenöse Narkose: direkte Zufuhr eines Narkosemittels in die Blutbahn
intrazellulär: im Innern einer Zelle, in die/der Zelle
intrinsic: innerlich, innerhalb; s. a. endogen

Intrinsic-Faktor: wichtiger Stoff in der Magenschleimhaut zur Resorption von Vitamin B_{12}
Intubation: Einführung eines Tubus in ein Hohlorgan oder eine Körperhöhle
Intubationsnarkose: Zufuhr eines Narkosemittels durch Inhalation über einen in der Luftröhre liegenden Tubus
Invagination: Darmeinstülpung
Invasion: Eindringen von Krankheitserregern in den Körper
invasiv: eindringend
Inversion: Umkehrung
Involution: Rückbildungsprozess eines Organs, z. B. Thymus nach der Geschlechtsreife, Gebärmutter nach der Geburt
Ionen: elektrisch geladene Teilchen
Ionogramm: Bestimmung mehrerer Elektrolyte im Blutserum oder -plasma
Iontophorese: Einführung von geladenen Teilchen durch die Haut in den Körper mit Hilfe von Gleichstrom
Iridocyclitis: Entzündung von Regenbogenhaut und Strahlenkörper
Iris: Regenbogenhaut
Iritis: Regenbogenhautentzündung
irreversibel: nicht umkehrbar
Ischämie: Mangeldurchblutung; Blutleere
isoionisch: Lösung mit gleichbleibender Elektrolytkonzentration
Isolierung: Absperrung gegenüber der Umgebung
Isospora: Gattung von Kokzidien, die bei Hund und Katze parasitieren
Isospora felis: Kokzidienart bei der Katze
isotonisch: Lösung mit konstanter molekularer Konzentration, dem Blutplasma entsprechend
Isotop: radioaktiver Zerfallsstoff (s. a. Radionuklid)
Isthmus: Verengung
Ixodes ricinus: Holzblock; weitverbreitete Schildzecke

J
Janet-Spritze: Glasspritze mit großem Fassungsvermögen (50 bis 200 ml) zur Spülung oder Aufsaugung von Körperflüssigkeit

Jejunitis: Entzündung des Leerdarms
Jejunum: Leerdam
Joule (J): Einheit für Arbeit, Wärme und Energie (früher Kalorie)
juvenil: jugendlich

K
(s. a. C und Z)
Kachexie: Auszehrung, Kräfteverfall, Abbau der Fettdepots
Kallusbildung: jugendliches Knochengewebe, das nach Knochenbruch um die Frakturstelle gebildet wird und der Frakturheilung dient
Kalzinose: Gefäß- und Organverkalkungen durch Vitamin-D-Überschuss
Kalzitonin, Calcitonin: Hormon der Nebenschilddrüse; Gegenspieler des Parathormons
Kalziumcarbonat, Calciumcarbonat: kohlensaurer Kalk; physiologischer, beim Pferd oft massenhafter Bestandteil des Pflanzenfresserharns bei alkalischer Reaktion
Kalziumoxalat, Calciumoxalat: oxalsaurer Kalk; Harnkristalle, deren Vorkommen nur in geringen Mengen physiologisch ist
Kanüle: Hohlnadel verschiedener Größen zur Injektion
kanzerogen: krebsauslösend
Kapillare: Haargefäß
Kapillarfüllungszeit: Zeiteinheit, in der Schleimhautkapillaren sich nach einer durch Fingerdruck erzeugten Blutarmut wieder füllen
Kardia, Cardia: Mageneingang
Kardiaka: Herzmittel
kardial: das Herz betreffend
kardiogen: vom Herzen ausgehend
Karnivoren, Carnivora: Fleischfresser
Karpus, Carpus: Vorderfußwurzel
Karies: Zahnfäule
Kastration: Entfernung der Keimdrüsen
Katabolismus: abbauende Stoffwechselvorgänge
Katarrh: Absonderung wässrigen oder schleimigen Sekrets
Katgut: resorbierbares Nahtmaterial aus der Submukosa des Schafdünndarmes
Katheter: röhrenförmiges Instrument zur Einführung in Hohlorgane, z. B. Blasenkatheter
Katheterisieren: Harnentnahme per Katheter
Kathode: negative Elektrode
Kation: elektropositiv geladenes Teilchen, z. B. Na+
kaudal: schwanzwärts, hinten, hinterer Teil
kausal: ursächlich
kausale Therapie: Behandlung nach der Ursache der Krankheit
Kaustik: Gewebszerstörung
Kehlkopfpfeifen: chronische, unheilbare Atemstörung beim Pferd (Hauptmangel)
Keratin: Hornsubstanz in der Oberhaut, in den Nägeln, Krallen, Klauen, Hörnern, im Huf
Keratitis: Hornhautentzündung
Keratolyse: Ablösung der Hornschicht der Haut
Keratose: Verhornungsstörung
Ketoazidose: Übersäuerung des Blutes mit Ketonkörpern bei schweren Stoffwechselstörungen, z. B. bei Diabetes mellitus oder Azetonämie des Rindes
Ketonkörper: Stoffwechselprodukte, die beim Fettsäureabbau entstehen
Klinik: Krankenhaus; kennzeichnendes Bild und Verlauf einer Krankheit
klinisch apparent: mit Krankheitszeichen auftretend
klinisch-chemische Untersuchungen: photometrische Bestimmungen an Patientenmaterial; Untersuchung von Substraten, Enzymen und Elektrolyten
Klistier, Klysma: Darmeinlauf
Klitoris, Clitoris: Kitzler; weiblicher Schwellkörper
Kloake: gemeinsamer Ausgang von Verdauungskanal, Harn- und Geschlechtsapparat beim Vogel
klonischer Krampf: Ruderkrampf
Koagulabilität: Gerinnbarkeit
Koagulation: chemisch-physikalischer Vorgang bei der Blutgerinnung
Koagulometer: Laborgerät zur Messung von Gerinnungszeiten
Koagulum: Blutgerinnsel

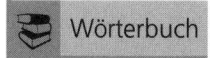

Kocher-Klemme: gerade oder gebogene, langfassende Arterienklemme mit Zähnchen (verschiedene Größen)
Kohäsion: Zusammenhalt durch Anziehungskräfte, z. B. bei elastischen Binden
Kokken: Kugelbakterien
Kokzidie, Coccidie: Sporentierchen; Erreger von blutigen Darmentzündungen bei Rind, Fleischfressern, Vögeln und von Lebererkrankungen beim Kaninchen
Kokzidiose, Coccidiose: durch Kokzidien verursachte Darm-, Leber- oder Nierenerkrankung bei Haustieren und Vögeln
Kolibakterien: notwendige Darmkeime, aber auch Erreger schwerer Darmentzündungen und Lebensmittelvergifter, s. a. hämolysierende *E. coli*
Kolik: schmerzhafter Krampfzustand im Bauchbereich
Koliruhr: oft septikämisch verlaufende Darmentzündungen bei Kälbern und Ferkeln durch toxinbildende Kolibakterien
Kolitis, Colitis: Entzündung der Schleimhaut des Grimmdarms
Kollaps: Kreislaufzusammenbruch, s. a. Schock
kollateral: seitlich gelegen, benachbart
Kolon, Colon: Grimmdarm
Koloskopie, Coloskopie: Besichtigung des Grimmdarms (Kolon)
Kolostrum: Biestmilch; erste Milch nach der Geburt mit hohem Gehalt an Schutzstoffen (Immunglobuline)
Kolpitis: Scheidenentzündung, s. a. Vaginitis
Koma: Stadium tiefer Bewusstlosigkeit
Komedo: Talgpfropf, »Mitesser«
Kompakta, Compacta: Rindenschichten eines Knochen
Kompatibilität: Verträglichkeit
Kompensation: Ausgleich
kompensatorisch: ausgleichend
kompetitiv: auf Wettbewerb beruhend
Komplement: Eiweißkörper im Blutplasma mit großer Bedeutung für die Körperabwehr
komplementär: ergänzend
Kondensation: Verdichtung

Kondensor: Linsensystem an optischen Geräten zur Bündelung von Lichtstrahlen
Kondition: augenblicklicher Zustand der körperlichen Verfassung
kongenital: angeboren
konjugiert: zugeordnet; verbunden
Konjunktivitis: Bindehautentzündung
konkav: hohl, nach innen gewölbt
Konkavlinse: Zerstreuungslinse zur Korrektur der Kurzsichtigkeit
Konkavspiegel: Hohlspiegel zur Sammlung von Lichtstrahlen mit verkleinernder Wirkung
Konkrement: festes Gebilde in Körperhohlräumen; Stein, Grieß
Konstitution: Gesamtverfassung des Körpers
Konsistenz: Festigkeitsgrad eines Stoffes; flüssig bis fest
Konsultation: ärztliche Beratung
Kontagiosität: Ansteckungsmöglichkeit
Kontaktinfektion: Ansteckung nach Berührung oder sontigem direktem Kontakt
Kontamination: Verunreinigung
Kontraindikation: Gegenanzeige
Kontraktilität: Fähigkeit des Muskels zur Kontraktion
Kontraktion: Zusammenziehung
Kontrollbereich: Bereich in der Nähe des Röntgengerätes mit definierter Angabe der absorbierten Strahlendosis
Kontrollserum: genormte Serumprobe zur Durchführung einer Präzisions- und Richtigkeitskontrolle
Konus: Kegel; kegelförmiges Zulaufen von Kanülen und Spritzen
Konvergenz: Zusammengehen
konvex: nach außen gewölbt
Konvexlinse: Sammellinse zur Korrektur der Weitsichtigkeit
Konvulsion, Convulsion: heftiger Krampfzustand
Konzeption: Vereinigung von Ei- und Samenzelle; Befruchtung
Konzeptionsoptimum: Zeitpunkt des Eisprungs
Koordination: geordnetes Zusammenwirken von Organen im Körper

Koppen: Verhaltensstörung beim Pferd mit Luftschlucken (Hauptmangel)
Koprostase: Anschoppung von Kotmassen
Kopulation: Paarungsvorgang, Deckakt
Korium, Corium: Lederhaut
Kornea, Cornea: Hornhaut des Auges
Koronararterien: Herzkranzgefäße
Korotkow-Geräusch: Strömungsgeräusch in der Arterie bei der Blutdruckmessung
Korrekturosteotomie: operative Knochendurchtrennung zur Form- und Funktionsverbesserung an der Gliedmaße
Kortikosteroide, Corticosteroide: Sammelbegriff für alle natürlichen Hormone der Nebennierenrinde
Kortisol, Cortisol: natürliches Nebennierenrindenhormon
Kortison, Cortison: Sammelbezeichnung für alle Nebennierenrindenhormone
Korynebakterien: grampositive Stäbchenbakterien; Erreger der Diphtherie des Menschen, Eitererreger beim Tier
kranial: kopfwärts, vorn, vorderer Teil
Kreatinin: harnpflichtiges Endprodukt des Muskelstoffwechsels
Kreatinkinase (CK): wichtiges Enzym zum Nachweis von Krankheiten der Skelettmuskulatur
Krepitation: knarrendes oder knisterndes Reibegeräusch, z. B. durch Knochenbruchenden
Kretinismus: Schwachsinn und Zwergwuchs bei angeborener Hypothyreose
Krisis: Krise; entscheidende Wende einer Krankheit zur Besserung oder Verschlechterung
Kryochirurgie: operative Gewebszerstörung durch lokale Anwendung hochgradiger Kälte
Kryotherapie: Behandlungsverfahren durch lokalen Wärmeentzug
kryptogen: mit verborgener, nicht nachweisbarer Ursache
Kryptorchide: männliches Tier mit unvollständigem Abstieg der Hoden; ein oder beide Hoden liegen in der Bauchhöhle oder im Leistenkanal
Kürettage: Entfernung von krankhaftem Gewebsmaterial aus einem Hohlorgan
Kürette: Instrument mit breiter, scharfkantiger Metallschlaufe zur Ausschabung und Wundauffrischung
Küvette: kleines trogförmiges Laborgefäß aus Spezialglas zur Aufnahme von Analysenlösungen, die im Photometer gemessen werden
kurativ: auf Heilung ausgerichtet
Kurzwellentherapie: Anwendung hochfrequenter Wechselströme über Elektroden, die an der zu behandelnden Körperregion angelegt werden
Kutis, Cutis: Haut
Kynologie: Lehre vom Hund
Kpyhose: konvexe Krümmung des Rückens

L

Labferment: eiweißfällendes Enzym im Labmagen
labial: die Lippen betreffend
labil: unbeständig, leicht veränderlich
Laboratoriumsdiagnostik: Labormaßnahmen zur Erkennung von Krankheiten
Labyrinth: knöchernes und häutiges Hohlraumsystem im Innenohr
Lachgas: Distickstoffoxid; gasförmiges Narkosemittel zur Inhalation
Lactatio falsa: Scheinträchtigkeit, s. a. Pseudogravidität
Läuse: flügellose Insekten; stationäre Hautparasiten bei Mensch und Tier
Laktat: Salz der Milchsäure; Endprodukt im anaeroben Stoffwechsel
Laktation: Milchabsonderung
Laktationsperiode: Säugezeit
laktogen: über die Muttermilch
Langerhanssche Inseln: Hormonbildungsstätte im Pankreas für Insulin und Glukagon
Laparoskopie: Besichtigung der Bauchhöhle
Larve: nicht geschlechtsreifes Entwicklungsstadium bei Würmern und Gliederfüßern
Laryngitis: Kehlkopfentzündung
Laryngoskopie: Kehlkopfspiegelung
Laryngospasmus: Kehlkopfkrampf
Larynx: Kehlkopf
Laser: Verstärkung von Licht durch eine besondere Anordnung der Strahlenaussen-

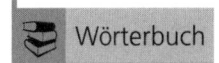

dung; extrem stark gebündeltes Licht mit hoher Energie
Laser-Therapie: Anwendung von Laserstrahlen, z. B. zur Zerstörung von bösartigen Tumoren, zur Blutstillung oder zur Steinzertrümmerung
latent: verborgen, ohne klinische Anzeichen verlaufend
lateral: seitwärts, zur Seite hin
Laxantia: Abführmittel
LCM: lymphozytäre Choriomeningitis (s. d.)
LDH: Laktatdehydrogenase; im Stoffwechsel vieler Organzellen vorkommendes Enzym
Lebendvakzine: Impfstoff aus lebenden, abgeschwächten Viren oder Bakterien
Leberdegeneration: Entartung der Leberzellen durch Giftstoffe, Infektionserreger, Stoffwechselstörungen
lege artis: nach den Regeln der (ärztlichen) Kunst
Leishmania: geißelloser Zellparasit bei Mensch und Tier in den Tropen und Subtropen
Leishmaniose: durch Leishmanien verursachte schwere Haut- und lymphatische Erkrankung bei Mensch und Hund
Leitungsanästhesie: Blockierung eines Nerven durch ein örtliches Betäubungsmittel
Lens: Augenlinse
Leptospira canicola: Erreger der sog. Stuttgarter Hundeseuche
Leptospira icterohaemorrhagiae: Erreger der Weilschen Krankheit, mit blutiger Darmentzündung und Ikterus verlaufend; Zoonose!
Leptospiren: schraubenförmig bewegliche Bakterien; Erreger von schweren Darm- und Lebererkrankungen bei Mensch und Tier
Leptospirose: durch verschiedene Leptospiren bedingte Darm-, Leber- und Nierenentzündung
letal: tödlich
Letaldosis: tödliche Menge
Letalität: Zahl der Todesfälle
Lethargie: Neigung zu andauerndem Schlaf
Leukopenie: Verminderung der Leukozyten im Blut
Leukopoese: Bildung der weißen Blutkörperchen
Leukämie: Blutkrebs; schwerwiegende, fortschreitende Veränderungen des weißen Blutbildes; s. a. Leukose
Leukämie, feline: chronische Viruskrankheit der blutbildenden Organe bei der Katze, häufig mit Anämie und Tumorbildung verlaufend (auch Leukose genannt)
Leukose: häufig verwendeter Ausdruck für Blutkrebs beim Tier
Leukose der Rinder: chronische, ansteckende Viruserkrankung des Blutes beim Rind, die mit Tumorbildung einhergeht; anzeigepflichtige Tierseuche!
Leukozyten: weiße Blutkörperchen
Leukozytose: Vermehrung der Leukozyten im Blut
LH: Luteinisierungs- oder gelbkörperbildendes Hormon; Auslöser des Eisprungs
Libido: Geschlechtstrieb
Lien: Milz, s. a. Splen
Ligamentum: das Band
Ligatur: Abbindung; Unterbindung von Gefäßen oder anderen Hohlorganen
Ligaturschere: geeignete Schere zur Entfernung chirurgischen Nahtmaterials
Lingua: Zunge, s. a. Glossa
Liniment: flüssiges bis halbfestes, äußerliches Arzneimittel
Linksverschiebung: relatives Überwiegen jugendlicher, stabkerniger neutrophiler Granulozyten im Blut bei Infektionen
Linognathus setosus: Hundelaus
lipämisch: milchig getrübtes Serum durch hohen Fettgehalt
Lipase: fettspaltendes Verdauungsenzym
Lipide: Fette
Lipoide: fettähnliche Stoffe
Lipom: Fettgewebsgeschwulst
lipophil: in Fett löslich
Liquidation: Kostenberechnung
Liquor cerebrospinalis: Gehirn- und Rückenmarksflüssigkeit
Listerien: bakterielle Erreger von Gehirnentzündungen bei Mensch und Tier
Listeriose: Gehirnentzündung durch Listerien bei Schafen und Nagern; Zoonose durch Kontakt!

Lithiasis: Steinbildung, Steinkrankheit
Lithium-Heparinat: geeigneter Gerinnungshemmer zur Plasmagewinnung für klinische-chemische Untersuchungen
livid: schmutzig-verwaschen, fahl
Lobektomie: operative Entfernung eines Organlappens, z. B. Lungenlappen
Lobus: Organlappen
Lobulus: Organläppchen
Lochialsekret: Nachgeburtsabsonderung aus der Gebärmutter
lokal: örtlich begrenzt
Lokalanästhesie: örtliche Betäubung
Lokalinfektion: auf den Eintrittsort begrenzt bleibende Infektion
Lordose: bauchwärts gerichtete Krümmung der Wirbelsäule
LTH: luteotropes (auf Gelbkörper und Milchdrüse wirkendes) Hormon
Luer-Konus: normierter Ansatz für Injektionsspritzen und -kanülen
Luftsack: sackartige Schleimhautauskleidung der Ohrtrompete des Pferdes; luftgefüllte Höhle im Körper des Vogels
Luftsackempyem: Eiteransammlung in der Ohrtrompete des Pferdes
Lumbago: Lendenweh, Kreuzverschlag, Kreuzlähme (beim Pferd)
Lumbalpunktion: diagnostische Punktion zur Liquorgewinnung
Lumen: Lichtung; lichte Weite eines Gefäßes oder Hohlorgans
Lungenemphysem: Lungenblähung
Luxatio, Luxation: Verrenkung
– **femoris:** Verlagerung des Oberschenkelkopfes aus der Beckenpfanne
– **patellae:** Kniegelenksverrenkung
Lymphadenitis: Lymphknotenentzündung
Lymphadenom: Lymphknotenvergrößerung
Lymphangitis: Lymphgefäßentzündung
lymphatisches System: Bildungsort der Lymphozyten
Lymphe: helle, klare Flüssigkeit aus Gewebswasser, die in einem eigenen Gefäßsystem fließt (Lymphsystem)
Lymphknoten: läppchenförmiges Organ, das für Aufnahme und Filterung der Lymphe einer bestimmten Körperregion zuständig ist
Lymphknotenabszess: eitrige Einschmelzung eines Lymphknotens
Lymphknotenbiopsie: meist perkutane Punktion eines Lymphknotens zur Gewebsentnahme
Lymphknotenmetastase: Tochtergeschwulst eines bösartigen Tumors in Lymphknoten
lymphogen: in oder auf dem Lymphweg entstanden
Lymphogranulom: Geschwulst aus lympathischem Gewebe und übermäßiger Bildung von Granulationsgewebe
Lymphom: gutartige und bösartige Lymphknotenschwellung
Lymphopenie: Verminderung der Lymphozyten im Blut
lymphoretikuläres Gewebe: Teil des Bindegewebes; Bildungsort der Lymphozyten (Milz u. Lymphknoten)
Lymphosarkom: bösartige Geschwulst des lymphatischen Gewebes
lymphozytäre Choriomeningitis (LCM): virusbedingte Gehirnhautentzündung bei Hamster und Maus mit Übertragungsgefahr auf den Menschen; Zoonose!
Lymphozyten: weiße Blutzellen, die Antikörper zur Infektabwehr bilden
Lymphozytose: Vermehrung der Lymphozyten im Blut
Lyophilisation: Gefriertrocknung
Lysis, Lyse: Auflösung von Zellen; Abklingen eines Krankheitsgeschehens
Lysosomen: Zellorganellen zum Abbau von Stoffen
Lyssa: Tollwut, s. a. Rabies

M
Macula: Hautfleck; fleckförmiges Gebilde
Made: fußlose, parasitisch lebende Larve bestimmter Fliegen, z. B. Schmeißfliegen
Mäanderlinie: Durchmusterungslinie bei Blut- und Sekretausstrichen
Magnetfeldtherapie: biologische Therapieform, bei der mit Hilfe von Magneten oder Magnetfeldgeräten magnetische Felder von wechselnder Größe und Intensität erzeugt werden

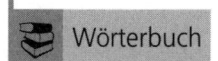

Makrophagen: mobile große Fresszellen des monozytären Systems
makroskopisch: mit unbewaffentem Auge sichtbar
Makrosmatiker: Tiere mit gut ausgebildetem Geruchssinn; »Nasentiere«, z. B. Hunde
Malabsorption: ungenügende Nährstoffaufnahme im Verdauungstrakt
Malaria: Sumpffieber, Wechselfieber des Menschen; subtropische und tropische Infektionskrankheit durch Malaria-Plasmodien
Malassimilation: fehlende Nährstoffausnutzung im Magen-Darm-Kanal
Maldigestion: ungenügende Verdauung des Darminhalts infolge Verdauungsenzymmangels, z. B. bei Pankreasinsuffizienz
maligne: bösartig
Malignität: Bösartigkeit
Mamma: Milchdrüse; Gesäuge, Euter
Mammakarzinom: bösartige Geschwulst der Milchdrüse; »Brustkrebs«
Mammatumor: Geschwulst der Milchdrüse
Mandibula: Unterkiefer
Mandrin: Fülldraht aus Kunststoff für Braunülen zum Schutz gegen Verstopfung bzw. Führungsinstrument für Harnkatheter und weiche Sonden
Manifestation: Erkennbarwerden einer Krankheit
Manometer: Druckmessgerät
Mareksche Hühnerlähme: seuchenhafte, chronische Nervenkrankheit durch Herpesviren bei Junghühnern
Masern: durch Viren verursachte Infektionskrankheit v. a. im Kindesalter mit typischem Hautausschlag
Masseter: Kaumuskel
Mastitis: Entzündung der Milchdrüse
Mastzelle; Mastozyt: basophile Gewebs- und Blutzelle mit großer Bedeutung bei der Allergie
maternale Antikörper: mütterliche Abwehrstoffe über Plazenta oder Kolostralmilch
Maul- und Klauenseuche (MKS): hochansteckende, fieberhafte Virusinfektionskrankheit bei Rind und Schwein; anzeigepflichtige Tierseuche!
Mauser: Federwechsel
Maxilla: Oberkiefer
May-Grünwald-Lösung: geeignete eosinsaure Methylenblaulösung zur Färbung von Blutzellen
Mazeration: Erweichung von Geweben durch längeren Kontakt in Flüssigkeiten, z. B. Erweichung eines Hautgeschabsels durch Kalilauge oder Paraffinöl
Meatus: Gang
– **acusticus:** Gehörgang
– **nasi:** Nasengang
medial: zur Körpermitte hin
median: in der Mittellinie des Körpers
Mediastinum: Mittelfell in der Brusthöhle
Medikament: Arzneimittel
Medulla: Mark
– **oblongata:** verlängertes Mark
– **spinalis:** Rückenmark
Megakaryozyten: Riesenkernzellen; Stammzellen der Thrombozyten
Meiose: Reifeteilung bei Ei- oder Samenzellen
Melaena: geronnenes Blut im Kot; Teerstuhl
Melanin: braunes Pigment in Haut, Haaren und Regenbogenhaut
Melanotropin: Hormon der Hirnanhangsdrüse, das die Pigmentbildung steuert und Bedeutung für die Lichtempfindung des Auges hat
Meldepflicht: gesetzliche Pflicht zur Meldung von Krankheiten nach dem Bundesseuchengesetz beim Gesundheitsamt
Meliceris: Halszyste mit braungelbem Speichelinhalt, vor allem beim Schäferhund und Jagdhund vorkommend; »Honiggeschwulst«
Melkerknoten: Hauterkrankung beim Menschen durch Umgang mit pockenkranken Rindern
Membrana, Membran: biologisch aktive Schicht; Häutchen mit großer Bedeutung für Stofftransporte
– **nictitans:** Nickhaut; drittes Augenlid
– **tympani:** Trommelfell
Meningitis: Gehirnhautentzündung

Meningoenzephalitis: Gehirn- und Gehirnhautentzündung
Meniscus articularis: Kniegelenkszwischenscheibe beim Menschen
Meniskus: obere Begrenzungsfläche einer Flüssigkeit im Glas
Mesencephalon: Mittelhirn
Mesenterium: Gekröse in der Bauchhöhle
Mesoderm: mittlere Keimschicht
Metabolisierung: Veränderung von Sustanzen im Stoffwechsel, z. B. zur Entgiftung oder Ausscheidung
Metabolismus: Stoffwechsel
Metabolit: im Stoffwechsel auftretende Substanz
Metakarpus, Metacarpus: Mittelfußknochen der Vordergliedmaße
Metaldehydintoxikation: Vergiftung durch Aufnahme von Schneckenvertilgungsmitteln, die zu schweren Krämpfen führt
Metamorphose: Umwandlung, Umgestaltung
Metaphyse: Wachstumszone beim Knochen
Metastase: Absiedelung; Tochtergeschwulst
Metastrongyliden: Lungenwürmer beim Schwein
Metatarsus: Mittelfußknochen der Hintergliedmaße
Meteorismus: übermäßige Gasansammlung in Magen oder Darm
Methan: brennbares Gas, das bei bakterieller Fäulnis, z. B. im Pansen und Dickdarm, freigesetzt wird
Methämoglobin, Met-Hb: Eisen-III-haltige, oxidierte Form des Hämoglobins
Methylenblau: basischer Farbstoff
Metöstrus: Nachbrunst
Metrorrhagie: Gebärmutterblutung außerhalb der Menstruation
Metzenbaum-Schere: chirurgische Präparierschere, gerade oder gebogen, mit spitzen oder stumpfen Schenkelenden
Michel-Klammern: Wundklammern aus biegsamem Metall mit dornartigen Spitzen zur Vereinigung von Wundrändern der Haut
Migräne: Halbseitenkopfschmerz
migrans: wandernd, Larve mit wechselnder Lokalisation im Körper
Migration: Wanderung, z. B. der Leukozyten oder von Wurmlarven
Mikrobiologie: Lehre von den Kleinstlebewesen (Mikroorganismen)
Mikrofilarie: im Blut lebende Larve von Fadenwürmern
Mikrohämatokritzentrifuge: Laborgerät zum Zentrifugieren von Hämatokritkapillaren
Mikrometerschraube: Feintrieb am Mikroskop
Mikroorganismen: Kleinstlebewesen (Viren, Bakterien, Pilze, Einzeller)
Mikrophagen: mobile kleine Fresszellen des granulozytären Systems
Mikroskop: optisches Gerät zur Betrachtung kleinster Objekte
mikroskopisch: nur bei Betrachtung durch das Mikroskop sichtbar
Mikrosmatiker: Tiere mit relativ gering ausgebildetem Geruchssinn; »Augentiere«, z. B. Katzen
Mikrosporie: Rundflechte; Hautpilzerkrankung durch Mikrosporumarten bei Mensch und Haustier, bes. Katze und Hund; Zoonosen!
Mikrosporum: Hautpilzgattung; Erreger der Rundflechte
Mikrowellen: elektromagnetische Wellen im Dezi-, Zenti- und Millimeterbereich
Mikrowellentherapie: Weiterentwicklung der Kurzwellentherapie zur Steigerung der Wärmeentwicklung in tiefer liegendem Gewebe
Mikrozirkulation: Blutbewegung in den Kapillaren
Miktion: natürliche Harnentleerung aus der Blase
Mikulicz: Bauchfellklemme; seitlich gekrümmte Klemme mit Querriefelung und Zähnchen zum Fassen des Bauchfelles
Milben: mikroskopisch kleine Spinnentiere mit saugenden, stechenden oder beißenden Mundwerkzeugen und Krallenbeinen
miliar: hirsekorngroß
Millimol pro Liter (mmol/l): in der klinischen Chemie gebräuchliche Einheit der Stoffmengenkonzentration

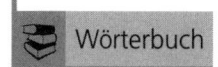

Milzbrand: akute, fieberhafte, blutige Darmentzündung und Milzzersetzung durch *Bacillus anthracis*; Zoonose! Anzeigepflichtige Tierseuche!
Miosis: Pupillenverengung
Mitochondrien: Zellorganellen; Energielieferanten der Zelle
Mitose: indirekte Zellteilung
Mitralinsuffizienz: Schließunfähigkeit der Mitralklappe
Mitralklappe: Zweizipfelklappe, s. a. Bikuspidalis
Mittelwert: rechnerisches Mittel aus der Summe von Einzelwerten
Modifikation: Veränderung der Erscheinungsform durch äußere Einflüsse
Mol: Molekulargewicht eines Stoffes in Gramm ausgedrückt; Grundeinheit der Stoffmenge
Molaren, Molares: hintere Backenzähne
Mondblindheit: periodische Augenentzündung des Pferdes (Hauptmangel)
Moniezia: Bandwurm beim Wiederkäuer
monochromatisch: einfarbig; Licht mit schmalem Wellenbereich
Monokokken: einzeln auftretende Kugelbakterien
Monosaccharid: Einfachzucker, z. B. Glukose
Monozyten: größte weiße Blutzellen (Makrophagen)
Monozytose: Vermehrung der Monozyten im Blut
morbid: kränklich
Morbidität: Krankheitszustand; prozentualer Anteil der Erkrankten
Morbilli: Masern (s. d.)
Morbus: Krankheit
– **Addison:** spezifische Krankheit bei Unterfunktion der Nebennierenrinde
– **Basedow:** spezifisches Krankheitsbild mit Kropfbildung bei Schilddrüsenüberfunktion
– **Cushing:** spezifisches Krankheitsbild bei Überfunktion der Nebennierenrinde
moribund: sterbend
Morphium, Morphin: suchterzeugendes Betäubungsmittel
Morphologie: Lehre von Bau und Gestalt der Zellen, Gewebe und Organe
Mortalität: Sterblichkeit; prozentualer Anteil der Todesfälle
Mosquito-Klemme: sehr feine, kurzfassende, quergeriefelte Arterienklemme, mit und ohne Zähnchen
Motilität: das Bewegungsvermögen
Motorik: Bewegungsvorgänge
motorische Nerven: ableitende Bahnen zur Skelettmuskelsteuerung
Mucor: Schimmelpilzgattung
mukös: schleimig
Mukolytika: schleimlösende Mittel
mukopurulent: schleimig-eitrig
Mukosa, Mucosa: Schleimhaut
multiceps: vielköpfig
multipel: vielfach, vielfältig
Mumifikation: trockener Gewebebrand; Austrocknung und Schrumpfung einer abgestorbenen Frucht
Musculus, Musculi: Muskel, Muskeln
– **biceps brachii:** zweiköpfiger Oberarmmuskel
– **quadriceps femoris:** vierköpfiger Oberschenkelmuskel
– **massetericus:** Kaumuskel
– **rectus abdominis:** gerader Bauchmuskel
Muskelatrophie: Muskelschwund
Muskularis: Muskelschicht
Mutation: Veränderung der Struktur und Wirkung von Erbfaktoren
Muto-Spritze: Injektionsspritze mit Revolvergriff und veränderlich einstellbarer Dosierung
Muzine: Schleimstoffe im Pferdeharn
Myalgie: Muskelschmerz
Myasthenie: Muskelschwäche
Mydriasis: Pupillenerweiterung
Myelitis: Rückenmarksentzündung
Myelographie: Röntgenkontrastdarstellung des Wirbelkanals
myeloisches System: Bildungsort der Granulozyten im Knochenmark
Myelozyt: Knochenmarkszelle
Myiasis: Fliegenlarven-(Maden-)Krankheit bei Mensch und Tier
Mykobakterien: Bakteriengattung säurefester Stäbchen

Mykobakterium tuberculosis: Erreger der Tuberkulose bei Mensch und Tier
Mykologie: Lehre von den Pilzen und Pilzkrankheiten
Mykoplasmen: Zwischenform zwischen Viren und Bakterien; Erreger von Atemwegsinfektionen bei Rindern, Schweinen und Vögeln
Mykose: Pilzinfektionskrankheit
Mykotoxikose: Erkrankung und Schädigung des Körpers durch die Giftwirkung von Pilzen
myogen: von der Muskulatur ausgehend
Myoglobin: Muskelfarbstoff
Myoglobinämie: Vermehrung von Muskelfarbstoff im Blut, z. B. bei Lumbago
Myoglobinurie: Auftreten von Muskelfarbstoff im Harn, z. B. bei Kreuzverschlag
Myokard, Myocard: Herzmuskel
Myokarditis, Myocarditis: Herzmuskelentzündung
Myoklonie: unwillkürliche Zuckungen von Muskeln oder Muskelgruppen
Myom: Muskelzellgeschwulst
Myopathie: Muskelerkrankung
Myopie: Kurzsichtigkeit
Myosarkom: bösartige Muskelzellgeschwulst
Myositis: Muskelentzündung
Myotomie: operative Muskeldurchtrennung
Myotonie: Muskelspannung
Myxomatose: Kaninchenpest; seuchenhaft verlaufende, ödematöse Pockenviruserkrankung beim Wild- und Hauskaninchen

N
Nähragar: geeigneter Nährboden zur Anzüchtung von Bakterien
Nahtdehiszenz: Auseinanderweichen nahtvereinigter Wundränder; Wundheilungsstörung
Nanometer: Längeneinheit (10^{-9} m)
Narbe: Endzustand der Wundheilung, durch geschrumpftes Bindegewebe entstanden
Narkose: allgemeine Betäubung
Narkoseprämedikation: Verabreichung von Arzneimitteln vor der eigentlichen Narkose zur Herabsetzung vegetativer Reflexe und Beseitigung unerwünschter Nebenwirkungen von Narkosemitteln
Narkotika: Arzneimittel zur allgemeinen Betäubung
nasal: nasenwärts
Nasschemie: klinisch-chemisches Untersuchungsverfahren auf der Grundlage der Absorptionsphotometrie
Nativblut: unverdünntes Blut ohne Zusatz
Natrium-Fluorid: geeigneter Gerinnungshemmer für Blutzucker- und Laktatbestimmungen
Natriumbikarbonat: säurebindender Puffer
Natriumcitrat: geeigneter Gerinnungshemmer zur Blutkörperchensenkungsreaktion und für Gerinnungsuntersuchungen
Nebenwirkungen: unerwünschte Reaktionen, die bei sachgemäßer Anwendung des Arzneimittels auftreten können
Nekrose: Zell- und Gewebstod
nekrotisch: abgestorben
Nematoden: Rundwürmer
Nematodirus: Dünndarmwurm beim Wiederkäuer
Neoplasma: Neubildung, Geschwulst
Nephrektomie: operative Entfernung der Niere
Nephritis: Nierenentzündung
nephrogen: von der Niere ausgehend
Nephrolithiasis: Nierensteinkrankheit
Nephrose: chronische, degenerative Nierenerkrankung
Nephrotomie: operative Nierenereröffnung zur Entfernung von Steinen
Nervus, Nervi: Nerv, Nerven
– **facialis:** Gesichtsnerv
– **ischiadicus:** Ischiasnerv
– **opticus:** Sehnerv
– **peroneus:** Nerv für die Streckmuskeln des Hinterfußes
– **radialis:** Nerv für die Streckmuskeln des Ober- und Unterarmes
– **trigeminus:** Gehirnnerv für Augen-, Nasen- und Mundhöhle und für die Kaumuskulatur
– **vagus:** Gehirnnerv v. a. für Brust- und Baucheingeweide
Neuralgie: Nervenschmerz

Neurektomie: Nervenschnitt beim Pferd zur Beseitigung einer Lahmheit
Neuritis: Nervenentzündung
Neuroepithel: Deckgewebe der Sinnesrezeptoren
Neurofibrillen: feinste Fäserchen der einzelnen Nervenfaser oder Nervenzelle
neurogen: vom Nervensystem oder der Nervenzelle ausgehend
Neurohypophyse: Hinterlappen der Hypophyse (HHL), Hirnteil
Neuroleptanalgesie: kombinierte Verwendung von Neurolepikum und Analgetikum zur tiefen Sedation
Neuroleptika, Neuroplegika: auf das Zentralnervensystem dämpfend wirkende Mittel
Neurom: gutartige Neubildung aus Nervenzellen und -fasern
Neuron: Grundeinheit des Nervensystems, aus Nervenzellkörper und seinen Fortsätzen bestehend
Neurose: Verhaltensstörung infolge seelischer Fehlentwicklung
Neurotransmitter: Überträgerstoffe zwischen Nerven und Muskeln
neurotrop: auf Nerven wirkend
Neurozyten: Nervenzellen
neutrophile Granulozyten: häufigste Form der weißen Blutzellen, deren Granula eine neutrale Färbungsreaktion zeigen
Neutrophilie: Vermehrung der neutrophlen Granulozyten
Newcastle Disease: atypische Geflügelpest; seuchenartige Viruskrankheit v. a. bei Hühnern; anzeigepflichtige Tierseuche!
Nidation: Einnistung der befruchteten Eizelle in die Gebärmutterschleimhaut
Niederfrequenzstrom: Strom mit einer Frequenz bis 100 Hz
Nierenzylinder: Ausgüsse aus Nierenkanälchen, die bei einer Reihe von Nierenkrankheiten auftreten
Nisse: Ei von Läusen und Haarlingen
Nodus lymphaticus: Lymphknoten
Noradrenalin: Hormon des Nebennierenmarks
Normazidität: normaler Säurewert einer Lösung, z. B. des Magensaftes

Normoblast: reife, noch kernhaltige rote Blutzelle
Normochromie: normales Färbeverhalten des Erythrozyten
Normozyt: normal entwickelte rote Blutzelle
Notimpfung: Impfung von noch gesund erscheinenden Tieren in verseuchter Umgebung
Notoedres cati: Grabmilbe bei der Katze
Noxe: Schadensursache, Krankheitsursache
Nukleinsäure: Schlüsselsubstanz und Träger der genetischen Information in der Zelle
Nukleolus: Kernkörperchen
Nukleus: Zellkern
nutritiv: ernährend, z. B. Blutversorgung eines Organs
Nutzstrahlen: Strahlenbündel, das beim Röntgen durch die Einblendung direkt auf den Körper gerichtet ist
Nymphomanie: krankhaft gesteigerter Geschlechtstrieb, z. B. Dauerrosse bei der Stute
Nystagmus: Augenzittern

O

Obduktion: Leicheneröffnung, s. a. Sektion
Objektiv: Linsensystem an optischen Geräten mit unterschiedlicher Vergrößerungsmöglichkeit
obligat pathogen: unbedingt krankmachend
Obliteration: Verschluss eines Hohlorgans, z. B. Blutgefäß
obsolet: veraltet, nicht mehr gebräuchlich
Obstetrik: Geburtshilfe
Obstipation: Verstopfung
Obstruktion: Verschluss eines Hohlorgans
Ödem, Oedem: Flüssigkeitsansammlung im Gewebe und in Körperhöhlen
Ödemkrankheit: schwerwiegende Allgemeinstörung beim Ferkel durch toxinbildende Kolibakterien
Ölimmersion: Objektiv am Lichtmikroskop mit 100facher Vergrößerung, bei dem die vorhandene Luftschicht zwischen Objekt und Objektiv durch Zedernöl überbrückt wird

Ösophagoskopie: Besichtigung der Speiseröhre
Ösophagus: Speiseröhre; Schlund
Östrogene: Follikelhormone; Brunstauslöser
Östrus: Brunst
Okular: Einzellinse mit Lupenvergrößerung, dem Auge zugewandt
Okziput: Hinterhauptsbein
Olecranon: Ellbogen
Oligurie: Absatz verminderter Harnmengen
Omasum: Psalter, Blättermagen
Omentum: Netz in der Bauchhöhle
Omnivoren: Allesfresser
Omphalitis: Nabelentzündung
omphalogen: vom Nabel ausgehend
Onkogenese: Tumorbildung
onkotisch: eine Geschwulst betreffend
onkotischer Druck: der osmotische Druck einer kolloidalen Lösung
Ontogenese: Entwicklung eines Lebewesens
Oozyste: mikroskopisch sichtbares Entwicklungsstadium von Sporentierchen; dringt nach Reifung in die Wirtszelle ein und kann sich dort vermehren
Operation: Eingriff in den lebenden Organismus zu Heilzwecken
Operationsassistenz: Unterstützung des Operateurs beim Eingriff
Opisthotonus: krampfartiges Überstrecken des Halses nach dorsal
Ophthalmika: Mittel zur Augenbehandlung
Opthalmologe: Augenarzt
Ophthalmoskop: Augenspiegel
Ophthalmoskopie: Beobachtung des Augenhintergrundes
oral: den Mund betreffend, über die Mundhöhle
orale Narkose: Eingabe eines Narkosemittels mit der Sonde oder Beimischung zu Futter und Trank
Orbita: knöcherne Augenhöhle
Orchitis: Hodenentzündung
Ordinate: senkrechte Achse im Koordinatensystem
Organismus: das Lebewesen (Kleinlebewesen, Pflanze, Tier, Mensch)
Organmanifestation: Erkennung einer Krankheit durch typischen Befall eines Organs, z. B. bei einer Infektionskrankheit
Ornithologie: Vogelkunde
Ornithose: Vogelkrankheit durch Chlamydien; Zoonose!
Orthopädie: medizinisches Fachgebiet für Form- und Funktionsfehler des Bewegungsapparates
Orthostase: aufrechte Körperhaltung
Os, Ossa: Knochen
– **ilium:** Darmbein
– **ischii:** Sitzbein
– **pubis:** Schambein
– **sacrum:** Kreuzbein
Osmolarität: Maß der osmotisch wirksamen Konzentration einer Lösung
Osmose: einseitige Verteilung oder Durchmischung einer Flüssigkeit durch eine halbdurchlässige (semipermeable) Membran zum Ausgleich der Konzentrationsunterschiede
Osteochondrosis dissecans: degenerative Knochen-Knorpelveränderungen an Knochenenden und im Gelenkbereich
Osteodystrophie: Fehlernährung des Knochens mit mangelhafter Mineralsalzeinlagerung
Osteomalazie: Knochenerweichung
Osteomyelitis: Abbau von Knochengewebe mit Verlust der Belastbarkeit und Neigung zu Frakturen
Osteosarkom: bösartiger Knochentumor
Osteosynthese: Vereinigung von Knochenteilen durch Verschrauben, Nageln, Plattenanlagerung
Osteotomie: operative Knochendurchtrennung
Ostitis: Knochenentzündung
Ostium: Öffnung, Mündung
Oszillographie: Aufzeichnung von Puls- und Herzschlagänderungen über einen Monitor
Oszillometrie: Messung pulsatorischer Druckschwankungen, z. B. in der Blutdruckmanschette
Othämatom: Bluterguss im Bereich der Ohrmuschel
Otitis: Ohrenentzündung

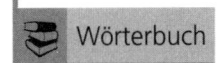

- **externa:** Entzündung des äußeren Gehörgangs
- **externa ceruminosa:** Gehörgangsentzündung durch vermehrte Bildung von Ohrenschmalz
- **externa parasitaria:** Gehörgangsentzündung durch Ohrmilben
- **interna:** Innenohrentzündung
- **media:** Mittelohrentzündung

Otodectes cynotis: Ohrmilbe bei Hund und Katze
Otologe: Ohrenarzt
Otologika: Mittel zur Ohrenbehandlung
Otomykose: Erkrankung des äußeren Gehörgangs durch Pilze
Otoskop: Gerät zur Betrachtung des Gehörgangs und des Trommelfells
ototoxisch: auf das Gehörorgan giftig wirkend
Ovar: Eierstock
Ovarialzyklus: zeitlich wiederkehrender Ablauf an den Eierstöcken
Ovarialzyste: flüssigkeitsgefüllter Hohlraum im Eierstock
Ovariektomie: operative Entfernung der Eierstöcke
Ovariitis: Eierstocksentzündung
Ovario-Hysterektomie: operative Entfernung von Eierstöcken und Gebärmutter
Ovula: Arzneimittel in Form von kleinen Eiern, die rektal verabreicht werden
Ovulation: Follikelsprung, Eisprung
Oxidation: chemischer Verbrennungsvorgang mit stofflicher Umwandlung und Energiefreisetzung
Oxytocin: Hormon des Hypophysenhinterlappens zur Wehenauslösung und zum Einschießen der Milch
Oxyuren: Pfriemenschwänze beim Pferd; Madenwürmer beim Menschen

P

P-Zacke: erste Stromschwankung am EKG durch Kontraktion der Vorhöfe
Pädiatrie: Kinderheilkunde
Pailletten: Kunststoffröhrchen zur Samenkonservierung
Palatum molle: weicher Gaumen
palliativ: krankheitsmildernd
palmar: die Handfläche oder Beugeseite am Vorderfuß betreffend
Palpatio rectalis: rektale Untersuchung; innere Betastung des Beckens und der beckennahen Bauchorgane vom Enddarm aus
Palpation: Betasten des Körpers
Palpebra: Augenlid
Panaritium: eitrige Entzündung des dritten Zehengliedes (Huf, Klaue, Kralle)
Pandy-Test: einfaches Verfahren zur Bestimmung von Eiweiß im Liquor
Pankreas: Bauchspeicheldrüse
Pankreasinsuffizienz: Verdauungsenzymmangel der Bauchspeicheldrüse
Pankreatitis: Bauchspeicheldrüsenentzündung
Panleukopenie: Katzenseuche; akute, fieberhafte Darmentzündung bei der Katze durch Parvoviren
Panmyelophthise: Knochenmarkschwund
Pannikulitis, Panniculitis: Entzündung des subkutanen Fettgewebes
Panophthalmie: akute eitrige Entzündung des gesamten Augapfels
panoptische Färbung: geeignete Färbung zur Sichtbarmachung und Differenzierung aller Blutzellen, s. a. Pappenheim-Färbung
Papel: Knötchen
Papilla: warzenförmige Erhabenheit an der Haut oder Schleimhaut
Papillom: aus Epithel- und Bindegewebe bestehende Hautwucherung
Pappenheim-Färbung: kombinierte Färbung von Blut- und Zellausstrichen mit May-Grünwald- und Giemsa-Lösung, s. a. panoptische Färbung
Paralyse: vollständige, schlaffe Lähmung
Parameter: Kenngröße in der Medizin und Statistik
Paraproteine: von der normalen Eiweißstruktur abweichende Proteine, die bei schweren Krankheiten im Blutplasma auftreten können
Parästhesie: Missempfindung
Parascaris equorum: Spulwurm der Pferde
Parasit: Schmarotzer, ernährt sich auf Kosten des Wirts
Parasitämie: Anwesenheit und Vermehrung von Parasiten im Blut

Parasitismus: besondere Lebensweise eines Schmarotzers in einem Wirtsorganismus, der in der Regel nicht getötet wird, sondern für längere Zeit als Nahrungsquelle dient
Parasitologie: Lehre von den Parasiten und den durch sie hervorgerufenen Krankheiten
Parasympathikus: regenerierender Teil des vegetativen Nervensystems
Parasympathomimetika: Stoffe, die den Parasympathikus anregen
Parasympatholyse: Hemmung des Parasympathikus
Parasympatholytika: Stoffe, die den Parasympathikus hemmen, z. B. Atropin
Parathormon: Hormon der Nebenschilddrüse, reguliert den Kalzium- und Phosphorstoffwechsel
Parathyreoidea: Nebenschilddrüse; Epithelkörperchen
Paratyphus: bakterielle Darmentzündung bei Mensch und Tier durch verschiedene Salmonellenarten; Zoonose!
paravenös: neben einer Vene, z. B. bei fehlerhafter i. v.-Injektion
paravertrebral: neben der Wirbelsäule
Parenchym: spezifisches Organgewebe, z. B. Leberparenchym
Parenchymgift: Giftstoffe, die Organzellen spezifisch schädigen, z. B. Arsen, Phosphor
parenteral: unter Umgehung des Magen-Darm-Traktes, z. B. durch Injektion
Parese: teilweise, unvollständige Lähmung
parietal: die Wand von Körperhöhlen und Organen betreffend
Parodontium: Zahnhalteapparat
Parodontose: chronischer Schwund des Zahnhalteapparates mit Zahnlockerung und Zahnverlust
Parotis: Ohrspeicheldrüse
Parotitis: Ohrspeicheldrüsenentzündung
paroxysmal: anfallsweise
partiell: teilweise
partielle Thromboplastinzeit (PIT): Gerinnungszeit, die der Bestimmung von Störungen des endogenen Gerinnungssystems dient
Partus: Geburt
Parvoviren: kleine Viren; Erreger der Parvovirose des Hundes und der Katzenseuche

Parvovirose: blutige, virusbedingte Darmentzündung beim Hund mit hohem Flüssigkeitsverlust durch Erbrechen und Durchfall
Pascal (Pa): physikalische Einheit für den Druck
passive Immunisierung: Herbeiführen einer kurzdauernden Immunität durch Zufuhr von Antikörpern aus einem Heilserum
Pasteurellen: kleine Stäbchenbakterien; Erreger von Lungenentzündungen bei Jungtieren
Patella: Kniescheibe
Patenz: der Zeitraum, in dem ein Parasit Eier oder Larven hervorbringt
pathogen: krankmachend
Pathogenese: Krankheitsentstehung
Pathogenität: Erzeugung krankmachender Wirkung eines Erregers im Wirtsorganismus
Pathologie: Lehre von den krankhaften Vorgängen und Zuständen im Körper
pathologisch: krankhaft
Péan: Arterienklemme, lang- und kurzfassend, quergerieftelt, mit Arretierung und ohne Zähnchen
Pectus: Brust
Pedigree: Stammbaum, Ahnentafel
Pellets: heißluftgetrocknetes Pressfutter
Pelvis: Becken
Penetration: Eindringen eines krankhaften Prozesses oder eines Fremdkörpers in Körpergewebe
Penicillin: erstes aus *Penicillium notatum* hergestelltes Antibiotikum; wird heute zumeist synthetisch hergestellt
Penicillium: Pinselschimmel; Gattung von Schimmelpilzen
Penisamputation: operative Teilentfernung des Penis bei Harnabflussstörungen durch Steine oder Tumore
Pepsin: eiweißspaltendes Magenenzym
Peptid: kurzkettiges Eiweiß
per inhalationem: durch Einbringen von Gasen oder Dämpfen
per os: über die Mund- bzw. Maulhöhle
perakut: besonders plötzlich und sehr heftig verlaufend

Perforation: Zerreißung oder Durchbohrung einer Organwand (z. B. Darmwand) oder der Körperoberfläche
perianal: um den After
Perikard, Pericard: Herzbeutel
Perikarditis, Pericarditis: Herzbeutelentzündung
perilobär: in der Umgebung eines Organlappens
Perinealhernie: Dammbruch
Perineum: Damm
perineural: um einen Nerv herum
Periost: Knochenhaut
Periostitis: Knochenhautentzündung
peripher: außenliegend
peripheres Nervensystem: zwischen Körperoberfläche und Zentrum führende Leitungen des Nervensystems
Periphlebitis: Entzündung des benachbarten Bindegewebes einer Vene
Peristaltik: fortlaufende Bewegungswellen im Verdauungskanal
peritoneal: vom Bauchfell ausgehend
Peritoneum: Bauchfell
Peritonitis: Bauchfellentzündung
perivaskulär: in der Umgebung eines Blut- oder Lymphgefäßes
Perkussion: Beklopfen von luft- oder gashaltigen Organen
Perkussionshammer: Untersuchungsinstrument zur Auslösung des Klopfschalls
perkutan: über die Haut
permanent: anhaltend, fortdauernd
Permeabilität: Hindurchtreten eines Stoffes durch eine Membran
pernasal: durch die Nase
Peroneuslähmung: Lähmung des Hinterfußes mit Zehenschleifen durch Ausfall des Nervus peroneus
persistens: persistierend, fortbestehend
Persistenz: Fortbestehen
Pertussis: Keuchhusten; bakterielle Infektionskrankheit v. a. bei Kleinkindern
Perzeption: Empfindung, Wahrnehmung
Pestizide: chemische Schädlingsbekämpfungsmittel
Petechien: punktförmige Blutungen in der Haut oder Schleimhaut

Petrischale: runde, flache Glas- oder Kunststoffschale mit übergreifendem Deckel zur Bakterienanzüchtung auf Nährböden
Pferdeinfluenza: durch das Grippevirus bedingte hochfieberhafte, akute Lungenentzündung beim Pferd
pH-Wert: Wert der Wasserstoffionenkonzentration, der Aufschluss über die Stärke von Säuren oder Basen (Laugen) gibt
Phagozyten: Fresszellen, s. a. Makro- und Mikrophagen
Phagozytose: aktive Aufnahme von Fremdpartikeln durch Fresszellen
Phalangen, Phalanges: Zehenknochen
Pharmakokinetik: Reaktion eines Arzneimittels im Körper mit zeitlichem Ablauf der Aufnahme, Verteilung, Umwandlung und Ausscheidung des Wirkstoffs
Pharmakologie: Lehre von den Arzneimitteln
Pharmakon: Arzneimittel
Pharmazie: Lehre von der Zubereitung der Arzneimittel
Pharyngitis: Rachenentzündung
Pharyngoskopie: innere Besichtigung des Rachenraumes
Pharynx: Rachen
Phasenkontrast: mikroskopisches Verfahren zur kontrastreichen Darstellung der Innenstruktur eines Objekts, z. B. von Zellen im Harnsediment
Pheromone: Drüsensekrete als Erkennungsstoffe unter Tieren gleicher Art
Phlebitis: Venenentzündung
Phlegmone: flächenhaft fortschreitende Eiteransammlung im Gewebe ohne Abkapselung
Phonendoskop: Hörrohr mit Schlauchverbindung
Phonokardiogramm: Schallaufzeichnung von Herztönen und krankhaften Herzgeräuschen
Phosphorsäureester: organische Verbindung, bes. in Pflanzenschutzmitteln, deren Aufnahme zu schweren Vergiftungen mit Störungen des Nervensystems führt
Photometer: Lichtmesser; Laborgerät zur Messung von Lichtintensitäten

Photometrie: Lichtmessung zur mengenmäßigen Bestimmung von Substanzen aus klinisch-chemischen Analysen (Serum, Plasma)
Photophobie: Lichtscheue
Photozelle: lichtempfindlicher Teil am Photometer, der Licht in elektrischen Strom umwandeln kann
Phylogenese: Stammesentwicklung, s. a. Ontogenese
Physiologie: Lehre von den normalen (physiologischen) Lebensvorgängen
Physiotherapie: natürliche Behandlungsmaßnahmen, z. B. Bewegungstherapie, Massagen
Phytotherapie: Heilbehandlung mit pflanzlichen Arzneimitteln
Pia mater: weiche innere Gehirn- und Rückenmarkshaut
Pinozytose: Aufnahme von gelösten Stoffen in das Zellinnere
Piroplasmen: häufige Blutzellparasiten in den Subtropen, die von blutsaugenden Zecken übertragen werden
Placebo: wirkstofffreies Scheinmedikament
plantar: die Fußsohle oder Beugeseite am Hinterfuß betreffend
Plasma, Blutplasma: Blutflüssigkeit
Plasmaexpander: Präparate zur Auffüllung des Kreislaufs, z. B. bei Schock, Blutverlust
Plasmazellen: Antikörper bildende Zellen; entwickeln sich aus B-Lymphozyten
Plasmodium: Sporentierchen, das im Blut des Menschen parasitiert; Erreger der Malaria
Plastik: operativer Eingriff zur Wiederherstellung, z. B. Hautplastik
Platinöse: Platindraht-Impföse zum Überimpfen von Kulturen
Plattenepithel: oberste Zellage von Haut und Teilen der Schleimhaut mit besonders widerstandsfähigen Zellen
Plattenepithelkarzinom: vom Plattenepithel ausgehender bösartiger Tumor
Plazenta: »Mutterkuchen«; Nachgeburt
Plazentation: Verankerung der Eihaut in der Uterusschleimhaut
Plessimeter: rechteckige oder spatelförmig gebogene Klopfunterlage zur Perkussion

Pleura: Brustfell
Pleura costalis: Rippenfell
Pleuraexsudat: entzündlicher Erguss in der Brusthöhle
Pleuritis: Brustfellentzündung
Plexus: Venen-, Lymphgefäß- oder Nervengeflecht
Pneumomediastinum: Ansammlung von Luft im Mittelfell
Pneumonie: Lungenentzündung
Pneumoperitoneum: Luftansammlung in der Bauchhöhle
Pneumothorax: Ansammlung von Luft in der Brusthöhle
Pneumovagina: Lufteinsaugen durch mangelhaften Genitalschluss bei der Stute
Pocken: akute, fieberhafte Pockenvirusinfektion mit tumorartigen Hautveränderungen bei Mensch und Tier
Pododermatitis: Huf- und Klauenlederhautentzündung
– aseptica diffusa: Huf- oder Klauenrehe
Podotrochlea: Hufrolle
Podotrochlose: degenerative Veränderung am Strahlbein und an der Hufrolle
Poikilozytose: Abweichungen von der physiologischen Form der Erythrozyten
Polansky-Spekulum: Scheidenspekulum zur Anwendung bei der Stute
Polarimeter: Apparat zur quantitativen Bestimmung einer Körperflüssigkeit unter Ausnutzung ihres optischen Drehvermögens
Polarisation: optische Umformung des natürlichen Lichtes durch geeignete Vorrichtungen (Polarisator), beruhend auf den physikalischen Gesetzen der Brechung, Streuung und Reflexion
Poliomyelitis: Entzündung des grauen Rückenmarks; »Kinderlähmung«
Pollakisurie: oftmaliger Absatz kleiner Harnmengen
Polyarthritis: Entzündungen gleichzeitig an mehreren Gelenken, z. B. bei Fohlenlähme
Polychromasie: Abweichungen von der physiologischen Färbbarkeit der Erythrozyten

polychromatisch: vielfarbig; mehrfach färbbar
Polydipsie: vermehrte Flüssigkeitsaufnahme; Durst
Polyglobulie: Vermehrung der Erythrozyten im peripheren Blut
polymorphkernig: Zellen mit vielgestaltigen Kernen; segmentkernige und stabkernige neutrophile Granulozyten
Polypen: gestielte Schleimhautzubildungen
Polyphagie: krankhaft gesteigerte Nahrungsaufnahme
Polysaccharid: Mehrfachzucker, z. B. Stärke
Polyurie: Absatz großer Harnmengen
Polyzythämie: krankhafte Vermehrung der Erythrozyten im Blut
Pons: Brücke; Teil des Hirnstamms mit lebenswichtigen Zentren
Porta hepatis: Leberpforte
post partum: nach der Geburt
posterior: hinten liegend
postmortal: nach dem Tode
postnatal: nach der Geburt
postoperativ: nach einem operativen Eingriff
postprandial: nach der Nahrungsaufnahme
Potentialdifferenz: elektrischer Spannungsunterschied
potenzierte Narkose: Verstärkung der Wirkung eines Schmerz- oder Narkosemittels durch Prämedikation eines Neuroleptikums
ppm: Parts per million (Teilchen pro Million)
PQ-Strecke: Überleitungszeit zwischen Vorhöfen und Herzkammern
Prädilektionsstellen: bevorzugte Körperstellen für einen Krankheitsprozess
Prädisposition: begünstigender Zustand für eine Erkrankung
Präferenz: Bevorzugung
Präkanzerose: Zustand eines Gewebes als Vorstadium eines bösartigen Tumors
Prämedikation: Arzneimittelgabe vor einer Narkose oder einem operativen Eingriff zur psychischen Dämpfung und Schmerzlinderung

Prämolaren, Praemolares: vordere Backenzähne
Prämunität: Immunität in Gegenwart lebender Erreger, »Infektionsimmunität«
pränatal: vor der Geburt
präoperativ: vor einem operativen Eingriff
Präpatentperiode: Zeit von der Aufnahme von invasionsreifen Parasiteneiern oder -larven bis zum Eintritt der Geschlechtsreife der Parasiten
Präputialkatarrh: schleimig-eitrige Entzündung der Vorhaut
Präputium: Vorhaut
Prävention: vorbeugende Maßnahmen zur Gesundheitspflege
Präzipitation: Ausfällung; Bildung eines Niederschlags
Präzision: Genauigkeit, mit der Analysenergebnisse wiederholt erreicht werden können
Präzisionskontrolle: Einzelbestimmungen mittels genormter Kontrollproben zur Feststellung der Untersuchungsgenauigkeit
Prednisolon: synthetisch hergestelltes Nebennierenrindenhormon
primär affine Organe: Organe mit besonderer Neigung zur erstmaligen Virusvermehrung (Mandeln, Lymphknoten)
Primäreffekt: Primärherd einer Krankheit
Primärstadium: erste Phase einer Krankheit
Priorität: Vorrecht, Vorrang
Prisma: optischer Körper, der durch Lichtbrechung ein Spektrum erzeugt und die Richtung der Strahlen ändert (Reflexion)
Processus: Fortsatz
– **spinosus:** Dornfortsatz eines Wirbels
– **transversus:** Querfortsatz eines Wirbels
Prodormalstadium: Vorläuferstadium v. a. der Infektionskrankheiten
profundus: lief liegend
Progenie: Vorstehen des Unterkiefers mit Überbiss der unteren Schneidezähne (Nagezähne, z. B. beim Zwergkaninchen)
Progesteron: Gelbkörperhormon; s. a. Gestagene
Proglottiden: Glieder des Bandwurms
Prognose: Vorhersage, Aussicht auf den Krankheitsverlauf
Prokitis: Entzündung der Mastdarmwand

Prolaktion: Hormon der Hirnanhangsdrüse zur Steuerung der Milchproduktion
Prolapsus, Prolaps: Vorfall
– **recti:** Enddarmvorfall
– **uteri:** Gebärmuttervorfall
Proliferation: Vermehrung von Gewebe, bes. von Bindegewebe bei der Wundheilung
Proliferationsphase: Aufbau der Gebärmutterschleimhaut
Promotion: Doktorwürde
Proöstrus: Vorbrunst
Prophylaxe: Vorbeugung, Verhütung von Krankheiten
propriozeptiver Reflex: Eigenreflex, z. B. Muskeldehnungsreflex
Prostaglandine: wichtige, natürlich im Organismus vorkommende Stoffgruppe zur Regulierung vegetativer Funktionen; finden Anwendung als Wehenmittel oder zur Aborteinleitung
Prostata: Vorsteherdrüse
Prostatitis: Entzündung der Vorsteherdrüse
Protein: Eiweiß
Proteinsynthese: Bildung von Eiweiß in der Zelle
Proteinurie: Ausscheidung von Eiweiß im Harn
Proteolyse: Eiweißspaltung
Proteus: gramnegative Stäbchenbakterien; auch im Kühlschrank wachsende Lebensmittelverderber und Erreger von Darmerkrankungen
Prothese: künstliches Ersatzstück für ein fehlendes Körperteil
Prothrombin: Faktor II der Blutgerinnung
Prothrombinzeit (PTZ): Gerinnungszeit, die der Bestimmung von Störungen des exogenen Gerinnungssystems dient (Kalzium-Thromboplastinzeit)
Protoplasma: Grundkörper der Zelle (Zellplasma)
Protozoen: tierische Einzeller
protrahiert: verzögert
proximal: körpernah
Pruritus: Juckreiz
pseudo: falsch, dem Schein nach
Pseudogravidität: Scheinträchtigkeit
Pseudomonas: bewegliche Stäbchenbakterien; Eitererreger und Fleischverderber

Pseudowut: Aujeszkysche Krankheit (s. d.)
Psittakose: Papageienkrankheit durch Chlamydien; Zoonose! Anzeigepflichtige Tierseuche!
Psoriasis: Schuppenflechte
Psoroptes bovis: Saugmilbe beim Rind
Psychiatrie: Fachgebiet der Humanmedizin, das sich mit psychisch Kranken befasst, »Seelenheilkunde«
psychisch: seelisch
Psychologie: Lehre von den Funktionen des Bewusstseins und des Verhaltens, »Seelenkunde«
Psychopharmaka: Arzneimittel mit spezieller Wirkung auf psychische Vorgänge
Psychose: Geisteskrankheit
psychosomatisch: seelisch-körperlich bedingt
Puerperalfieber: durch Viren und Bakterien verursachte schwere Allgemeinstörung der Nachgeburtsperiode
Puerperium: Nachgeburtsperiode
Pulmo: Lunge
Pulmomat: Beatmungsgerät für kontrollierte Wechseldruckbeatmung
Pulpahöhle: Wurzelhöhle im Zahn
Pulsus, Puls: Druckwelle in den peripheren Arterien, ausgelöst durch die Austreibung des Blutes aus dem Herzen
– **frequens:** beschleunigter Puls
– **rarus:** verlangsamter Puls
Punktat: durch Punktion gewonnenes Gewebe oder entnommene Körperflüssigkeit
Punktion: diagnostisch oder therapeutisch erforderlicher Einstich mit einer Hohlnadel in Gewebe, Hohlorgane oder Körperhöhlen
Punktionskanüle: spezielle Hohlnadel für Punktionen
Pupille: Sehloch
Purpura: spontane, kleinfleckige Kapillarblutungen in der Haut und Schleimhaut
purulent: eitrig
Pustula: Pustel; mit Eiter gefülltes Bläschen
putrid: faulig
Pyelographie: Röntgen-Kontrastdarstellung des Nierenbeckens
Pyelonephritis: Nierenbeckenentzündung
Pylorus: Magenausgang; »Pförtner«

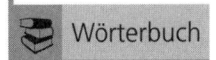

Pyodermie: eitrige Hautentzündung
Pyometra: Gebärmuttervereiterung
pyrogen: fiebererzeugend
Pyruvat: Salz der Brenztraubensäure; wichtige Substanz im Intermediärstoffwechsel

Q

Q-Fieber: Rätselfieber; hochfieberhafte Lungenentzündung bei Mensch und Wiederkäuern durch Rickettsien; Zoonose!
QRS-Komplex: zweite Stromschwankung am EKG, die durch Kontraktion der Kammermuskulatur entsteht
Quaddel: örtlich begrenzte Hautschwellung mit Wassereinlagerung
qualitativ: wertmäßig; den Wert erfassend
Qualitätskontrolle: Feststellung der Zuverlässigkeit klinisch-chemischer Analysen und anderer Laborarbeiten
quantitativ: mengenmäßig; eine Menge oder Zahl erfassend
Quarantäne: Absonderung der an einer Seuche erkrankten oder verdächtigen Tiere
Quickwert: wichtiger Suchtest für Gerinnungsstörungen, s. a. Prothrombinzeit

R

Rachitis: Stoffwechselstörung durch Vitamin-D-Mangel
Radialislähmung: Lähmung der Vordergliedmaße durch Ausfall des Nervus radialis
Radikal: spezifischer Rest oder spezielle Ergänzung einer chemischen Verbindung
Radiologie: Strahlenkunde
Radionuklide: in der Natur vorkommende oder durch Kernreaktion erzeugte radioaktive Spaltprodukte, s. a. Isotope
Radius: Speiche
Räude: durch verschiedene Milbenarten verursachte Hauterkrankung der Tiere
Ranula: mit eingedicktem Speichel gefüllte Zyste am Zungengrund, beim Hund vorkommend; »Froschgeschwulst«
Rauschbrand: schwere Allgemeinerkrankung durch anaerobe Bazillen, vor allem beim Rind; anzeigepflichtige Tierseuche!
Reagenz: Stoff, mit dessen Hilfe eine Probe chemisch bestimmt werden kann

Reagenzglas: dünnwandiges, röhrenförmiges Glasgefäß; Probenglas
Real-Time-Verfahren: Ultraschallaufzeichnung mit sofortigem Bildaufbau
Reanimation: Wiederbelebung
Rechtsverschiebung: relatives Überwiegen der segmentkernigen neutrophilen Granulozyten
Reduktion: Zurückführung zur Normalform; chemische Umwandlung eines oxidierten Stoffes unter Sauerstoffentzug oder Wasserstoffaufnahme zum Ausgangsstoff
Reflex: unwillkürliches Ansprechen auf einen Reiz
Reflexbogen: kürzeste Verbindung zwischen Neuronen, deren Erregung zum Ablauf eines Reflexes führt
Reflexion: teilweises Zurückwerfen einer Strahlung beim Auftreffen auf ein Medium, z. B. bei Lichtstrahlen, Schallwellen
Reflexionsphotometer: Laborgerät zur quantitativen Bestimmung von flüssigen Blutbestandteilen unter Verwendung von Teststreifen (Trockenchemie)
Reflux: Rückfluss, s. a. Regurgitation
refraktär: unempfänglich, nicht beeinflussbar
Refraktärperiode: Zeiteinheit, in der Nervenfasern oder Muskelzellen nicht erregbar sind
Refraktion: Brechkraft des Auges, in Dioptriewerten ausgedrückt
Refraktionsanomalien: krankhafte Veränderungen der Lichtbrechung am Auge
Refraktometer: optisches Instrument zur Bestimmung von Brechzahlen, z. B. zur Harndichte- oder Plasmaeiweißbestimmung
Regeneration: Wiederherstellung; Ersatz von zerstörten Zellen und Geweben
Region: Gegend
regionär: örtlich begrenzt
Regurgitation: Rückströmen des Inhaltes aus einem Hohlorgan, z. B. aus dem Schlund
Rehabilitation: Wiederherstellung und soziale Wiedereingliederung Kranker und Behinderter
Rehe: nicht-infektiöse Huf- und Klauenlederhautentzündung

Reizstromtherapie: Form der Elektrotherapie unter Verwendung von galvanischem Gleichstrom und niederfrequentem Wechselstrom
Rekonvaleszenz: Genesung
rektal: im oder über den Enddarm
Rektopexie: operative Anheftung des Enddarmes am Bauchfell
Rektoskopie: Besichtigung des Enddarmes
Rektum: Mastdarm
Rektumdivertikel: Schleimhautaussackung des Mastdarms
Rektumprolaps: Darmvorfall
Relaxation: Entspannung; Erschlaffung von Muskeln
Releasinghormone: Hormone, die aus dem Zwischenhirn freigesetzt werden
rem: alte, noch gebräuchliche Maßeinheit für die absorbierte Dosis von Röntgenstrahlen, s. a. Sievert
Remedium: Heilmittel, Arznei
– **veterinarium:** Tierarzneimittel
Remission: vorübergehendes Nachlassen chronischer Krankheitszeichen
remittierend: zeitweilig nachlassend
Ren: Niere
renale Hypertonie: Bluthochdruck, durch Störungen der Niere ausgelöst
renale Urämie: Harnvergiftung, die auf einer meist chronischen Nierenkrankheit beruht
Reparation: Ersatz und Erneuerung von Körpergeweben
Reposition: Rückverlagerung eines Organs oder Organteils in seine normale anatomische Lage
Resektion: operative Teilentfernung eines Organs
residual: zurückbleibend
Residualluft: Luftmenge, die in der Lunge nach vollständiger Ausatmung zurückbleibt
Resistenz: körpereigene Widerstandskraft
Resorption: Stoffaufnahme
Respiration: Atmung
restitutio ad integrum: spontane oder operativ erfolgte Heilung mit vollständiger Wiederherstellung
Restitution: Wiederherstellung, s. a. Regeneration, Reparation

restriktiv: einschränkend, mit Vorbehalt
Reststickstoff (Rest-N): ausscheidungspflichtige Endprodukte des Eiweißstoffwechsels
retardiert: verzögert, verspätet
Retentio, Retention: das Zurückhalten
– **secundinarium:** Nachgeburtsverhaltung
Retentionszyste: Hohlraumbildung infolge Verschlusses von Drüsenausführungsgängen, z. B. bei Talg- oder Speicheldrüse
retikulär: netzbildend, netzförmig
retikulo-histiozytäres System (RHS): Funktionseinheit von Zellen mit der Fähigkeit zur Phagozytose und Speicherung von Stoffen
Retikulose: Sammelbegriff für Krankheiten mit Wucherung von Retikulumzellen
Retikulozyt: junges rotes Blutkörperchen
Retikulum: Netzmagen; Haube
Retina: Netzhaut, innere Augenhaut
Retinitis: Entzündung der Netzhaut
retrobulbär: hinter dem Auge
retrograd: rückwärts gerichtet; entgegen der normalen Richtung
Revakzination: Wiederholungsimpfung
reversibel: umkehrbar
Rezept: schriftliche Anweisung an den Apotheker, ein Arzneimittel abzugeben
Rezeptor: Aufnahmestelle für äußere und innere Reize
Rezepturarzneimittel: Arzneien, die auf besondere Anforderung und nach Anweisung des Arztes oder Tierarztes hergestellt werden
rezessiv: zurücktretend; im Erbgang überdeckt
Rezidiv: Rückfall einer Krankheit
rezidivierend: wiederkehrend
Rhesus-Faktor: erbliche Blutgruppeneigenschaft des Menschen
Rheumatismus: Sammelbegriff für bestimmte schmerzhafte Funktionsstörungen des Bewegungsapparates
Rhinitis: Nasenschleimhautentzündung
Rhinopneumonitis: durch das equine Herpesvirus bedingte Entzündung der Atemwege und des Nervensystems beim Pferd
Rhinoskopie: innere Besichtigung der Nasenhöhle

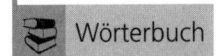

Rhinotracheitis, feline: Katzenschnupfen; sehr ansteckende, fieberhafte Viruskrankheit der oberen Atemwege bei der Katze
Rhythmus: Regelmäßigkeit
Ribosomen: Zellpartikel, an denen die Eiweißbildung erfolgt
Richtigkeitskontrolle: Einzelbestimmungen mittels genormter Kontrollproben zur Feststellung der Übereinstimmung mit den Messwerten einer Analyse
Rickettsien: Zwischenformen zwischen Viren und Bakterien; gefürchtete Krankheitserreger und Zellparasiten bei Mensch und Tier, die meist durch Zecken, Läuse und Flöhe übertragen werden
Rindergruppe: virusbedingte Lungenentzündung, vor allem des Jungrindes
Rinderpest: seuchenartig verlaufende tropische Viruserkrankung beim Rind; anzeigepflichtige Tierseuche!
Rivalta-Probe: einfaches Laborverfahren zur Unterscheidung nicht-entzündlicher Ergüsse (Transsudate) und entzündlicher, zellhaltiger Ergüsse (Exsudate)
RNS: Ribonukleinsäure
RNS-Viren: Viren mit einsträngiger RNS als genetischem Material
Robert-Jones-Verband: Verband zur Ruhigstellung von stark traumatisierten Gliedmaßen und Verminderung der Gewebsschwellung
Roborans: Kräftigungsmittel
Rodentizid: auf Nagetiere tödlich wirkendes Bekämpfungsmittel
Röntgen, Wilh. C. R.: deutscher Physiker, 1845–1923, Entdecker der später nach ihm benannten Röntgenstrahlen
Röntgenröhre: spezielle Elektronenröhre mit Glühkathode und Zylinder zur Emission der Elektronenstrahlung, die an der Anode im sog. Brennfleck abgebremst wird
Röntgenstrahlen: kurzwellige, elektromagnetische Strahlen, die in der Röntgenröhre erzeugt werden
Röteln: durch Viren verursachte Infektionskrankheit v. a. im Kindesalter
rostral: nasenwärts
Rote Liste: Verzeichnis von humanmedizinischen Fertigarzneimitteln
Rotlauf: durch den Rotlauferreger verursachte bakterielle Infektionskrankheit beim Schwein
Rotz (Malleus): geschwürig verlaufende bakterielle Haut- und Atemwegsinfektion beim Pferd (Hauptmangel); Laborinfektion beim Menschen; Zoonose!
Rp.: recipe = nimm! Rezeptanweisung für den Apotheker
Rubeola: Röteln (s. d.)
Rubor: Rötung
rudimentär: zurückgebildet; schwach angelegt
Rückkoppelungseffekt: Wechselbeziehung zwischen Hirnanhangsdrüse und den peripheren Hormondrüsen zum Zwecke der Steuerung und Kontrolle der Hormonsekretion
Ruktus: Aufstoßen, z. B. beim Wiederkäuer
Rumen: Pansen
Rumination: Wiederkäuen
Rundepithelien: runde Zellen mit großem Kern aus tieferen Schichten der ableitenden Harnwege
Ruptur: Weichteilriss, z. B. Darm, Gefäß, Muskel
Ruptur der Ligamenta decussata: Kreuzbänderriss

S

Sabin-Feldman-Test: serologischer Farbtest zum Nachweis der Toxoplasmose (s. d.)
sagittal: in der Körperlängsachse verlaufend; zur Mittellinie hin gerichtet
Sakrum, Sacrum: das Kreuz
Salmonellen: artenreiche Bakteriengattung mit vielen Krankheitserregern bei Mensch und Tier; Zoonose und Lebensmittelvergifter
Salmonellose: durch verschiedene Salmonellenarten bedingte schwere Darmentzündung bei Mensch und Tier; Zoonose!
Salpingitis: Eileiterentzündung
Salpinx: Eileiter
Sanguis: das Blut
Sarcoptes canis: Grabmilbe beim Hund
Sarcoptesmilbe: Grabmilbe beim Menschen und bei vielen Tierarten

Sarkom: vom Binde-, Stütz- oder Muskelgewebe ausgehender bösartiger Tumor
Schalm-Mastitis-Test: einfaches Verfahren zur Untersuchung der Milch bei Verdacht auf eine Euterentzündung
Schizomyzeten: Spaltpilze
Schizophrenie: Spaltungsirresein; Geisteskrankheit mit Verlust der Persönlichkeit
Schock: hochgradige Kreislaufstörung durch Missverhältnis zwischen Blut- und Gefäßvolumen bedingt
Schrumpfniere: Verkleinerung der Niere infolge Untergang des Nierenparenchyms
Schutzimpfung: Impfung von gesunden Tieren in seuchenfreier Umgebung
Schweinepest: ansteckende, septikämische Viruserkrankung beim Schwein, die häufig mit schweren Blutungen verläuft; anzeigepflichtige Tierseuche!
Skapula, Scapula: Schulterblatt
Skolex, Scolex: Kopf des Bandwurms
Skrotum, Scrotum: Hodensack
SDH: Sorbit-Dehydrogenase; Leberenzym beim Pferd
Seborrhoe: Talgfluss
Sebum: Talg
Sectio caesarea: Schnittentbindung; »Kaiserschnitt«
Sedation: allgemeine Beruhigung
Sedativa: Beruhigungsmittel
Sediment: Niederschlag oder Bodensatz einer Flüssigkeit
Sedimentation: Sichabsetzen von Schwebeteilchen in Flüssigkeiten oder Gasen infolge der Schwerkraft oder durch Zentrifugieren
Sedimentationsverfahren: geeignete Methode zum Nachweis von spezifisch schwereren Leberegeleiern, die sich im Lösungsmittel absetzen; Abschwemmmethode
Sehstäbchen: Sinneszellen für das Dämmerungssehen
Sehpurpur: roter Farbstoff der Netzhautstäbchen
Sehzapfen: Sinneszellen für das Helligkeits- und Farbensehen
Sekret: Absonderung von Drüsenzellen
Sekretion: Stoffabgabe
Sekretionsphase: Auflockerung und vermehrte Durchblutung der Gebärmutterschleimhaut
Sekretolytika: sekretlösende Medikamente
Sektion: Leicheneröffnung bei Mensch und Tier zur Feststellung der Todesursache
Sekundärinfektion: nach bestehender Erstinfektion Hinzukommen eines weiteren Erregers, z. B. bakterielle Sekundärinfektion nach viraler Erstinfektion
Sekundärstadium: zweite Phase einer Krankheit
Selektion: Auswahl, Auslese
selektiv: zur Auswahl bestimmt
Semilunarklappen: halbmondförmige Taschenklappen an Aorta und Lungenarterie
Seminom: bösartiger Hodentumor
semipermeabel: halbdurchlässig
semiquantitativ: zur Hälfte die Menge erfassend
Sensibilisierung: Empfindlichmachung des Körpers mit einem Allergen zur Erzeugung einer Allergie
Sensibilität: Empfindlichkeit
sensible Nerven: zuleitende Bahnen zur Reizweiterleitung
Sensorium: Bewusstseins- und Sinneszustand
Sepsis: Blutvergiftung
Septikämie: Einbruch von eitererregenden Bakterien ins Blutgefäßsystem; Blutvergiftung
Septum: Scheidewand
– **cordis:** Herzscheidewand
– **nasi:** Nasenscheidewand
Sequester: abgestorbener Teil eines Organs, z. B. des Knochens
Serologie: Lehre von den Immuneigenschaften des Blutserums und deren Bestimmung
Serom: Sekrethöhle im Wundbereich
seromukös: wässrig-schleimig
Serosa: äußerer Überzug aller in den Körperhöhlen liegenden Organe und Auskleidung der Körperhöhlenwände
Serotonin: Gewebshormon; wichtiger Überträgerstoff im Nervensystem und an der Gefäß- und Darmmuskulatur
serös: wässrig

Serum, Blutserum: Flüssigkeit, die nach der Blutgerinnung entsteht
Sesambeine: rundliche Verknöcherungen an stark belasteten Gelenken, z. B. am Fesselgelenk des Pferdes
Seuche: Häufung und schnelle Ausbreitung von Infektionskrankheiten
Sexualhormone: Wirkstoffe aus Geschlechtsdrüsen
sezernieren: absondern
Shunt: Kurzschluss; direkte Verbindung zwischen arteriellem und venösem Teil des Kreislaufs
SI-Einheiten: neue Maßeinheiten in den Naturwissenschaften und in der Medizin
Sievert: neue Maßeinheit für die absorbierte Dosis von Röntgenstrahlen, s. a. rem
Signalement, Nationale: Kennzeichnung eines Tieres
Simultanimpfung: gleichzeitige Impfung von aktiver Vakzine und passivem Heilserum
sine: ohne
sinis-ter, -tra, -trum: links, der linke …
Sinus: Bucht, Tasche, Krümmung, Höhle
– **frontalis:** Stirnhöhle
– **maxillaris:** Kieferhöhle
– **paranalis:** Analbeutel (s. d.)
– **paranasalis:** Nasennebenhöhle
Sinushaare: Tasthaare
Sinusitis: Nasennebenhöhlenentzündung
– **frontalis:** Stirnhöhlenentzündung
– **maxillaris:** Kieferhöhlenentzündung
Sinusknoten: Schrittmacher der Reizbildung im Herzen
sistieren: aufhören
Situs: Lage und Stellung von Organen im Körper
Skalpell: chirurgisches Messer
Sklera: Lederhaut des Auges
Sklerodermie: krankhafte Hautverhärtung
Sklerose: krankhafte Verhärtung von Geweben und Organen
Skoliose: seitwärts gerichtete Krümmung der Wirbelsäule
Skorbut: Vitamin-C-Mangelkrankheit
smear: englischer Ausdruck für Abstrich oder Ausstrich

Smegma: talgiges Sekret mit abgeschilferten Epithelien aus dem Präputialsack
Software: Programme, die in einer EDV-Anlage verwendet werden
Solluxlampen: Infrarotwärmestrahler
Solutio: Lösung
somatisch: körperlich
somnolent: benommen, schlafsüchtig
Sonde: stab- und röhrenförmiges Instrument zur Untersuchung von Körperhohlräumen
Sonographie: diagnostische Ultraschallaufzeichnung mit bildgebenden Verfahren
Spasmolytika: krampflösende Mittel
Spasmus: Muskelkrampf
spastisch: verkrampft, krampfartig
spastische Parese: krampfartige Lähmung
Spat: Verknöcherungen im Sprunggelenk des Pferdes
Spektrum: das durch ein Prisma in seine Farben zerlegte sichtbare Licht
Sperma: Samenflüssigkeit, aus Spermien und Sekreten der Geschlechtsdrüsen bestehend
Spermiogenese: Bildung und Reifung der Samenzellen im Hoden
Spermium: Samenzelle
Spezialität: fabrikgefertigtes, abgepacktes Arzneimittel; Fertigarzneimittel
Spezies: Tier- bzw. Pflanzenart
Spezifikation: Aufgliederung der Rechnung
spezifisch: arteigen; typisch
spezifisches Gewicht: arteigenes Gewicht eines Stoffes; Wasser hat das spez. Gewicht von 1000 pond/liter; s. a. Dichte
Sphincter ani: Afterschließmuskel
Sphincter vesicae: Harnblasenschließmuskel
Sphinkter, Sphincter: Schließmuskel
Spirochäten: schraubenförmige Bakterien
Splen: Milz
Splenektomie: operative Entfernung der Milz
Splenomegalie: Milzvergrößerung
Spondylose: Verknöcherung an der Wirbelsäule mit Versteifung
Spongiosa: Knochenbälkchen
spontan: von selbst, ohne fremde Hilfe

Spontanfraktur: nicht traumatisch bedingter Knochenbruch infolge einer Knochenkrankheit
Sporen: widerstandsfähige Dauerformen von Bakterien
Sporentierchen: einzellige Parasiten mit Wechsel zwischen geschlechtlicher und ungeschlechtlicher Vermehrung
sporulierte Oozysten: reife, invasionsfähige Oozysten
Spreizspekulum: Instrument zur Untersuchung der Scheide bei Kleintieren und zum Katheterisieren bei der Hündin
Sputum: Auswurf
Squama: Schuppe
ST-Strecke: Rückbildungszeit der Erregung der Kammermuskulatur
stabil: beständig, haltbar
Standardabweichung: Maß für die Streuung von Einzelwerten um den Mittelwert
Staphylococcus aureus: Erreger von eitrigen Hautentzündungen
Staphylokokken: traubenförmig auftretende Kugelbakterien
Staroperation: operative Entfernung der Augenlinse infolge einer Linsentrübung
Stase: Stillstand
stationär: unverändert bleibend
Status: Zustand, Entwicklungsphase
Staupe: ansteckende, fieberhafte, virale Entzündung der Atemwege, des Verdauungskanals und des Gehirns beim Hund
Stenose: Verengung eines Hohlorgans oder Durchgangs, z. B. an den Herzklappen
Sterilisation: Abtötung aller Mikroorganismen; Keimfreimachung; Unfruchtbarmachung (Unterbindung von Eileiter oder Samenleiter)
Sterilität: Unfruchtbarkeit; Keimfreiheit
Sternum: Brustbein
Stethoskop: Hörrohr
STH, somatotropes Hormon: Wachstumshormon aus der Hypophyse
Stimulation: Reizung, Anregung
Stimulus: Reiz
Stollbeule: chronische Schleimbeutelveränderung am Ellbogen beim Pferd
Stomatitis: Mund-(Maul-)schleimhautentzündung

Strabismus: Schielen; Störung der Augenmuskelkoordination
Strahlenexposition: Strahlenbelastung; ein den Strahlen ausgesetzter Organismus
Strangulation: Aufhängung, Aufschnürung innerer Organe
Strangurie: schmerzhafter Harndrang
Streptococcus equi: Druseerreger beim Pferd
Streptokokken: in Kettenform auftretende Kugelbakterien
Stress: Zustand erhöhter Hormonaktivität und Erregung des vegetativen Nervensystems als Folge starker Reize
Streustrahlen: Strahlung, die sich an der Oberfläche und in der Umgebung des bestrahlten Körpers befindet
Stridor: pfeifendes Atemgeräusch durch Einengung der oberen Atemwege
Striktur: Einengung der Lichtung eines Hohlorgans, z. B. am Darm oder durch eine Narbe
Strongyliden: bei Wiederkäuer, Pferd und Schwein häufig vorkommende Wundparasiten des Magen-Darm-Kanals
Strongyloides: Zwergfadenwurm
Strongylus vulgaris: Palisadenwurm, Blutwurm; häufigster Wurmparasit des Pferdes, dessen Larve in Dickdarmarterien wandert und schwere Koliken verursachen kann
Struma: Kropfbildung
Strumektomie: operative Entfernung einer Schilddrüsenvergrößerung
Styptika: stopfende Mittel
subakut: mit schwach ausgeprägten Merkmalen einer akuten Krankheit verlaufend
Subarachnoidalraum: unter der Spinnwebhaut verlaufender Raum; enthält den Liquor
subfebril: geringe Erhöhung der Körpertemperatur über die Normgrenze hinaus
Subileus: Störung der Darmbewegung mit teilweise Passagebehinderung
subkutan, subcutan (s. c.): unter die/der Haut
Subkutis, Subcutis: Unterhaut
sublingual: unter der Zunge
Submukosa: Gewebsschicht unter der Darmschleimhaut

Subokzipitalpunktion: Punktion im Hinterhauptsloch zur Liquorentnahme
subperitoneal: unter dem Bauchfell
subserös: unter der Serosa
Substantia ossea: Zahnzement
Substitution: Ersatz
Substitutionstherapie: Ersatzbehandlung, z. B. Flüssigkeitszufuhr als Volumenersatz bei Schock
Substrate: Grundsubstanzen des Stoffwechsels, z. B. Gesamteiweiß, Glukose, Harnstoff
Sulfonamide: bakterienhemmende Mittel
superficialis: oberflächlich liegend
superior: oben liegend
Suppositorien: Zäpfchen
Suppression: Unterdrückung
Suspension: Aufschwemmung von mikroskopisch kleinen Teilchen in einem Lösungsmittel
Symbiose: Lebensgemeinschaft zum gegenseitigen Nutzen
Sympathikotonus: anhaltender Erregungszustand des Sympathikus
Sympathikus: anregender Teil des vegetativen Nervensystems
Sympatholyse: Hemmung des Sympathikus
Sympatholytika: Stoffe, die den Sympathikus hemmen, z. B. Betablocker
Sympathomimetika: Stoffe, die den Sympathikus anregen, z. B. Kreislaufmittel
Symphyse: Beckenfuge
Symptom: Krankheitszeichen
symptomatische Therapie: Behandlung nach den Krankheitszeichen
Synapse: Umschaltstelle zur Erregungsübertragung vom Nerven auf den Muskel
Syndrom: Krankheitsbild mit stets gleichen Krankheitsanzeichen
Synergisten: Muskeln, die sich in ihrer Wirkung unterstützen
Synkope: anfallsartige Bewusstlosigkeit durch Minderdurchblutung des Gehirns
Synonym: Bezeichnung für Begriffe gleicher Bedeutung
Synovia: Gelenkschmiere
Synthese: Zusammensetzung; künstlicher Aufbau von Stoffen
Systole: Blutaustreibungszeit durch Kontraktion des Herzmuskels
Szintigraphie: Darstellung der Verteilung eines radioaktiven Stoffes, z. B. Technetium in einem Organ oder Körpergewebe

T

T-Lymphozyten: im Thymus gebildete Lymphozyten; Träger der zellvermittelten Immunität
T-Zacke: Stromschwankung am EKG, die durch die Rückbildungserregung entsteht
Tachykardie: Steigerung der physiologischen Herzschlagfolge
Tachypnoe: Atmungsbeschleunigung
Taenia pisiformis: Bandwurm des Hundes
Taenia saginata: Rinderfinnenbandwurm
Taenien: Bandstreifen am Dickdarm
Talus: Sprungbein
Tarsus: Hinterfußwurzel
temporär: vorübergehend, zeitlich begrenzt
Tendinitis: Sehnenentzündung
Tendovaginitis: Sehnenscheidenentzündung
Tenesmus: krampfartiger Drang zur Harn- oder Kotentleerung
Terminologie: Fachsprache
Terminus: Fachausdruck
Testis: Hoden
Testosteron: männliches Keimdrüsenhormon
Testimplet: gebrauchsfertige, farbbeschichtete Objektträger
Tetanie: Streckkrampf der Muskulatur
Tetanus: Wundstarrkrampf (Wundinfektion) durch Tetanusbazillen
Tetanustoxoid: Impfstoff gegen Wundstarrkrampf
Thalamus: Teil des Zwischenhirns
Thallium: Schwermetall, dessen Aufnahme in Giftstoffen zu schweren, akuten und chronischen Vergiftungserscheinungen führt
Therapie: Behandlung der Krankheit
Therapieresistenz: Nichtansprechen einer Krankheit auf eine Behandlung
thermisch: die Wärme oder Temperatur betreffend
Thermoskaustik: Gewebszerstörung mittels Elektrowärme

thorakal: brustwärts
Thorakotomie: operative Eröffnung des Brustkorbs
Thorakozentese: Punktion der Brusthöhle
Thorax: Brustkorb
Thrombinzeit (TZ): Gerinnungszeit, die der Bestimmung von Störungen der Fibrinbildung dient
Thrombophlebitis: Venenentzündung mit Blutpfropfbildung
Thrombose: Blutpfropfbildung an den Gefäßwänden
Thrombozyten: Blutplättchen
Thrombozytenaggregation: Zusammenballung der Blutplättchen beim Gerinnungsvorgang
Thrombozytopenie: Verminderung der Blutplättchen
Thrombus: Blutpfropf in den Blutgefäßen
Thymus: wichtiges Organ im vorderen Mittelfell für Wachstum und Infektabwehr; Bries
Thyreoidea: Schilddrüse
Thyroxin: Schilddrüsenhormon
Tibia: Schienbein
Tic: unwillkürliche Zuckungen einiger Muskeln, z. B. bei Gehirnstaupe
Tierseuchengesetz: gesetzliche Grundlage zur Bekämpfung von übertragbaren Krankheiten mit schneller Ausbreitungstendenz beim Tier
Tinktur: flüssiger alkoholischer oder ätherischer Auszug aus pflanzlichen oder tierischen Stoffen, z. B. Jodtinktur
Tokolyse: Wehenhemmung
Tokolytikum: Wehenhemmer
Toleranzstadium: drittes Narkosestadium mit völliger Muskelerschlaffung, geeignet für den chirurgischen Eingriff
Tollwut (Lyssa, Rabies): akut und tödlich verlaufende, virusbedingte Gehirnentzündung bei Mensch und Tier; Zoonose! Anzeigepflichtige Tierseuche!
Tonikum: Mittel zur Besserung von Spannungsmangel und von Schwächezuständen
tonischer Krampf: Streckkrampf
Tonometrie: Messung des Augendrucks
Tonsillektomie: operative Mandelentfernung

Tonsillen: Rachenmandeln
Tonsillitis: Mandelentzündung
Tonus: Spannungszustand im Muskel
Torsio, Torsion: Drehung innerer Organe
– **coli:** Drehung des Grimmdarms
– **uteri:** Gebärmutterdrehung, bes. bei hochträchtigen Kühen oder Stuten vorkommend
– **ventriculi:** Magendrehung
Torticollis: krankhaftes Verdrehen des Halses
Totalkapazität: gesamte Füllmenge der Luft in der Lunge
Totenstarre: eintretende Erstarrung der Muskeln nach dem Tode durch Anhäufung saurer Stoffwechselprodukte
Totvakzine: Impfstoff aus abgetöteten, inaktivierten Viren oder Bakterien
Toxascaris leonina: Spulwurm von Hund und Katze ohne Körperwanderung
Toxikologie: Lehre von den Giften und Vergiftungen
Toxikose: Krankheit durch Giftwirkung
Toxine: Giftstoffe
Toxizität: Giftigkeit eines Stoffes
Toxocara canis: Spulwurm des Hundes mit Körperwanderung
Toxocara cati: Spulwurm der Katze
Toxocariasis: Hundespulwurmbefall; Zoonose, vor allem bei kleinen Kindern durch orale Aufnahme infektiöser Wurmeier!
Toxoplasma gondii: Sporentierchen; Endwirt ist die Katze; Bildung von Gewebezysten bei den Zwischenwirten Maus, Schaf, Schwein und beim Fehlwirt Mensch
Toxoplasmose: durch Toxoplasmen verursachte, weltweit verbreitete Erkrankung von Mensch und Tier; Zoonose!
Trachea: Luftröhre
Trachealsekretaspiration: Ansaugen von Luftröhrenschleim über ein Endoskop
Trachealsekretzytologie: mikroskopische Untersuchung eines gefärbten Sekretausstrichs aus der Luftröhre
Tracheitis: Luftröhrenentzündung
Tracheo-Bronchoskopie: innere Besichtigung von Luftröhre und Aufzweigung der Bronchien
Tracheotomie: Luftröhrenschnitt

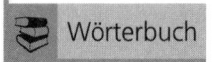

Wörterbuch

Tranquillantia, Tranquilizer: Beruhigungsmittel
Transaminasen, Transferasen: Enzyme, die Aminogruppen übertragen, z. B. GOT (AST) und GPT (ALT)
Transfusion: Übertragung von Blut
transient: vorübergehend
Transmitter: Überträgerstoffe
Transplantation: operative Einpflanzung von lebenden Zellen, Geweben und Organen
Transsudat: zell- und eiweißarme Flüssigkeit von Körperhöhlen
transthorakal: durch die Brustwand
transversal: quer durch den Körper verlaufend
Trauma, -ta: Gewalteinwirkung, Wunde, Verletzung
Trematoden: Saugwürmer
Tremor: Muskelzittern
Trepanation: Anbohrung einer Knochenhöhle, z. B. der Kieferhöhle
Treponemen: schraubenförmig bewegliche Bakterien; Erreger von Geschlechtskrankheiten beim Menschen (Syphilis) und beim Kaninchen
Trichinen: fadenförmige Wurmparasiten beim Schwein, deren Larven sich in der Muskulatur abkapseln
Trichinose: durch Verzehr von trichinösem Fleisch verursachte Allgemeinerkrankung des Menschen; Zoonose!
Trichodectes canis: Hundehaarling
Trichomonaden: Geißeltierchen; Erreger von Darm- und Scheidenentzündungen bei Mensch und Tier
Trichophytie: Glatzflechte; Hautpilzerkrankung durch Trichophytonarten bei Mensch und Haustier; Zoonose!
Trichophyton: Hautpilzgattung; Erreger der Glatzflechte
Trichostrongyliden: Magen-Darm-Würmer bei vielen Tierarten
Trichuris vulpis: Peitschenwurm des Hundes
Trikuspidalis, Tricuspidalis: dreizipflige Herzklappe zwischen rechtem Vorhof und rechter Kammer

Trigeminuslähmung: Kaumuskellähmung und herabhängender Unterkiefer durch Ausfall des Nervus trigeminus
Tripelphosphate: Harnkristalle, die häufig bei Blasenentzündungen des Hundes vorkommen; Sargdeckelkristalle
Trismus: Kiefersperre durch Dauerkrampfzustand der Muskulatur, z. B. bei Tetanus
Trochanter: großer Rollhügel des Oberschenkels
Trockenchemie: klinisch-chemisches Untersuchungsverfahren unter Verwendung von Trockenreagenzträgern (Teststreifen)
Trockenreagenzträger: Teststreifen zur quantitativen und qualitativen Bestimmung von Analysenlösungen, z. B. Blut, Harn
Trockensysteme: Objektive am Lichtmikroskop mit 10-, 25- und 40facher Vergrößerung
Trokar: Instrument zur Punktion der Bauchhöhle beim Hund oder des Pansens beim Rind, das aus einem Dorn und einer Hülse besteht
Trokarieren: Ablassen der Gasfüllung bei Aufblähung von Pansen oder Darm mittels Trokar
Tröpfcheninfektion: Ansteckung durch Einatmung erregerhaltiger Flüssigkeitströpfchen oder Staub
Trypanosomen: Geißeltierchen; Erreger schwerer Blutkrankheiten bei Mensch und Tier in Afrika, Asien und Südamerika; Erreger der Beschälseuche, einer Deckinfektion des Pferdes
Trypsin: eiweißspaltendes Verdauungsenzym
Tsetse-Fliege: Überträger tropischer Infektionskrankheiten bei Mensch und Tier
TSH, Thyreoidea-stimulierendes Hormon: regt die Schilddrüse zur Hormonbildung an
Tuba: Röhre, Trompete
– **auditiva:** Ohrtrompete, Eustachische Röhre
– **uterina:** Eileiter
Tuberculum: Knötchen
Tuberkulin-Test: Nachweis einer Tuberkulose durch eine typische, lokale Hautreaktion (Tuberkulinisieren)

Tuberkulose (Tbc): chronisch verlaufende Lungen- und Darmerkrankung bei Mensch und Tier durch Mykobakterien; Zoonose!
Tubul-us, -i: Kanälchen, z. B. Nierenkanälchen
Tubulonephritis: Entzündung der Nierenkanälchen
Tubus: röhrenförmiges Instrument, z. B. Schlauch, Hohlsonde
Türksche Lösung: dreiprozentige Essigsäurelösung mit Zusatz von Gentianaviolett zur besseren Sichtbarmachung von Leukozyten in der Zählkammer
Tularämie: Nagetierpest durch Pasteurellen; Zoonose bei engem Kontakt mit befallenen, wild lebenden Nagetieren
Tumor: Schwellung; Geschwulst, Neubildung
Tunica: Hüllschicht
– **adventitia:** äußere dünne Bindegewebsschicht in der Wand von Blutgefäßen
– **serosa:** seröse Hüllschicht in Brust- und Bauchhöhle
Turgor: Spannungszustand eines Gewebes
Tylom: Hornschwiele
Tympanektomie: Entfernung des Trommelfells
Tympanie: Aufblähung im Magen oder Darm
tympanisch: hohl klingend
Typhlitis: Entzündung der Blinddarmschleimhaut
Typhus: bakterielle Infektionskrankheit durch **Salmonella typhi** beim Menschen

U
ubiquitär: überall vorkommend
Ulcus corneae: Hornhautgeschwür
Ulcus duodeni: Zwölffingerdarmgeschwür
Ulkus, Ulcus: Geschwür, entzündlicher Zerfall von Gewebe
Ulna: Elle
Ultraschall: Schallwellen mit sehr hoher Frequenz (Megabereich) und sehr kleiner Wellenlänge
Ultraschallvernebler: elektrisch betriebene Apparate, bei denen Inhalte durch Ultraschallwellen zerstäubt werden
ulzerös: geschwürig

Umbilicalhernie: Nabelbruch
unipolare Ableitung: Stromableitung von einem Pol ausgehend
Unit pro Liter (U/l): gebräuchliche Einheit zur Angabe der Enzymaktivität
Urämie: Selbstvergiftung des Körpers mit harnpflichtigen Stoffen
Urate: Salze der Harnsäure
Ureter: Harnleiter
Ureteritis: Harnleiterentzündung
Urethra: Harnröhre
Urethritis: Harnröhrenentzündung
Urethroskopie: innere Besichtigung der Harnröhre
Urethrotomie: operative Eröffnung der Harnröhre
Urinsediment: Bodensatz des Harns, der durch Zentrifugieren in spitz zulaufenden Gefäßen gewonnen wird
Urobilinogen: Abbauprodukt des Bilirubins, das im Dickdarm bakteriell entsteht
Urogenitalapparat: Harn- und Geschlechtsorgane
Urographie: Röntgen-Kontrastdarstellung der Harnorgane
Urolithiasis: Harnsteinkrankheit
Urologika: Mittel zur Behandlung von Harnwegserkrankungen
Urometer: Harnspindel zur Messung des spezifischen Gewichts
Urtika, Urtica: Quaddel; flache, begrenzte Hautschwellung
Urtikaria: Nesselsucht; allgemeine Quaddelbildung
uteriner Zyklus: zeitlich wiederkehrende Veränderungen an der Gebärmutterschleimhaut
Uterus: Gebärmutter
Uterusprolaps: Gebärmuttervorfall
Uveitis: Entzündung von Regenbogenhaut, Strahlenkörper und Aderhaut

V
Vagina: Scheide
Vaginitis: Scheidenentzündung
Vaginoskop: Instrument zur Besichtigung der Scheide, v. a. bei der Hündin
Vagotonus: anhaltender Erregungszustand des Parasympathikus

Vagus: Kurzform für Nervus vagus, s. a. Paraympathikus
Vakuole: Hohlraum im Zellplasma
Vakzination: Impfung
Vakzine: Impfstoff
Valgusstellung: X-Krümmung und Abknickung der Gliedmaße
Varianz: Streuungsmaß einer statistischen Verteilung
Variationskoeffizient: Quotient aus Standardabweichung und Mittelwert in Prozent; relatives Maß für die Streuung von statistischen Verteilungen
Varisationsosteotomie: operative Herbeiführung einer Varusstellung des Oberschenkels durch keilförmige Durchtrennung im großen Rollhügel des Femur bei Coxarthrose (s. d.)
Varix, Varizen: Krampfadern; erweiterte, geschlängelte Venen
Varroatose: verlustreiche Bienenseuche, durch die Varroamilbe verursacht; anzeigepflichtige Tierseuche!
Varusstellung: O-Krümmung und Abknickung der Gliedmaße
Vas deferens: Samenleiter
vaskulär: die Blutgefäße betreffend
Vasodilatator: Gefäßerweiterer
vasogen: von Gefäßen ausgehend
Vasokonstriktor. Gefäßverenger
Vasopressin: Hormon des Hypophysenhinterlappens mit Einfluss auf Wasserhaushalt des Körpers und Blutdruck
vegetatives Nervensystem: selbstständig arbeitendes Nervensystem zur Regelung wichtiger Lebensfunktionen
Vektor: Übermittler; Zwischenträger bei Übertragung von Krankheitserregern
Velum palatinum: Gaumensegel
Vena, Vene: Blutader
– **cava:** Hohlvene
– **cephalica antebrachii:** Injektionsvene am Unterarm bei Hund und Katze
– **jugularis:** Drosselader am Hals
– **portae:** Pfortader
– **saphena:** Injektionsvene am Hinterfuß bei Hund und Katze
Venenklappen: ringförmige Vorsprünge der Innenschicht von Venen

Venole: kleinstes venöses Blutgefäß
Venter: Bauch
Ventilation: Belüftung der Lunge
ventral: bauchwärts, unten, unterer Teil
Ventrikel: Herzkammer
Ventrikelmyokard: Muskelschicht der Herzkammern
Vermes: Würmer
verminös: von Würmern herrührend
Verruca: Warze, s. a. Papillom
Vertebrae: Wirbel
vertikal: senkrecht
Vesica: mit Flüssigkeit gefüllt Blase
– **urinaria:** Harnblase
Vesicula: Bläschen
vesikulär: in Bläschenform
Vestibularapparat: Gleichgewichtssinn im Innenohr
vestibuläres Syndrom: Krankheitsbild bei Schädigung des Innenohrs
Vestibulum vaginae: Scheidenvorhof
Veterinärmedizin: Tierheilkunde
Vibrio: bewegliche Stäbchenbakterien; Verwerfenserreger bei Rind und Schaf, Choleraerreger des Menschen
Virämie: Anwesenheit und Vermehrung von Viren im Blut
Virologie: Lehre von den Viren und Viruskrankheiten
Virostatika: Arzneimittel, die die Virusvermehrung hemmen
Virulenz: Infektionskraft und Vermehrungsfähigkeit von Erregern; »Giftigkeit«
Virus: kleinster Krankheitserreger; »Gift«
Virusabort: durch ein equines Herpesvirus verursachtes Verfohlen bei der tragenden Stute
Virusdiarrhoe (Mucosal Disease): akute, tiefgreifende, virale Entzündung der Schleimhäute des Verdauungskanals beim Rind
viruzid: virusabtötend, virusinaktivierend
Viscera: Eingeweide
Viskosität: Zähigkeit, Fließfähigkeit
viszeral, visceral: die Eingeweide betreffend
Vitamine: lebensnotwendige stickstoffhaltige Nahrungsbestandteile
Volumen: Rauminhalt

Volumensubstitution: Ausgleich eines Flüssigkeitsmangels
Volvulus: Achsendrehung des Dünndarms um das Gekröse
Vomitus: Erbrechen
vulnerabel: verwundbar, verletzlich
Vulneratio: Verwundung, Wunde
Vulnus: Wunde
Vulva: Scham

W
Watt (W): Einheit für Leistung und Stromenergie
Weidetetanie: Streckkrampf der Rinder infolge Magnesiummangels nach Weidegang und bei Stallhaltung
Westergren-Methode: Verfahren zur Messung der Blutkörperchensenkungsgeschwindigkeit (BSR)
Woodsche Lampe: UV-Lampe mit Nickeloxidglas zum Nachweis einer charakteristischen Fluoreszenz bei Befall mit *Mirkosporum canis*
Wundrevision: gründliche Inspektion einer Wunde mit Wundversorgung
Wundtoilette: gründliche Wundherrichtung als definitive Wundversorgung einer nicht primär zu verschließenden Wunde
Wurzelresektion: Radikaloperation mit Entfernung der Zahnwurzelspitze

X
X-ray: englische Bezeichnung für Röntgen(-strahlen)
Xerodermie: Austrocknung der Haut mit Faltenbildung
Xerophthalmie: Trockenheit des äußeren Auges
Xiphoid: knorpeliger, kaudaler Schwertfortsatz des Brustbeins

Z
(s. a. C und K)
Zäkum, Caecum: Blinddarm
Zahnstein: harte Ablagerung an den Zähnen durch Kalziumsalze des Speichels und Futterreste

Zecken: blutsaugende Spinnentiere; wichtige Überträger von Infektionskrankheiten bei Mensch und Tier
Zellmembran: Zellhäutchen
zelluläre Immunität: Reaktion von T-Lymphozyten körperfremdes Antigen zu erkennen und u. a. für dessen Zerstörung zu sorgen
Zentralnervensystem (ZNS): Gehirn und Rückenmark
Zentrifuge: Trennschleuder zur Bildung eines Bodensatzes bei flüssigen Substanzen
Zerumen, Cerumen: Ohrenschmalz
Zervixkatheter: Instrument zur Spülbehandlung der Gebärmutter bei Pferd und Rind
Zestoden: Bandwürmer
Zerklage, Cerclage: operatives Anlegen eines Ringes oder einer Drahtumschlingung zur Vereinigung von Knochenfragmenten, z. B. bei Kieferbrüchen
zervikal, cervicalis: halswärts
zirkadianer Rhythmus: 24-Stunden-Rhythmus
Zirrhose: Verhärtung eines Organs durch Umbau des Parenchyms in Bindegewebe, z. B. Leberzirrhose
Zöliozentese, Cöliozentese: Punktion der Bauchhöhle
Zoonose: vom Tier auf den Menschen übertragbare Krankheit
Zwingerhusten: chronisch verlaufende Adenoviruserkrankung der Atemwege bei Hunden aus Massenhaltungen
Zwischenwirt: Wirtstier, in dem ein notwendiges Entwicklungsstadium eines Parasiten im Wirtswechsel abläuft
Zyanose: bläuliche Verfärbung der Schleimhäute durch Sauerstoffmangel
Zygote: befruchtete Eizelle
Zyklus: wiederkehrender Zeitablauf
Zyste: Hohlraum im Gewebe mit dünn- oder dickflüssigem Inhalt
Zystinkristalle: Ausfällungen der Aminosäure Zystin im Harn bei Stoffwechselstörungen mancher Hunderassen
Zystitis, Cystitis: Harnblasenentzündung
Zystographie: Röntgen-Kontrastdarstellung der Harnblase

Zystoskopie, Cystoskopie: Harnblasenspiegelung

Zystotomie, Cystotomie: operative Eröffnung der Harnblase, z. B. zur Steinentfernung

Zytodiagnostik: mikroskopische Untersuchung von Zellen im gefärbten Sekretausstrich oder in Punktionsmaterial von Körpergeweben

Zytologie: Lehre von Bau und Funktion der Zelle

Zytolyse: Zellauflösung

Zytoplasma: Zellkörper mit Nährflüssigkeit und Organellen

Zytostatika: das Zellwachstum hemmende Mittel

zytotoxisch: zellvergiftend

Teil III:

Prüfungsbögen

Erläuterung zu den Prüfungsbögen

Die Zwischenprüfung dient etwa in der Mitte der Ausbildungszeit der Kontrolle der stattgefundenen Ausbildung. Da die Prüfungen in den einzelnen Bundesländern – auch ferienbedingt – zu unterschiedlichen Terminen stattfinden und der Lehrplan nicht unbedingt zeitgleich verläuft, kann es vorkommen, dass das eine oder andere Fachgebiet, aus dem die Fragen entnommen worden sind, noch nicht abgehandelt worden ist. Deshalb ist in der folgenden Musterprüfung die Zahl der Prüfungsfragen etwas erweitert. (Beispiel Kammerbezirk Nordrhein: 60 Fragen in 60 Minuten).

Für die Abschlussprüfung mit ihren 115 Fragen gilt ein Zeitraum von 120 Minuten als angemessen.

Zwischenprüfung

1. Wie schützt man sich bei Verdacht auf die Zoonose »Trichophytie«, bevor man den Patienten berührt? (1 P)
   ☐ Nur Handschuhe anziehen
   ☒ Vollständige OP-Kleidung anlegen
   ☐ Fell des Patienten desinfizieren
   ☐ Handschuhe und Einmalkittel anziehen

2. Darf die Tierarzthelferin Auskünfte über Tierpatienten, die sie normalerweise in Absprache mit dem Tierarzt dem Tierhalter geben darf, auch anderen Personen geben? (1 P)
   ☐ ja ☒ nein

3. Erklären Sie den Hygienebegriff »Sterilisation«: (1 P)
   vollständige abtötung von keimen

4. Wie viel Milliliter konzentriertes Desinfektionsmittel (z. B. Valvanol) und wie viel Wasser benötigen Sie, um 5 Liter 10 %ige Valvanollösung herzustellen? (2 P)

   _____ ml Valvanol + _____ ml Wasser

5. Mit welchen Methoden ist die Untersuchung des Herzens möglich? (4 P)
   Ultraschall, RX, Stetoskop, EKG

6. Wie lange darf die Kapillare Füllungszeit physiologischerweise sein? (1 P)
   2 sek

7. Was befindet sich bei einem geschlossenen System im CO_2-Absorber? (1 P)
   Kalk

8. Die Stromschwankungen, die am EKG sichtbar werden, sind mit Buchstaben gekennzeichnet. Was bedeutet die Q-R-S-Zacke? (1 P)
   ☐ Kontraktion der Vorhöfe
   ☐ Kontraktion der Kammern
   ☐ die Diastole

9. Aus welchen Venen werden Blutproben entnommen? (3 P)
   a) Pferd   Halsvene
   b) Hund   Pfote
   c) Rind   _____

Fragen

10. Übersetzen Sie folgende Begriffe: (5 P)

   a) Tibia _____

   b) Sphincter _____

   c) Fissur _____

   d) Jejunum _____

   e) Myocard _____

11. Welche Färbung hat die Schleimhaut, wenn sie (4 P)

   a) hyperämisch ist _____

   b) anämisch ist _____

   c) ikterisch ist _____

   d) zyanotisch ist _____

12. Nennen Sie die Fachausdrücke für folgende Begriffe: (4 P)

   a) Eierstock _____Ovar_____

   b) Luftröhrenentzündung _____

   c) Blutplättchen _____

   d) Blutarmut _____

13. Was bedeutet der Begriff »bakterizid«? (1 P)

14. Erläutern Sie den Begriff »Kastration«: (2 P)

   _____

15. Übersetzen Sie folgende Begriffe: (4 P)

   a) Juckreiz _____

   b) Elle _____

   c) Lungenentzündung _____

   d) Blinddarm _____

Fragen

16. Welche Bedeutung haben folgende Nachsilben in der medizinischen Terminologie? Geben Sie jeweils ein passendes Beispiel dazu an: (6 P)

    Bedeutung: Beispiel:

    -itis   _____   _____

    -ase   _____   _____

    -ose   _____   _____

17. Welche Nummer kennzeichnet folgende Körperregion (Abb. 2, Seite 22)? (6 P)

    a) Kehlkopfgegend   Nr.:   _____

    b) Widerrist   Nr.:   _____

    c) Hüfthöcker   Nr.:   _____

    d) Unterarm   Nr.:   _____

    e) Schultergegend   Nr.:   _____

    f) Drosselrinne   Nr.:   _____

18. Was bedeutet das Wort »Anämie«? (1 P)
    ☐ Mangel an weißen Blutkörperchen
    ☐ Blutvergiftung
    ☐ zu viele weiße Blutkörperchen
    ☐ zu niedriger Blutdruck
    ☐ Blutarmut
    ☐ zu viele rote Blutkörperchen

19. Übersetzen Sie folgende Lage- und Richtungsbezeichnungen: (6 P)

    a) superficialis   _____

    b) distal   _____

    c) ventral   _____

    d) thorakal   _____

    e) zervikal   _____

    f) medial   _____

20. Nennen Sie die beiden Leitsymptome einer Magen- und Darmschleimhautentzündung beim Hund (deutsche Bezeichnung und Fachausdruck) (4 P)

    _____

    _____

21. Geben Sie für folgende Begriffe die deutschen Begriffe bzw. die Fachausdrücke an: (5 P)

    a) Juckreiz   _____

    b) Alopezie   _____

    c) Erythem   _____

    d) Papel   _____

    e) Oberhaut   _____

22. Zu welcher der folgenden Gewebearten zählen Gliazellen? Kreuzen Sie an: (1 P)
    ☐ Epithelgewebe
    ☐ Muskelgewebe
    ☐ Nervengewebe
    ☐ Bindegewebe

23. Welche vier Arten von Gewebe kennen Sie? (4 P)

    Gewebearten:

    1. _____

    2. _____

    3. _____

    4. _____

24. Was verstehen Sie unter Stützgewebe?
    In welcher Form kommt es im Organismus vor? (4 P)

    Stützgewebe ist:
    _____

    Form des Vorkommens:
    _____

25. Welche Muskelarten unterscheidet man im Gewebeaufbau? (3 P)

    1. _____

    2. _____

    3. _____

26. Nennen Sie drei der Knochen, die den Gehirnschädel bilden: (3 P)

    1. _____
    2. _____
    3. _____

27. Beschriften Sie folgende Skizze der Hintergliedmaße des Hundes mit den jeweiligen Fachausdrücken: (7 P)

28. Beschreiben Sie den Weg des Blutes im Lungenkreislauf: (5 P)

    _____

29. Was verstehen Sie unter einer Systole? (2 P)

    _____

30. Was verstehen Sie unter einer Diastole? (2 P)

    _____

31. Beschreiben Sie den Aufbau einer Arterienwand von außen nach innen mit Fachausdrücken: (3 P)

    _____

Fragen

32. Welche Funktionen erfüllt die Pfortader? (2P)
    _____

33. Nennen Sie die drei Schichten der Herzwand von außen nach innen: (3 P)
    1. _____
    2. _____
    3. _____

34. Nennen Sie drei verschiedene Transportaufgaben des Blutes: (3 P)
    a) _____
    b) _____
    c) _____

35. Was geschieht, wenn Erythrozyten in eine hypotone Lösung verbracht werden? (1 P)
    _____

36. Nennen Sie drei lymphatische Organe: (3 P)
    1) _____
    2) _____
    3) _____

37. Was verstehen Sie unter dem Begriff der »äußeren« Atmung? (2 P)
    _____

38. Was verstehen Sie unter dem Begriff der »inneren« Atmung? (2 P)
    _____

39. Welches der aufgeführten Tiere besitzt keine Gallenblase?
    Kreuzen Sie an: (1 P)
    ☐ Rind   ☐ Pferd
    ☐ Hund   ☐ Schaf
    ☐ Ziege   ☐ Katze

40. Nennen Sie die Mägen der Wiederkäuer in der richtigen Reihenfolge: (4 P)

    1. _____
    2. _____
    3. _____
    4. _____

41. Nennen Sie fünf Funktionen der Leber: (5 P)

    1. _____
    2. _____
    3. _____
    4. _____
    5. _____

42. Nennen Sie drei Besonderheiten im Verdauungsapparat der Vögel: (3 P)

    1. _____
    2. _____
    3. _____

43. Welche Hauptaufgaben erfüllt der Dickdarm? (2 P)

    1. _____
    2. _____

44. Was ist ein Enzym? (1 P)
    ☐ ein Stoffwechselabbauprodukt
    ☐ ein Hormon
    ☐ ein Elektrolyt
    ☐ ein Gen
    ☐ ein Biokatalysator

45. Produziert das Pferd Gallenflüssigkeit? (1 P)
    ☐ ja   ☐ nein

46. Wozu besitzt das Kalb eine »Schlundrinne«? (1 P)

Fragen

47. In welchem Abschnitt des Verdauungstraktes wird die Zellulose beim
Wiederkäuer überwiegend verdaut? (1 P)
   - ☐ Kropf
   - ☐ Labmagen
   - ☐ Dickdarm
   - ☐ Pansen
   - ☐ Dünndarm

48. Die Milz hat vielfältige Aufgaben. Kreuzen Sie diejenigen an,
die für dieses Organ zutreffend sind: (4 P)
   - ☐ Produktion von Hämoglobin
   - ☐ Speicherung von Blut
   - ☐ Bildung von Lymphozyten
   - ☐ Speicherung von Kalzium
   - ☐ Filter- und Abwehrfunktion
   - ☐ Speicherung von Eisen
   - ☐ Bildung von Gallenflüssigkeit
   - ☐ Speicherung von Bilirubin
   - ☐ Bildung von Insulin

49. Welche drei Arbeitsprozesse müssen in der Niere ablaufen,
damit Endharn ausgeschieden werden kann? (3 P)

   1. _____
   2. _____
   3. _____

50. Wo liegen die Harnleiter? (1 P)
   - ☐ in der Prostata
   - ☐ zwischen Hoden und Prostata
   - ☐ zwischen Niere und Nierenbecken
   - ☐ zwischen Harnblase und Penisspitze
   - ☐ zwischen Nierenbecken und Harnblase
   - ☐ zwischen Harnblase und Vorsteherdrüse

51. Wie bezeichnet man die Brunst bei folgenden Tierarten? (6 P)

   a) Hund   _____
   b) Katze   _____
   c) Stute   _____
   d) Kuh   _____
   e) Schaf, Ziege _____
   f) Schwein   _____

52. Nennen Sie die durchschnittliche Trächtigkeitsdauer bei: (2 P)

   a) Kuh   _____

   b) Stute   _____

   c) Hündin   _____

   d) Katze   _____

53. Was geschieht im Ovar der Hündin während der (3 P)

   a) Vorbrunst   _____

   b) Brunst   _____

   c) Nachbrunst   _____

54. Welche Aufgaben erfüllt der Gelbkörper? (2 P)

   _____

55. Welche Bedeutung hat die Kolostralmilch für das Jungtier? (2 P)

   _____

56. In welchen Organen finden statt:

   a) Samenbildung   _____

   b) Samenlagerung   _____

57. In welche zwei Anteile gliedert sich das vegetative Nervensystem? (2 P)

   1. _____

   2. _____

58. Kreuzen Sie die richtigen Aussagen an: (2 P)
   ☐ Im endokrinen System werden alle Drüsen zusammengefasst, die Exkrete produzieren.
   ☐ Der Hypothalamus produziert Releaserhormone.
   ☐ T3 und T4 werden in der Schilddrüse produziert.
   ☐ Nur die Nebennierenrinde produziert Hormone, nicht aber das Nebennierenmark.
   ☐ Die Bauchspeicheldrüse produziert unter anderem auch Wachstumshormone.
   ☐ Oxytocin wird im Hypophysenvorderlappen gebildet.
   ☐ Die Nebenschilddrüse produziert keine Hormone.

Fragen

59. Welche Hormondrüse steuert die Tätigkeit der männlichen und weiblichen Geschlechtsdrüsen? (1 P)

   _____

60. Welches ist die Aufgabe von Insulin im Körper? (1 P)

   _____

61. Von welchen Nervensystemen ist die Kontraktion der Organ- bzw. der Skelettmuskulatur abhängig? (2 P)

   Organmuskulatur: _____

   Skelettmuskulatur: _____

62. Die Abgabe von Körperflüssigkeiten nennt man: (1 P)
   ☐ Phagozytose
   ☐ Synthese
   ☐ Sekretion
   ☐ Analyse

63. Beschriften Sie folgende Skizze des Auges: (6 P)

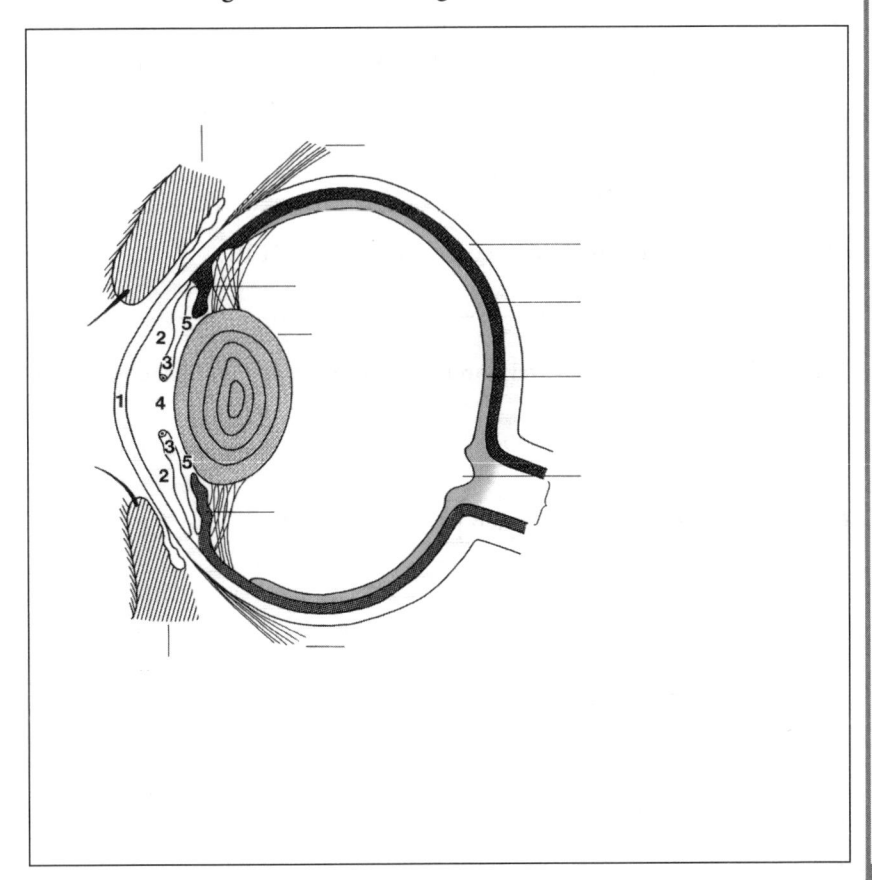

64. Ordnen Sie den unten genannten Hautschichten die Kennziffern der in ihnen befindlichen Strukturen zu! (6 x 0,5 = 3 P)

    Hautschichten:

    a) Epidermis: _____

    b) Korium: _____

    c) Subcutis: _____

    Zuzuordnende Strukturen:
    1. Talgdrüsen 2. Fettpolster
    3. Haarwurzeln 4. Pigmentzellen
    5. Schweißdrüsen 6. Hornschichten

65. Die Wege von Atemluft und Nahrung kreuzen sich im Rachen. Der folgende Lückentext beschreibt diese Vorgänge. Setzen Sie die vorgegebenen Begriffe in die passenden Leerstellen ein: (8 P)

    »Beim Schluckvorgang wird der Nahrungsbrei zunächst in den _____ und von dort weiter in den _____ befördert. Um zu verhindern, dass dabei Nahrung in die Atemwege gelangt, wird der Zugang zur Nasenhöhle durch das _____ und der Zugang der Luftröhre durch die _____ verschlossen. Bei der _____ dagegen gelangt die Atemluft von dem nun geöffneten Zugang zur Nasenhöhle in den Rachen und von dort über den _____ in die _____ . Auch der _____ steht hierzu jetzt offen.«

66. Nennen Sie eine Besonderheit des Vogelblutes: (1 P)

    _____

67. Welches Anreicherungsverfahren ist zum Nachweis von Leberegeleiern geeignet? (1 P)

    _____

68. Wie reagiert ein Urin mit den pH-Werten: (3 P)

    a) pH 5 _____

    b) pH 7 _____

    c) pH 8 _____

Fragen

69. Was sind Antikoagulantien? Nennen Sie drei: (3 P)

   1. _____
   2. _____
   3. _____

70. Wie wird der Blutausstrich für das Differentialblutbild ausgezählt? (1 P)

   _____

71. Welche Bedeutung haben folgende Warnhinweise auf Reagenzflaschen? (3 P)

   a)   b)   c)

72. Was zeigen die Newton'schen Ringe nach Vorbereitung der Zählkammer an? (2 P)

   a) _____

   b) _____

73. Mit welchen Geräten können Sie das spezifische Gewicht bestimmen? (2 P)

   a) _____

   b) _____

74. Sie haben ein mit Blut gefülltes EDTA-Röhrchen zentrifugiert: (4 P)

   a) Woraus besteht der Bodensatz?

   _____

   b) Wie heißt der Überstand?

   _____

75. Welche Aussage ist falsch? (1 P)
   ☐ Essen und Trinken im Labor sind verboten.
   ☐ Beim Umgang mit Untersuchungsmaterial ist das Tragen von Schutzhandschuhen Pflicht.
   ☐ Nach Art und Umfang der Brandgefahr müssen entsprechende Feuerlöscheinrichtungen vorhanden sein.
   ☐ Die Kosten für die Anschaffung und Reinigung der Schutzkittel trägt laut Manteltarifvertrag die Arzthelferin.
   ☐ Verschiedene Reagentien sollen nicht gleichzeitig weggeschüttet werden.

Fragen

Abschlussprüfung

1. Welches Gesetz regelt Eingriffe am Tier (z. B. Kupieren des Schwanzes?) (1 P)

   _____

2. Kreuzen Sie die Aufgaben an, die eindeutig dem Amtstierarzt zuzuordnen sind: (2 P)
   - ☐ Bei Verdacht auf Tollwut die Tötung des betreffenden Tieres anordnen.
   - ☐ Bei Verdacht auf Parvovirose bei einem Hund die Gabe von Immunglobulinen anordnen.
   - ☐ Die Durchführung der Fleischbeschau in einem bestimmten Gebiet.
   - ☐ Die Überwachung der Fleischbeschau in einem bestimmten Gebiet.

3. Was versteht man unter dem »Tierärztlichen Dispensierrecht«? (4 P)

   _____

4. Welches Gesetz regelt die Entsorgung von Abfällen der Kategorie C (= Abfälle, die besonderer Maßnahmen zur Infektionsverhütung bedürfen)? (1 P)

   _____

5. Nennen Sie drei Methoden zur Fixierung eines Pferdes: (3 P)

   a) _____

   b) _____

   c) _____

6. Welche der genannten Symptome sind wichtige Schocksymptome? (3 P)
   - ☐ alte, feuchte Haut
   - ☐ Polyurie
   - ☐ Tachykardie
   - ☐ Dyspnoe
   - ☐ Oligurie

Fragen

7. Durch welche vier einfachen klinischen Untersuchungen können beim Notfall-Patienten Herztätigkeit und Kreislauf überprüft werden? (4 P)

   1. _____
   2. _____
   3. _____
   4. _____

8. Was bedeutet der Begriff »Desinfektion« (1 P)
   ☐ Abtöten von Krankheitserregern
   ☐ Verhinderung des weiteren Wachstums von Krankheitserregern
   ☐ Abtöten aller Keime
   ☐ Abtöten aller apathogenen Keime

9. Nennen Sie fünf Maßnahmen, die der Gesetzgeber zum Schutz vor Röntgenstrahlen verordnet hat: (5 P)

   1. _____
   2. _____
   3. _____
   4. _____
   5. _____

10. Welche der aufgeführten physikalischen Behandlungen wird als Kryotherapie bezeichnet? Kreuzen Sie an: (1 P)
    ☐ Anwenden von feuchter Wärme
    ☐ Anwenden von Kälte
    ☐ Anwenden von trockener Wärme
    ☐ Anwenden von Magnetfeldern
    ☐ Anwenden von Laser-Lichtstrahlen

11. Wie bezeichnet man folgende klinische Untersuchungsmethoden? (Fachausdrücke) (4 P)

    a) Besichtigen der Körperoberfläche   _____

    b) Betasten des Körpers   _____

    c) Beklopfen von lufthaltigen Organen   _____

    d) Abhorchen von Organen, die Geräusche erzeugen   _____

Fragen

12. Geben Sie den vollen Wortlaut der folgenden Abkürzungen von Injektionen an: (5 P)

   a) i. c. _____

   b) s. c. _____

   c) i. m. _____

   d) i. v. _____

   e) i. p. _____

13. Nennen Sie die vier Narkosestadien: (4 P)

   1. _____
   2. _____
   3. _____
   4. _____

14. Nennen Sie vier Parameter, die sich zur Narkoseüberwachung eignen: (4 P)

   1. _____
   2. _____
   3. _____
   4. _____

15. Nennen Sie zwei Vorteile, die die Sonographie im Vergleich zur Röntgendiagnostik bietet: (2 P)

   1. _____
   2. _____

16. Was stellen Sie am Röntgengerät mit dem »kV-Schalter« ein? (1 P)

   _____

17. Übersetzen Sie: (5 P)

   a) Laparatomie _____

   b) Exstirpation _____

   c) Hysterektomie _____

   d) Eröffnung der Harnblase _____

   e) Kaiserschnitt _____

Fragen

18. Geben Sie zwei Narkoseformen an: (2 P)

    1. _____

    2. _____

19. Warum muss bei einer subkutanen oder intramuskulären Injektion aspiriert werden? (1 P)
    - [ ] um Luft aus der Spritze und Injektionsnadel zu entfernen
    - [ ] um zu prüfen, ob sich die Injektionskanüle versehentlich in einem Blutgefäß befindet
    - [ ] um die Durchgängigkeit der Injektionskanüle zu prüfen
    - [ ] um zu prüfen, ob man sich in der Nähe eines Nervs befindet
    - [ ] damit die Injektion weniger Schmerzen verursacht

20. Ein Hund, bei dem eine Splitterfraktur des distalen Femur diagnostiziert wurde, wird zur chirurgischen Versorgung an eine Klinik überwiesen. Mit welcher Art von Verband versorgen Sie den Patienten für den Transport? (1 P)
    - [ ] Schutzverband
    - [ ] Angussverband
    - [ ] Robert-Jones-Verband
    - [ ] Fixierverband

21. Was versteht man unter einer »Leitungsanästhesie« (1 P)
    - [ ] durch Kälte werden Nervenendigungen betäubt
    - [ ] das Betäubungsmittel wird auf das OP-Gebiet aufgeträufelt
    - [ ] Nervenbahnen werden durch ein injizierbares Lokalanästhestikum blockiert

22. Wie lange ist ein Betäubungsmittelrezept gültig? (1 P)
    - [ ] 14 Tage
    - [ ] 1 Monat
    - [ ] 6 Monate
    - [ ] 7 Tage

23. Bei welchen Tierarten hat der Hinweis auf Einhaltung einer Wartezeit nach Arzneimittelanwendung Bedeutung? (3 P)
    - [ ] Huhn
    - [ ] Hund
    - [ ] Katze
    - [ ] Meerschweinchen
    - [ ] Rind
    - [ ] Schwein

24. Ordnen Sie Verschattung (a) und Aufhellung (b) eines Röntgenbildes zu: (6 P)

   1. Kieselstein im Darm   _____

   2. Thoraxerguss   _____

   3. Lungenemphysen   _____

   4. Pneumothorax   _____

   5. Blasenstein   _____

   6. Knochenbruch   _____

25. Nennen Sie drei Gründe, die einen Verbandwechsel erfordern: (3 P)

   a) _____

   b) _____

   c) _____

26. Nennen Sie die jeweiligen Fachbegriffe aus der Operationslehre: (4 P)

   a) Eröffnung der Bauchhöhle   _____

   b) Teilentfernung eines Organs   _____

   c) Verbindung zweier Darmanteile   _____

   d) abnorme Gangbildung
      im Gewebe mit Wundöffnung   _____

27. Welche rechtliche Bestimmung ermöglicht dem Tierarzt, Medikamente für seine Patienten selbst herzustellen oder Medikamente zu lagern? (1 P)

   _____

28. Auf welche Weise müssen Sie den Nachweis über die Abgabe von Arzneimitteln für Tiere, die der Lebensmittelgewinnung dienen, in der Praxis führen? (1 P)

   _____

29. Übersetzen Sie folgende Begriffe in die Fachsprache: (5 P)

   a) kopfwärts   _____

   b) Muskelentzündung   _____

   c) Darmeinstülpung   _____

   d) Lungenentzündung   _____

   e) Harnröhre   _____

30. Nach Art des Sekrets unterscheidet man verschiedene Entzündungen. Geben Sie die entsprechenden Fachausdrücke für die weiteren Sekretarten an: (4 P)

   a) wässrig _____

   b) schleimig _____

   c) eitrig _____

   d) blutig _____

31. Übersetzen Sie folgende Fachbegriffe: (5 P)

   a) Hyperämie _____

   b) Othämatom _____

   c) Entropium _____

   d) Discopathie _____

   e) Torsio ventriculi _____

32. Geben Sie die fünf Entzündungszeichen an (jeweils deutsche Bezeichnung und Fachausdruck): (5 P)

   deutsche Bezeichnung: Fachausdruck:

   1. _____   _____
   2. _____   _____
   3. _____   _____
   4. _____   _____
   5. _____   _____

33. Erklären Sie die Begriffe: (5 P)

   a) Enteritis _____

   b) Sterilisation einer Hündin _____

   c) Ödem _____

   d) Infarkt _____

   e) Thrombose _____

Fragen

34. Übersetzen Sie folgende Begriffe: (7 P)

    Koprostase   _____

    Gastritis   _____

    Vomitus   _____

    Torsio ventriculi   _____

    Peritonitis   _____

    Invagination   _____

    Cystitis   _____

35. Als Folge einer Entzündung hat sich in einer Körperhöhle ein eitriger Erguss angesammelt. Wie heißt der Fachausdruck? (1 P)
    - [ ] Exsudat   - [ ] Granulat
    - [ ] Abszess   - [ ] Fistel
    - [ ] Empyem   - [ ] Ascites

36. Auf welchen Wegen können Erreger von einem erkrankten Tier ausgeschieden werden? Nennen Sie vier davon: (4 P)

    _____

    _____

    _____

    _____

37. Welche der folgenden Eigenschaften charakterisieren ein Virus? (4 P)
    - [ ] besonders großer Zellkern
    - [ ] keine eigene Stoffwechseltätigkeit
    - [ ] besteht aus Eiweiß und Nukleinsäuren
    - [ ] nur auf Spezialnährböden züchtbar
    - [ ] nur im Elektronenmikroskop sichtbar
    - [ ] vermehrt sich nur in lebenden Zellen
    - [ ] mit Antibiotika gut zu bekämpfen
    - [ ] gramnegativ
    - [ ] grampositiv

38. Welche der aufgeführten Krankheiten werden durch Einzeller (Protozoen) verursacht? (3 P)
    - [ ] Katzenseuche   - [ ] Toxoplasmose
    - [ ] Schweinepest   - [ ] Trichophytie
    - [ ] Babesiose   - [ ] Druse
    - [ ] Influenza   - [ ] Kokzidiose

Fragen

39. Bei welcher Behörde ist der Ausbruch einer Seuche oder der Seuchenverdacht anzuzeigen? (1 P)

    _____

40. Übersetzen Sie bitte folgende Begriffe: (5 P)

    a) Blutharnen   _____

    b) Otitis externa   _____

    c) Verstopfung   _____

    d) Harnblasenentzündung _____

    e) Harnsteine   _____

41. Welche Aufgaben haben die Lysosomen in der Zelle? Kreuzen Sie an: (1 P)
    ☐ Eiweißsynthese
    ☐ Stofftransport
    ☐ Abbau von Stoffen

42. Durch welche Muskelgruppen wird die Atmung gesteuert? (2 P)

    1. _____

    2. _____

43. Nennen Sie den Unterschied zwischen (a) »wahren« und (b) »falschen« Rippen: (3 P)

    a) _____

    b) _____

44. Nennen Sie je ein Tier mit folgenden Fußungsarten: (3 P)

    a) Sohlengänger ist z. B. _____

    b) Zehengänger ist z. B. _____

    c) Zehenspitzengänger ist z. B. _____

45. Beschreiben Sie stichpunktartig den großen Körperkreislauf in der richtigen Reihenfolge: (6 P)

    _____

46. Beschreiben Sie stichpunktartig die Reizleitung am Herzen in der richtigen Reihenfolge: (5 P)

    _____

Fragen

47. Welche Aufgaben haben die Thrombozyten zu erfüllen? (1 P)

   _____

48. Was wird als »Puls« bezeichnet? Wo wird er beim Pferd und beim Hund gemessen? (4 P)

   a) Definition »Puls«: _____

   b) Messung beim Pferd: _____

   c) Messung beim Hund: _____

49. Nennen Sie vier lymphatische Organe: (4 P)

   a) _____

   b) _____

   c) _____

   d) _____

50. Welche Aufgaben haben Lymphozyten: (2 P)

   _____

51. Ordnen Sie den folgenden Tierarten die passenden Pulswerte zu: (4 P)

   Tierarten:

   a) Hund: Nr. _____

   b) Schwein: Nr. _____

   c) Pferd: Nr. _____

   d) Rind: Nr. _____

   Pulswerte:
   1. 28–40 /min
   2. 45–55 /min
   3. 65–80 /min
   4. 66–72 /min
   5. 80–120 /min
   6. 120–140 /min

52. Auf welche Zellart beziehen sich die Begriffe »Poikilozytose« und »Anisozytose«? (1 P)

   _____

53. Welches Vitamin stellt einen Faktor der Blutgerinnung dar? (1 P)

    _____

54. Nennen Sie zwei Kriterien zur Beurteilung des Pulses: (2 P)

    a) _____

    b) _____

55. Welches Organ trennt den Thorax vom Abdomen? (1 P)
    ☐ die Dura Mater
    ☐ das Mittelfell
    ☐ die Leber
    ☐ das Zwerchfell
    ☐ das Rippenfell
    ☐ das Trommelfell

56. Ordnen Sie zu: a) Inspiration; b) Exspiration (4P)

    1. Thoraxerweiterung   _____

    2. Thoraxverengung   _____

    3. Zwerchfellerschlaffung _____

    4. Zwerchfellkontraktion _____

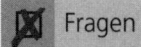

57. Eingeweideschläuche bestehen aus drei Schichten.
    Beschriften Sie den folgenden Querschnitt durch einen Darm: (3 P)

58. Nennen Sie die Verdauungsfermente des Pankreas und deren Funktion: (6 P)

    Verdauungsferment: Funktion:

    _____   _____

    _____   _____

    _____   _____

59. Nennen Sie drei Mineralstoffe und deren Bedeutung für den Organismus: (3 P)

    Mineralstoff: Bedeutung:

    _____   _____

    _____   _____

    _____   _____

60. Nennen Sie drei mögliche Ursachen für einen Ileus: (3 P)

    1. _____

    2. _____

    3. _____

61. Welche der folgenden Tierarten haben wurzellose Zähne? Kreuzen Sie an: (4 P)
    ☐ Katze   ☐ Meerschweinchen
    ☐ Hund   ☐ Hamster
    ☐ Kaninchen   ☐ Ratte

62. Wie lange müssen Nachweise über den Verkehr mit Betäubungsmitteln aufbewahrt werden? Kreuzen Sie an: (1 P)
    ☐ 6 Monate   ☐ 1 Jahr   ☐ 3 Jahre
    ☐ 6 Jahre   ☐ 10 Jahre   ☐ 30 Jahre

63. Nennen Sie drei Arzneiformen, die für die orale Applikation geeignet sind: (3 P)

    1. _____

    2. _____

    3. _____

64. Was versteht der Gesetzgeber unter Betäubungsmitteln? Geben Sie zwei Beispiele an: (4 P)

    Betäubungsmittel lt. Gesetz sind:

    _____

    Beispiele:

    1. _____

    2. _____

Fragen

65. Nennen Sie drei Antibiotika: (3 P)

   1. _____
   2. _____
   3. _____

66. Nennen Sie die sieben Angaben, mit denen Fertigarzneimittel gekennzeichnet sein müssen: (7 P)

   1. _____
   2. _____
   3. _____
   4. _____
   5. _____
   6. _____
   7. _____

67. Was bedeutet im Zusammenhang mit Arzneimittel: (4 P)

   a) Resorption _____
   b) Elimination _____
   c) Indikation _____
   d) Erhaltungsdosis _____

68. Ordnen Sie zu, in dem Sie die zutreffende Kennziffer der deutschen Erklärung bei den Fachausdrücken einsetzen: (5 P)
   1. Schlafmittel
   2. Schmerzmittel
   3. Mittel gegen Pilzerkrankung
   4. Mittel zur Hemmung des Wachstums bösartiger Tumore
   5. Abführmittel
   6. Mittel zur Förderung der Harnausscheidung
   7. Mittel zur Krampflösung (glatte Muskulatur)

   a) Analgetika: Nr. _____
   b) Diuretika: Nr. _____
   c) Zytostatika: Nr. _____
   d) Laxantia: Nr. _____
   e) Spasmolytika   Nr. _____

69. Welche Zähne fehlen immer im Milchgebiss? (1 P)

_____

_____

70. Kreuzen Sie die falschen Aussagen an. (3 P)
    ☐ der Pylorus befindet sich am Übergang von Ösophagus zum Magen
    ☐ sowohl Pferd als auch Schwein haben Tänien und Poschen am Darm
    ☐ die Schleimhaut im Dünndarm ist mit Zotten besetzt
    ☐ Vögel besitzen zwei Mägen
    ☐ der erste Darmabschnitt nach dem Magen ist das Jejunum
    ☐ zum Dickdarm gehören Ileum, Zäkum und Rektum

71. Die Anatomie der Vögel unterscheidet sich wesentlich von der der Säugetiere. Wie heißt das Sammelbecken für Kot und Harn? (1 P)

_____

72. Was bedeuten die Begriffe: (2 P)

    a) Ileum _____

    b) Ileus _____

73. Wie heißt das in der Leber als Energiereserve gebildete Kohlenhydrat? Kreuzen Sie das Richtige an: (1 P)
    ☐ Glykogen
    ☐ Glukagon
    ☐ Glukose
    ☐ Glyzerin

74. Welche Tierart bildet Vitamin C nicht selbst und ist deshalb ähnlich dem Menschen auf Zufuhr mit der Nahrung angewiesen? (1 P)

_____

75. Geben Sie den Aufbau der Niere von außen nach innen wieder: (4 P)

    1. _____

    2. _____

    3. _____

    4. _____

Fragen

76. Geben Sie die Dauer der Brunst und deren Häufigkeit an: (8 P)

        Dauer: Häufigkeit:

  a) Hund _____ _____

  b) Katze _____ _____

  c) Rind _____ _____

  d) Pferd _____ _____

77. Was wird beim männlichen Tier in den akzessorischen Geschlechtsdrüsen gebildet? (3 P)

78. Welches Hormon ist für die Aufrechterhaltung der Trächtigkeit notwendig und wo wird es gebildet? (2 P)

  Hormon: _____

  Bildungsort: _____

79. Was versteht man unter dem chirurgischen Eingriff »Hysterektomie«? (2 P)

80. In welche vier Phasen wird die Geburt unterteilt? (4 P)

  1. _____

  2. _____

  3. _____

  4. _____

81. Was versteht man unter einer Pyometra? (1 P)

82. Bei welchen dieser Tierarten (Pferd, Schwein, Hund, Katze) erhält das Neugeborene die Immunkörper des Muttertieres erst nach der Geburt über die Kolostralmilch? (2 P)

Fragen

83. Welche Wirkung zeigt der Nervus sympathicus auf? Kreuzen Sie an: (4 P)
    a) Darmperistaltik ☐ fördern   ☐ hemmend
    b) Pupille   ☐ erweiternd   ☐ verengend
    c) Herzfrequenz   ☐ beschleunigend ☐ verlangsamend
    d) Bronchien   ☐ erweiternd   ☐ verengend

84. Welches Hormon bildet der reifende Follikel am Eierstock? Kreuzen Sie an: (1 P)
    ☐ Testosteron   ☐ Östrogen
    ☐ Insulin   ☐ Kortison
    ☐ Progesteron   ☐ Glukagon
    ☐ Thyroxin

85. Welches Organ ist für das Krankheitsbild des »Diabetes mellitus« (Zuckerkrankheit) verantwortlich? (1 P)

    _____

86. Welches Hormon bewirkt die Umwandlung von Glykogen in Blutglukose? (1 P)

    _____

87. Nennen Sie fünf verschiedene Drüsen des endokrinen Systems: (5 P)

    1. _____
    2. _____
    3. _____
    4. _____
    5. _____

88. Ergänzen Sie den Lückentext mit den passenden vorgegebenen Begriffen: (7 P)

    Die zuleitenden Fortsätze einer Nervenzelle bezeichnet man als _____, die ableitenden als _____. Die Kontaktstelle zwischen Nervenfasern und einer anderen Zelle heißt _____. Im _____ der ableitenden Faser befinden sich _____, die mit _____ gefüllt sind. Mit Ausnahme des vegetativen Nervensystems finden sich Nervenzellen nur im _____.

    Begriffe:
    Vesikel, ZNS, Dendriten, Synapse, Endknopf, Axone, Neurotransmitter

89. Nennen Sie jeweils den Teil des vegetativen Nervensystems, der (2 P)

    a) eine Mydriasis bewirkt: _____

    b) eine Miosis bewirkt: _____

90. Aus welchen drei Schichten besteht der Augapfel? (3 P)

    1. _____

    2. _____

    3. _____

91. Nennen Sie zwei Ursachen für eine Katarakt: (2 P)

    1. _____

    2. _____

92. Ordnen Sie folgenden zwei Krankheiten die nachstehenden Begriffe zu: (4 P)

    a) Glaukom: Nr. _____ und Nr. _____

    b) Katarakt: Nr. _____ und Nr. _____

    1 Linsentrübung
    2 Glaskörpertrübung
    3 Erhöhung des Augeninnendrucks
    4 Erniedrigung des Augeninnendrucks
    5 Schwarzer Star
    6 Grüner Star
    7 Grauer Star

93. Übersetzen Sie die folgenden Krankheitsbegriffe des Auges ins Deutsche: (2 P)

    a) Blepharitis: _____

    b) Konjunktivitis: _____

    c) Keratitis: _____

    d) Nystagmus: _____

    e) Retinitis: _____

94. Geben Sie zu den folgenden Aufgaben die passenden Organe an: (5 P)

   a) Bildung von Harnstoff: _____

   b) Koordinierung der Bewegungen: _____

   c) Bildung von Glukagon: _____

   d) Ausscheidung von Harnstoff: _____

   e) Bildung von Salzsäure: _____

95. Welche der im Folgenden genannten Krankheiten betreffen den Urogenitaltrakt? (4 P)
   ☐ Invagination
   ☐ Salpingitis
   ☐ Gastroenteritis
   ☐ Meningitis
   ☐ Cystitis
   ☐ Endometritis
   ☐ Orchitis
   ☐ Pneumonie
   ☐ Torsio ventriculi

96. Nennen Sie je eine durch Pilze und Wurmparasiten hervorgerufene Zoonose: (2 P)

   a) Dermatomykose: _____

   b) Parasitose: _____

97. Nennen Sie vier anzeigepflichtige Tierseuchen: (4 P)

   1. _____

   2. _____

   3. _____

   4. _____

98. Nennen Sie zwei Eigenschaften der Viren: (2 P)

   1. _____

   2. _____

99. Nennen Sie je vier Viruserkrankungen: (8 P)

   a) beim Hund   b) bei der Katze

   1. _____   _____

   2. _____   _____

   3. _____   _____

   4. _____   _____

100. Nennen Sie drei verschiedene Gruppen von Krankheitserregern: (3 P)

   1. _____

   2. _____

   3. _____

101. Erklären Sie kurz: (2 P)

   a) Notimpfung: _____

   b) Heilimpfung: _____

102. Nennen Sie fünf Eigenschaften von Bakterien: (5 P)

   1. _____

   2. _____

   3. _____

   5. _____

103. In welcher Maßeinheit wird der Hämatokrit angegeben und wie hoch sollte der Wert bei einem gesunden Hund liegen? (2 P)

   Maßeinheit: _____

   Wert beim Hund: _____

104. Wie nennt man in der Mikroskopie (4 P)

   a) das dem Auge zugewandte Linsensystem _____

   b) das unten am Tubus angebrachte Linsensystem _____

   c) die Schraube zur Scharfeinstellung des Bildes _____

   d) das Gläschen zum Auflegen
      des Untersuchungsmaterials _____

105. Welcher Unterschied besteht zwischen Plasma und Serum? (2 P)

    _____

106. Welche weißen Blutzellen können normalerweise im Differentialblutbild gefunden werden? (5 P)

    _____

107. Geben Sie die Mikroskopeinstellung für die Beurteilung eines Harnsedimentes an: (4 P)

    a) Kondensor _____

    b) Okular _____

    c) Objektiv _____

    d) Gesamtvergrößerung _____

108. Sie haben ein spezifisches Gewicht von 1,030 bei einem Hund festgestellt. (1 P)

    Dieser Wert liegt im _____-Bereich _____

109. Worauf müssen Sie dringend achten, bevor Sie aus einem EDTA-Röhrchen Blut für eine hämatologische Untersuchung entnehmen? (2 P)

    _____

110. Warum ist das Pipettieren von Untersuchungsmaterial mit dem Mund verboten? (1 P)

    _____

111. Das Bild im Mikroskop lässt sich nicht scharf einstellen. Was kann die Ursache dafür sein? (1 P)
    - ☐ Die Irisblende ist geschlossen.
    - ☐ Der Kondensor ist nach unten gestellt.
    - ☐ Das Präparat liegt mit der Schichtseite nach unten.
    - ☐ Das Präparat hat eine zu große Schichtdicke.
    - ☐ Auf dem Präparat befinden sich Wasserrückstände.

112. Welches Probenmaterial ist für a) Gerinnungsuntersuchungen und für b) hämatologische Untersuchungen geeignet? (2 P)

    a) _____

    b) _____

113. Welche drei Merkmale sollte ein korrekt angefertigter Blutausstrich aufweisen? (3 P)

    a) _____

    b) _____

    c) _____

114. Nennen Sie drei häufig vorkommende Hautmilben beim Hund: (3 P)

    a) _____

    b) _____

    c) _____

115. Bei welchen hämatologischen Untersuchungen ist zur Durchführung eine Hämolyse Voraussetzung? (2 P)

    a) _____

    b) _____

Antworten

Zwischenprüfung

1. Handschuhe und Einmalkittel anziehen
2. Nein
3. Abtötung aller Mikroorganismen
4. 500 ml Valvanol, 4500 ml Wasser
5. Auskultation, Röntgen, Sonographie, EKG, (Herzkatheter)
6. 1 bis 2 Sekunden
7. Kalk
8. Kontraktion der Kammern
9. a) Pferd: Drosselvene;
   b) Hund: Vena cephalica;
   c) Rind: Drosselvene, Schwanzvene
10. a) Schienbein
    b) Schließmuskel
    c) Riss im Knochen
    d) Dünndarm
    e) Herzmuskulatur
11. a) rot
    b) weiß
    c) gelb
    d) blau
12. a) Ovar
    b) Tracheitis
    c) Thrombozyten
    d) Anämie
13. Bakterien abtötend
14. Entfernung der Keimdrüsen
15. a) Pruritus
    b) Ulna
    c) Pneumonie
    d) Caecum
16. -itis: Entzündung, Bsp.: Otitis (Ohrentzündung)
    -ase: Enzym,   Bsp.: Lipase (Fett verdauendes Enzym)
    -ose: Degeneration, Bsp.: Arthrose (Gelenkdegeneration)
17. a) 3   c) 12   e) 14
    b) 7   d) 16   f) 5

18. Blutarmut

19. a) oberflächlich
    b) körperfern
    c) bauchwärts
    d) brustwärts
    e) halswärts
    f) zur Körpermitte hin

20. Erbrechen – Vomitus
    Durchfall – Diarrhoe

21. a) Pruritus
    b) Haarausfall
    c) Hautrötung
    d) Knötchen
    e) Epidermis

22. Nervengewebe

23. (1) Epithelgewebe
    (2) Binde- und Stützgewebe
    (3) Muskelgewebe
    (4) Nervengewebe

24. Knochen (Skelett) und Knorpel (Zwischenwirbelscheiben, Menisken, Gelenkflächen)

25. Quergestreifte Muskulatur, glatte Muskulatur, Herzmuskulatur

26. Scheitelbein, Zwischenscheitelbein, Hinterhauptsbein

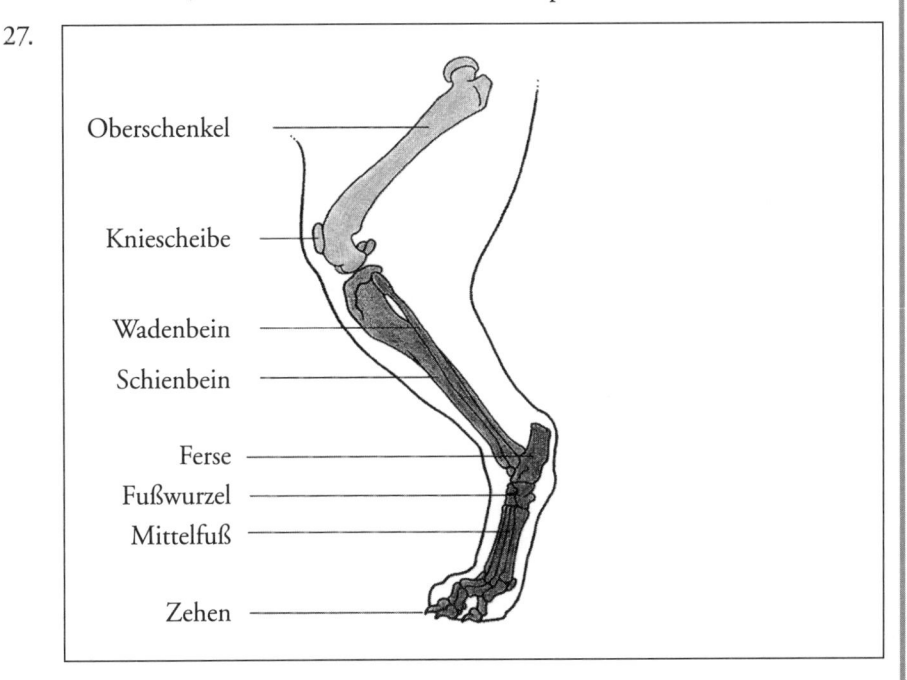

27.

- Oberschenkel
- Kniescheibe
- Wadenbein
- Schienbein
- Ferse
- Fußwurzel
- Mittelfuß
- Zehen

28. Rechter Vorhof – rechte Kammer – (Truncus pulmonalis) – Lungenarterie – (Lungenarteriolen) – Lungenkapillaren – (Lungenvenolen) – Lungenvene – linker Vorhof

29. Kontraktion der Herzkammern und Austreibung des Blutes

30. Erschlaffung der Herzkammern und erneute Füllung

31. Adventitia, Media, Intima

32. Transport von Nahrungsbestandteilen und Fremdstoffen aus dem Darmgebiet in Leber; dort Stoffwechsel bzw. Entgiftung

33. Epikard, Myokard, Endokard

34. O_2 und CO_2, Vitamine, Energie für Zellen (Glukose)

35. Erythrozyten platzen

36. Milz, Mandel (Tonsillen), Lymphknoten

37. Gasaustausch zwischen Lungenalveolen und Blut

38. Gasaustausch zwischen Zelle und Blut

39. Pferd

40. Pansen (Rumen), Haube (Netzmagen, Reticulum), Blättermagen (Psalter, Omasum), Labmagen (Drüsenmagen, Abomasum)

41. (1) Aufbau von Stoffen, (2) Abbau von Stoffen, (3) Entgiftung, (4) Sekretion, (5) Speicherung

42. Kropf, Drüsenmagen, Muskelmagen

43. Rückresorption von Wasser, Synthese von Vitamin B und K durch Bakterien

44. Biokatalysator

45. Ja

46. Damit die Milch rasch in den Labmagen gelangt

47. Pansen

48. Speicherung von Blut, Bildung von Lymphozyten, Filter- und Abwehrfunktion, Speicherung von Eisen

49. Filtration, Resorption, Sekretion

50. Zwischen Nierenbecken und Harnblase

51. a) Läufigkeit
    b) Rolligkeit
    c) Rosse
    d) Rindern
    e) Bocken
    f) Rausche

Antworten

52. a) 280–285 Tage
    b) 336 Tage
    c) 63 Tage
    d) 56–60 Tage

53. a) Follikelreifung
    b) Eisprung
    c) Gelbkörperausbildung

54. Er bildet Progesteron

55. Sie liefert ihm maternale Antikörper

56. a) Hoden
    b) Nebenhoden

57. Sympathikus, Parasympathikus

58. Der Hypothalamus produziert Releaserhormone; T3 und T4 werden in der Schilddrüse produziert

59. Hypophysenvorderlappen

60. Senkung des Blutzuckerspiegels

61. Organmuskulatur = vegetatives Nervensystem; Skelettmuskulatur = willkürliches Nervensystem

62. Sekretion

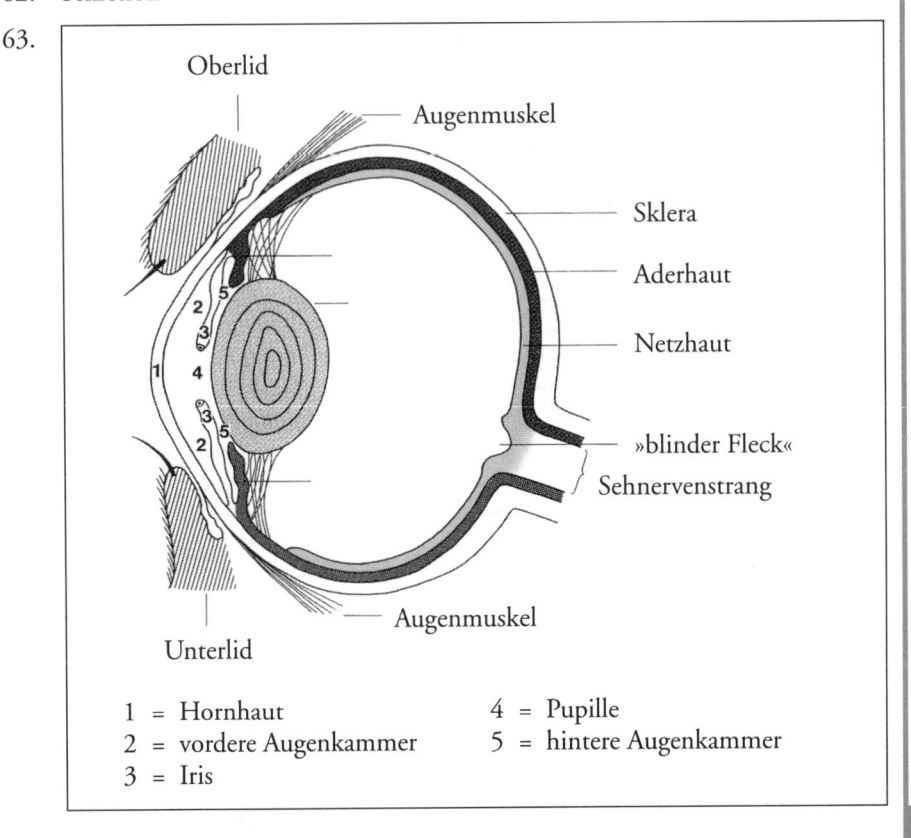

63.

Oberlid — Augenmuskel — Sklera — Aderhaut — Netzhaut — »blinder Fleck« — Sehnervenstrang — Augenmuskel — Unterlid

1 = Hornhaut
2 = vordere Augenkammer
3 = Iris
4 = Pupille
5 = hintere Augenkammer

64. Epidermis: 4, 6
    Korium: 1, 3, 5
    Subcutis: 2

65. Pharynx, Ösophagus, Gaumensegel, Epiglottis, Inspiration, Larynx, Trachea, Kehlkopfdeckel

66. Die Erythrozyten haben Kerne

67. Sedimentation

68. a) sauer
    b) neutral
    c) alkalisch

69. EDTA, Heparin, Zitrat

70. Mäanderförmig

71. a) ätzend
    b) gesundheitsschädlich oder reizend
    c) brandfördernd

72. konstante Kammerhöhe, das Deckplättchen haftet richtig auf

73. Urometer (Senkspindel), Refraktometer

74. a) Blutzellen
    b) Plasma

75. die Kosten für die Anschaffung und Reinigung der Schutzkittel trägt laut Manteltarifvertrag die Tierarzthelferin.

Abschlussprüfung

1. Tierschutzgesetz
2. Antworten 1, 4
3. Recht des Tierarztes, Arzneimittel selbst herzustellen, zu lagern und abzugeben bzw. direkt vom Hersteller, Großhändler oder über die Apotheke zu erwerben.
4. Infektionsschutzgesetz
5. Nasembremse, Vordergliedmaße aufheben, Zwangsstand, Fußfessel, Wurfzeug
6. Tachykardie, Dyspnoe, Oligurie
7. Pulsfrequenz, Herzfrequenz (Phonendoskop), Kapillare Füllungszeit, Schleimhautfarbe
8. Abtöten von Krankheitserregern
9. Schutzkleidung, Überwachung mithilfe eines Dosimeters, Genehmigungspflicht der Anlage, Sachkundeschulung, Vermeidung unnötiger Exposition
10. Anwendung von Kälte
11. a) Adspektion
    b) Palpation
    c) Perkussion
    d) Auskultation
12. a) intracutan
    b) subcutan
    c) intramuskulär
    d) intravenös
    e) intraperitoneal
13. Analgetisches Stadium, Exzitationsstadium, Toleranzstadium (1–4, OP-Stadium), Asphyxiestadium
14. Puls/Herzfrequenz, Atmung, Reflexe (Zehenreflex, Ohrenreflex, evtl. Lid- und Korneareflex), Pupillenweite
15. Keine Strahlenbelastung, meist ohne Narkose möglich
16. Die Röhrenspannung, die Einfluss auf die Durchdringungskraft der Röntgenstrahlung hat.
17. a) Eröffnung der Bauchhöhle
    b) Entfernung eines Organs
    c) Entfernung der Gebärmutter
    d) Cystotomie
    e) Sectio caesarea
18. Injektionsnarkose, Inhalationsnarkose
19. Antwort 2
20. Robert-Jones-Verband

! Antworten

21. Antwort 3
22. 7 Tage
23. Huhn, Rind, Schwein
24. a, a, b, b, a, b
25. Benagen, Anschwellen, Durchnässen, Geruchsentwicklung
26. a) Laparotomie
    b) Resektion
    c) Anastomose
    d) Fistel
27. Dispensierrecht
28. Anwendungs- und Abgabebeleg
29. a) cranial
    b) Myositis
    c) Invagination
    d) Pneumonie
    e) Urethra
30. a) serös
    b) mukös
    c) pyogen
    d) hämorrhagisch
31. a) verstärkte Duchblutung
    b) Bluterguss der Ohrmuschel
    c) Einstüloung des Lidrandes
    d) Bandscheibenerkrankung
    e) Magendrehung
32. Schwellung (Tumor), Rötung (Rubor), Schmerz (Dolor), Überwärmung (Calor), gestörte Funktion (Functio laesa)
33. a) Darmentzündung
    b) Unterbindung des Eileiters
    c) abnorme Flüssigkeitsansammlung
    d) Minderdurchblutung eines Gewebes
    e) Blutpfropfen im Gefäßsystem
34. Anschoppung von Kotmassen, Magenentzündung, Erbrechen, Magendrehung, Bauchfellentzündung, Einstülpung, Blasenentzündung
35. Empyem
36. Speichel, Kot, Harn, Milch, Wundsekrete, Tränenflüssigkeit, Nachgeburt, Lochialfluss
37. Antworten 2, 3, 5, 6
38. Babesiose, Toxoplasmose, Kokzidiose
39. Veterinäramt, Amtstierarzt (nicht aber Gesundheitsamt!)

40. a) Hämaturie
    b) Entzündung des äußeren Gehörganges
    c) Obstipation
    d) Cystitis
    e) Urolithiasis

41. Abbau von Stoffen

42. Zwischenrippenmuskulatur (Brustkorberweiterung), Zwerchfell

43. a) Direkte Verbindung mit dem Brustbein (Tragerippen)
    b) Bilden den knorpeligen Rippenbogen (Atmungsrippen)

44. a) Bär, Mensch
    b) Hund, Katze
    c) Pferd, Rind, Schaf, Schwein

45. Linker Vorhof – linke Herzkammer – Aorta – Arterien – Arteriolen – Kapillaren – Venolen – Venen – Vena cava cranialis oder caudalis

46. Sinusknoten – AV-Knoten – His-Bündel – Tawaraschenkel – Purkinje-Fasern

47. Einleiten der Blutgerinnung

48. a) Druckwelle in den Arterien, ausgelöst durch die Diastole
    b) A. mandibularis
    c) A. femoralis (Innenschenkel)

49. Lymphknoten, Thymus, Milz, Tonsillen (Mandeln)

50. Abwehr von Krankheitskeimen

51. a) 5
    b) 4
    c) 1
    d) 3

52. Erythrozyten

53. Vitamin K

54. Frequenz, Rhythmus, Qualität

55. Zwerchfell

56. a, b, b, a

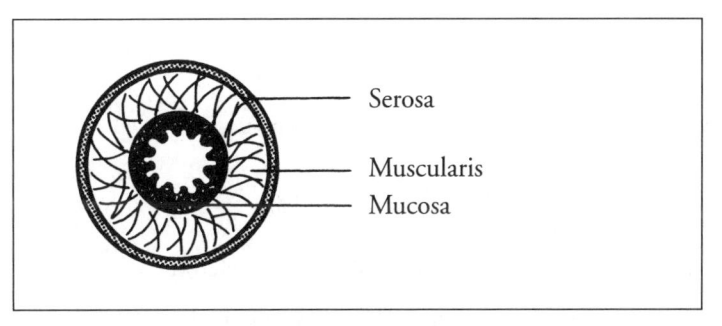

57.

- Serosa
- Muscularis
- Mucosa

58. Amylase (Aufspaltung der Kohlenhydrate in Einfachzucker),
    Lipase (Aufspaltung der Fette),
    Trypsin/Chymotrypsin (Aufspaltung der Eiweiße in Aminosäuren)

59. Kalzium (Knochenstabilität), Kalium (Nervenfunktion),
    Magnesium (Muskelfunktion)

60. Fremdkörper (z. B. Stein), Darminvagination, Tumor

61. Kaninchen, Meerschweinchen, Hamster, Ratte

62. 3 Jahre

63. Tabletten, Pastillen, Dragees, Suspension, Mixtur

64. Betäubungsmittel sind Stoffe und ihre Zubereitung, die zu körperlicher und psychischer Abhängigkeit führen (Sucht erzeugen).
    Beispiele: Barbiturate (z. B. Narcoren, Eutha 77);
    Methadon, Morphine (L-Polamivet)

65. Penicillin, Tetrazykline, Chloramphenicol

66. Name, Hersteller, Zulassungs- und Chargen-Nummer, evtl. Haltbarkeitsdatum, Inhaltsangabe, Art der Anwendung, wirksame Bestandteile, Darreichungsform

67. a) Aufnahme
    b) Ausscheidung
    c) Grund der Verschreibung
    d) Menge, die angenommen werden muss, um einen bestimmten Blutspiegel aufrecht zu erhalten

68. a) 2
    b) 6
    c) 4
    d) 5
    e) 7

69. Molaren

70. Antworten 1, 5, 6

71. Kloake

72. Ileum = Hüftdarm, Ileus = Darmverschluss

73. Glykogen

74. Meerschweinchen

75. Nierenkapsel, Nierenrinde, Nierenmark, Nierenbecken

76. a) 3 Wochen, 2-mal im Jahr
    b) 3–15 Tage, 2- bis 3-mal und häufiger im Jahr
    c) 1–2 Tage, alle 3 Wochen
    d) 8–10 Tage, alle 3–4 Wochen im Frühjahr und Herbst

77. Sekrete für Transport, Ernährung und Aktivierung der Spermien

78. Progesteron, Bildungsort: Gelbkörper
79. Die Entfernung der Gebärmutter
80. Vorbereitungsphase, Eröffnungsphase, Austreibungsphase, Rückbildungsphase (Puerperium)
81. Gebärmuttervereiterung
82. Pferd, Schwein
83. a) hemmend
    b) erweiternd
    c) beschleunigend
    d) erweiternd
84. Östrogen
85. Pankreas (Inselapparat)
86. Glukagon
87. Hypophyse, Schilddrüse, Pankreas, Nebenniere, Keimdrüsen (Ovar, Hoden)
88. Dendriten, Axone, Synapse, Endknopf, Vesikel, Neurotransmitter
89. a) Sympathikus
    b) Parasympathikus
90. Sklera, Choroidea, Retina
91. Diabetes mellitus, Linsenluxation
92. a) 3, 6
    b) 1, 7
93. a) Lidentzündung
    b) Bindehautentzündung
    c) Hornhautentzündung
    d) Augenzittern
    e) Netzhautentzündung
94. a) Leber
    b) Kleinhirn
    c) Pankreas
    d) Niere
    e) Magen
95. Salpingitis, Cystitis, Endometritis, Orchitis
96. a) Trichophytie
    b) Echinokokkose
97. MKS, Psittakose, Schweinepest, Tollwut
98. (1) Sie lassen sich nur in lebenden Zellen züchten, (2) Sie besitzen keinen eigenen Stoffwechsel

99. Hund: Staupe, Hepatitis, Parvovirose, Tollwut;
    Katze: FIV, FIP, FeLV, Panleukopenie

100. Viren, Bakterien, Einzeller

101. a) Impfung von gesund erscheinenden Tieren in verseuchter Umgebung
     b) Impfung von kranken Tieren

102. (1) Sie bestehen aus einer Zelle mit kernähnlicher Struktur, (2) Sie haben einen eigenen Stoffwechsel, (3) Sie vermehren sich durch einfache Zellteilung, (4) Sie lassen sich auf bestimmten Nährböden züchten, (5) Nach Anfärbung sind sie unter dem Mikroskop gut sichtbar

103. Volumen-Prozent. Hund: 44–52

104. a) Okular
     b) Objektiv
     c) Fein- / Grobtrieb
     d) Deckgläschen

105. Plasma enthält Gerinnungsstoffe und Gerinnungshemmer (z. B. EDTA), Serum nicht

106. Monozyten; Lymphozyten; neutrophile, eosinophile und basophile Granulozyten

107. a) unten
     b) 10fach
     c) 40fach
     d) 400fach

108. Norm- (1,016–1,040)

109. Das Blutröhrchen muss zuerst vorsichtig geschwenkt werden.

110. Wegen der Aspirationsgefahr (Infektion!)

111. Antwort 3

112. a) Zitrat-Plasma
     b) EDTA-Plasma

113. Fahne/Bürste, dünn, gleichmäßig

114. Haarbalgmilbe *(Demodex canis)*, Raubmilbe *(Cheyletiella yasguri)*, Grabmilbe *(Sarcoptes canis)*, Herbstgrasmilbe *(Trombicula automnalis)*

115. Leukozytenzählung, Hämoglobinbestimmung

Teil IV:

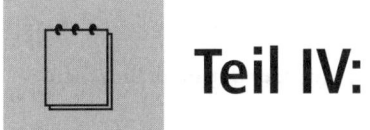

Anhang

Übersicht

Über wichtige Vorsilben (Präfixe) und Nachsilben (Suffixe) der medizinischen Fachsprache

Vorsilbe	Bedeutung	Beispiel
a-	Verneinung	Avitaminose
ab-	von ... weg	Abduktor
ad-	bis ... zu, bei	Adspektion
an-	Verneinung	Anämie
anti-	gegen	Antigen
brachy-	kurz, klein	Brachycephalie
brady-	langsam	Bradykardie
dia-	hindurch	Diagnose
diplo-	doppelt	Diplokokken
dys-	Normabweichung	Dyspnoe
ek-	hinaus, heraus	Ektomie
ekto-	außen	Ektoparasit
endo-	innen	Endothel
epi-	auf, bei	Epidermis
ex-	aus, heraus	Exkret
extra-	außerhalb	Extrasystole
hemi-	halb	Hemiplegie
hetero-	das andere	heterolog
holo-	ganz, völlig	holosystolisch
homo-	der gleiche	homogen
hydro-	Wasser	Hydrophobie
hygro-	feucht, nass	hygroskopisch
hyper-	über	Hypertonie
hypo-	unter	Hypoglykämie
idio-	eigentümlich	idiopathisch
inter-	zwischen, während	Interferenz
intra-	innerhalb, hinein	intrazellulär
kata-	nieder, hinab	Katabolismus
kontra-	gegen	Kontraindikation
kryo-	Frost	Kryotherapie
makro-	lang, groß	makroskopisch
mal-	schlecht	Malabsorption
mega-	groß, riesig	Megakaryozyt
meta-	inmitten, zwischen	Metatarsus
mikro-	klein	Mikrobiologie
mono-	allein, einzig	Monosaccharid
multi-	viel(mals)	multipel
nano-	winzig	Nanometer
nekro-	tot, gestorben	Nekrose
oligo-	wenig, selten	Oligurie
omni-	alles, jeder	Omnivoren
ortho-	gerade, aufgerichtet	Orthopäde
para-	daneben	Parasympathikus
peri-	um ... herum	Periost
polio-	grau	Poliomyelitis

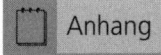

Vorsilbe	Bedeutung	Beispiel
poly-	viel, zahlreich	Polydipsie
post-	hinter, danach	postoperativ
prae-	vor	pränatal
pro-	vorher, davor	Prognose
pseud(o)-	täuschend, unwahr	Pseudogravidität
retro-	zurück, nach hinten	retrograd
semi-	halb	semiquantitativ
skler(o)-	hart	Sklerodermie
steno-	eng, schmal	Stenose
sub-	unter, unterhalb	subserös
super-	oben, darüber	superficialis
sym-	mit, zusammen	Symptom
syn-	mit, zusammen	Syndrom
tachy-	schnell	Tachypnoe
tomo-	Schnitt	Tomographie
trans-	jenseits, über	transthorakal
uni-	ein, einziger	unipolar
xero-	trocken	Xerophthalmie
zyano-	blau	Zyanose

Nachsilbe	Bedeutung	Beispiel
-ämie	Blut	Hyperämie
-algie	Schmerz	Neuralgie
-ase	Enzym	Lipase
-cepts	Kopf, Haupt	multiceps
-genese	Entstehen	Ontogenese
-gramm	Geschriebenes	Elektrokardiogramm
-iasis	Krankheit	Lithiasis
-id(ea)	ähnlich, Aussehen	Thyreoidea
-itis	Entzündung	Gastritis
-kret	sondern, scheiden	Inkret
-logie	Wort, Lehre	Pathologie
-lyse	Auflösung	Hämolyse
-om	Anschwellung, Tumor	Sarkom
-ose (-osis)	Krankheit, Degeneration	Babesiose, Arthrose
-pathie	Leiden	Embryopathie
-pexie	Festmachen	Gastropexie
-phagie	essen, einverleiben	Dysphagie
-phil	lieben, freundlich	lipophil
-phob	Furcht, Angst	Photophobie
-ploid	-fach	diploid
-plasie	formen, bilden	Hyperplasie
-poese	Tun, Hervorbringen	Hämatopoese
-rhagie	losbrechen lassen	Hämorrhagie
-rhoe	Fließen	Diarrhoe
-stole	in Bewegung setzen	Systole
-thel	Decke, Schicht	Epithel
-tomie	Schnitt, Eröffnung	Laparotomie
-tonie	Spannung, Kraft	Myotonie
-trophie	ernähren	Dystrophie

Literatur

DUDEN (2003): Das Wörterbuch medizinischer Fachausdrücke. 7. Auflage, Bibliographisches Institut, Mannheim.

GEYER, S.; GRABNER, A. (2002): Die Tierarzthelferin. 6. Auflage, Schlütersche GmbH & Co. KG. Verlag und Druckerei, Hannover.

PSCHYREMBEL (2002): Klinisches Wörterbuch. 259. Auflage, De Gruyter Verlag, Berlin, New York.

ROCHE LEXIKON MEDIZIN (2003): 5. Auflage, Urban & Fischer Verlag, München.

WIESNER, E.; RIBBECK, R. (2000): Wörterbuch der Veterinärmedizin. 4. Auflage, Hippokrates Verlag / MVS Medizinverlage Stuttgart.